Mayo Clinic 科普译丛

爱耳
更好的听觉和平衡

Mayo Clinic on Hearing and Balance

第 3 版

主　编：〔美〕杰米·M. 博格尔（Jamie M. Bogle）

主　审：戴　朴　袁永一

主　译：毕青玲　苏　钰

译　者：聂卉一　陈一锦　顾晓宁　刘　硕

　　　　吕　勇　王艺贝　陈忠岩　周小林

北京科学技术出版社

作者声明：

　　书中的信息并不能代替专业的医疗建议，仅供参考。作者、编辑、出版者或发行者对由本书引起的任何人身伤害或财产损失不承担任何责任。

　　本出版物不是由妙佑医疗国际翻译的，因此，妙佑医疗国际不对出版物中出现的由翻译引起的错误、遗漏或其他可能的问题负责。

MAYO CLINIC ON HEARING AND BALANCE, 3rd edition

by Jamie M. Bogle, Au.D, Ph.D

Copyright © 2022Mayo Foundation for Medical Education and Research (MFMER)

Published by arrangement with Nordlyset Literary Agency

through Bardon–Chinese Media Agency

Simplified Chinese translation copyright © 2025

by Beijing Science and Technology Publishing Co., Ltd.

ALL RIGHTS RESERVED

著作权合同登记号　图字：01-2025-0787

图书在版编目（CIP）数据

　　爱耳 : 更好的听觉和平衡 : 第 3 版 / (美) 杰米·M. 博格尔 (Jamie M. Bogle) 主编 ; 毕青玲，苏钰主译 . --北京 : 北京科学技术出版社，2025. -- ISBN 978-7-5714-4557-7

　　Ⅰ . R764.5

中国国家版本馆 CIP 数据核字第 2025YS9835 号

责任编辑：赵美蓉	**电　话**：0086-10-66135495（总编室）
责任校对：赵艳宏	0086-10-66113227（发行部）
图文制作：北京麦莫瑞文化传媒有限公司	**网　址**：www.bkydw.cn
责任印制：吕　越	**印　刷**：雅迪云印（天津）科技有限公司
出 版 人：曾庆宇	**开　本**：700 mm × 1000 mm 1/16
出版发行：北京科学技术出版社	**字　数**：229 千字
社　　址：北京西直门南大街 16 号	**印　张**：16
邮政编码：100035	**版　次**：2025 年 7 月第 1 版
ISBN 978-7-5714-4557-7	**印　次**：2025 年 7 月第 1 次印刷

定价：128.00 元

推荐序

　　越来越多的人开始关注自己的听力和平衡能力。杰米·M.博格尔所著的《爱耳：更好的听觉和平衡（第3版）》一书为我们揭示了听力和平衡领域的诸多奥秘，提供了很多有益的启示。耳部功能十分重要并与生活密切相关，主要包括传导并感受声音，以及参与机体平衡状态的调节。耳部疾病是常见病、多发病，其发生发展与诸多变量（如生活习惯、衰老、噪声暴露、遗传、医源性损伤等）相关。随着社会和经济的发展及生活方式的改变，耳部疾病的危险因素不断增多，耳部疾病的发病率也越来越高。耳部疾病的两个主要症状是听力减退及平衡功能障碍，这不仅会对生活质量产生巨大影响，还会导致其他系统疾病，进而造成心理和认知方面的问题。对此，我们希望尽量避免此类疾病的发生，积极预防，并在此类疾病发生后进行积极的治疗。因而我们希望大众掌握一些听力及平衡方面的知识。

　　《爱耳：更好的听觉和平衡（第3版）》的英文版于2022年出版。全书分为6个部分，介绍了听力及平衡的重要性、常见的听力和平衡问题、听力的产生、听力减退后的应对方式、平衡的维持及常见疾病、如何应对平衡障碍。该书不仅包含专业的解剖学知识、发病机制、疾病的诊断及治疗方法，还用讲故事的方式描述了与听力和平衡相关的疾病在日常生活中会以什么样的形式发生，会对日常生活产生什么样的影响，让我们更容易识别此类疾病。通过这种深入浅出的方式，该书向读者传递了这些复杂主题的核心知识，使读者能够更好地了解这些疾病的特点和治疗方法，同时让读者了解在真实的生活场景中如何应对此类疾病。总的来说，《爱耳：更好的听觉和平衡（第3版）》是一部内容丰富、科学严谨、实用易懂的著作。这部译著的出版将为医学专业人士和其他读者提供宝贵的参考和指导，有助于提高人们对听力和平衡问题的关注，改善患者的听力与平衡，从而使患者获得更好的生活品质和更多的健康福祉。

我荣幸受邀为这部译著作序，并有幸将此书推荐给大家，期待大家能从此书中获得启发与帮助。

韩东一
现任中国人民解放军耳鼻咽喉科研究所名誉所长
中华医学会耳鼻咽喉头颈外科学分会前主任委员
《中华耳鼻咽喉头颈外科》杂志名誉总编

前言
PREFACE

听觉是人类最重要的感觉之一，语言交流、感知世界、警觉危险都离不开听觉。平衡感是人类保持身体稳定和一切运动的基础。当身体功能良好运行的时候，耳朵可以为我们提供听觉和平衡。

当耳朵出问题的时候，无论是听觉系统损伤还是平衡系统损伤，或者两者都有损伤，我们的自信心、沟通交流能力会被削弱，生活质量会受到严重的影响。如果你的听力明显减退，社会交往会受限，沮丧和孤独感使你离群索居，周围人也会误解，认为你胆小冷漠，放弃与你沟通。

头晕和平衡问题还会给人的生活带来各种困难。行走时，从硬质水泥步道迈入柔软的草地会变得困难，半夜从床上爬起来并且站稳不跌倒也不再是件容易的事情。头晕和平衡问题使得你害怕跌倒受伤，从而足不出户，你的生活因此变得乏味。导致头晕和平衡问题的原因有很多，耳部疾病是其中很重要的一个原因。

在本书中，我们会讲述耳朵这个器官的病变如何导致听力减退和平衡障碍，也会告诉读者如何预防听力和平衡问题，以及如何带着这些问题回归正常生活。

杰米·M. 博格尔

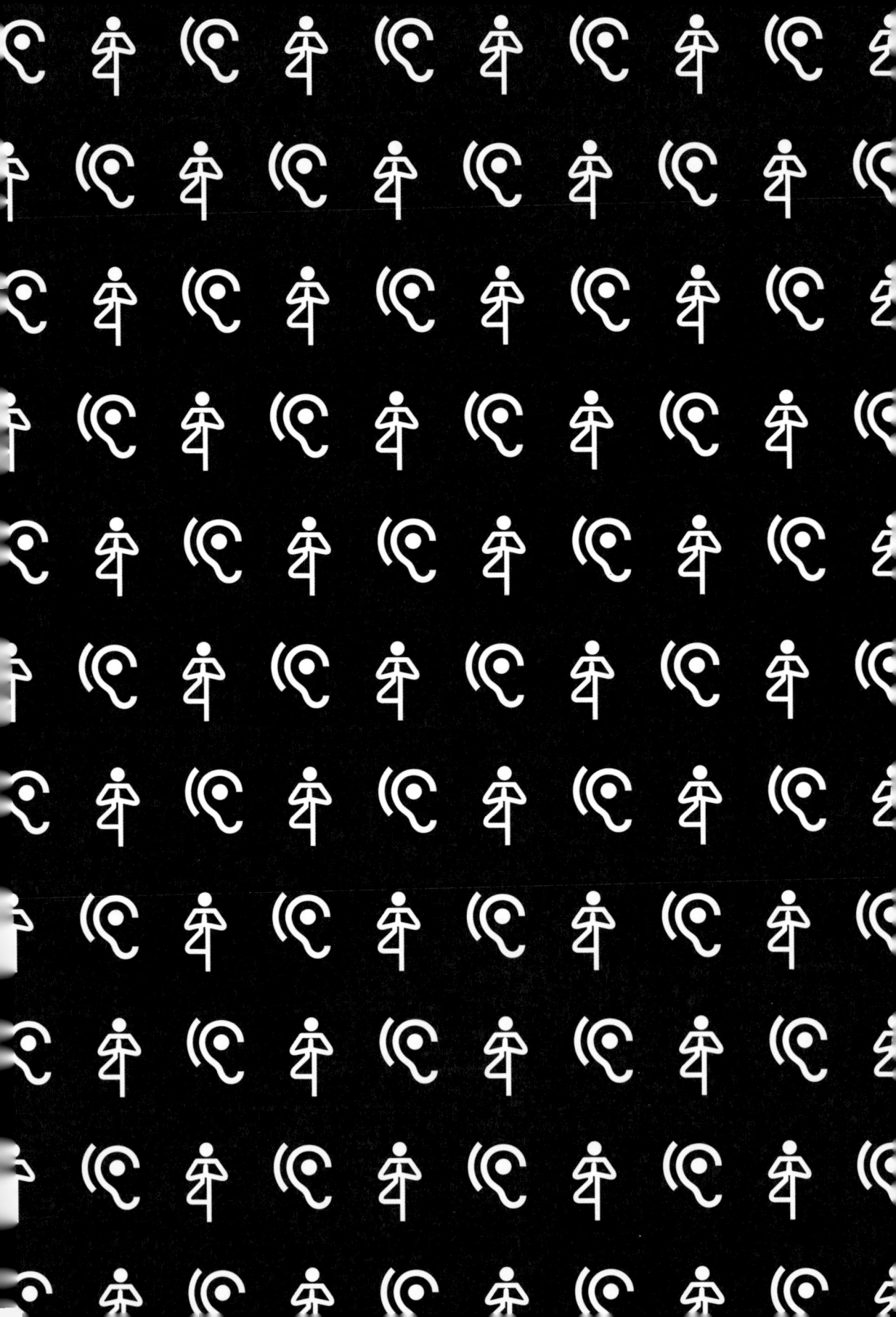

目录
CONTENTS

你是否正在经历听力减退？

下列问题能够帮助你判断是否要去看耳科医生。

☐ 你是否在接听电话的时候感到困难？

☐ 你是否在和别人交谈的时候觉得听不清楚？

☐ 在和两个以上的人一起聊天的时候，你是否听不清楚他们分别在讲什么？

☐ 在有噪声的环境中你是否觉得听不清楚？

☐ 是否有家人提醒过你电视或广播的声音开得太大了？

☐ 你是否经常需要让别人重复他们刚刚讲的话？

☐ 你是否觉得别人讲的话是模糊或者含混不清的？

☐ 你身边的人是不是总觉得你在打岔？

☐ 你跟别人聊天的时候是否经常答非所问？

☐ 你有没有觉得跟音调比较高的人交流更困难，比如女性和孩子？

如果你回答"是"的问题在3条以上，那就好好问问你身边的人，是不是已经察觉到你出现了听力减退。也许你应该去检查听力了。

你是否感到头晕或身体不能保持平衡？

下面这些问题能够帮助你判断是否去看医生。

☐ 你是否感觉站不稳？

☐ 你是否感觉周围的物体在旋转，哪怕只有一瞬间？

☐ 你是否在身体保持静止时，有身体在运动的错觉？

☐ 你是否经常失去平衡，甚至跌倒？

☐ 你是否觉得自己头重脚轻，快要跌倒了？

☐ 你是否经常觉得头晕眼花、眼前发黑、快要昏倒？

☐ 你是否失去了方向感？

如果你有以上问题，请及时就医。

第一部分 /

为什么听力与平衡至关重要

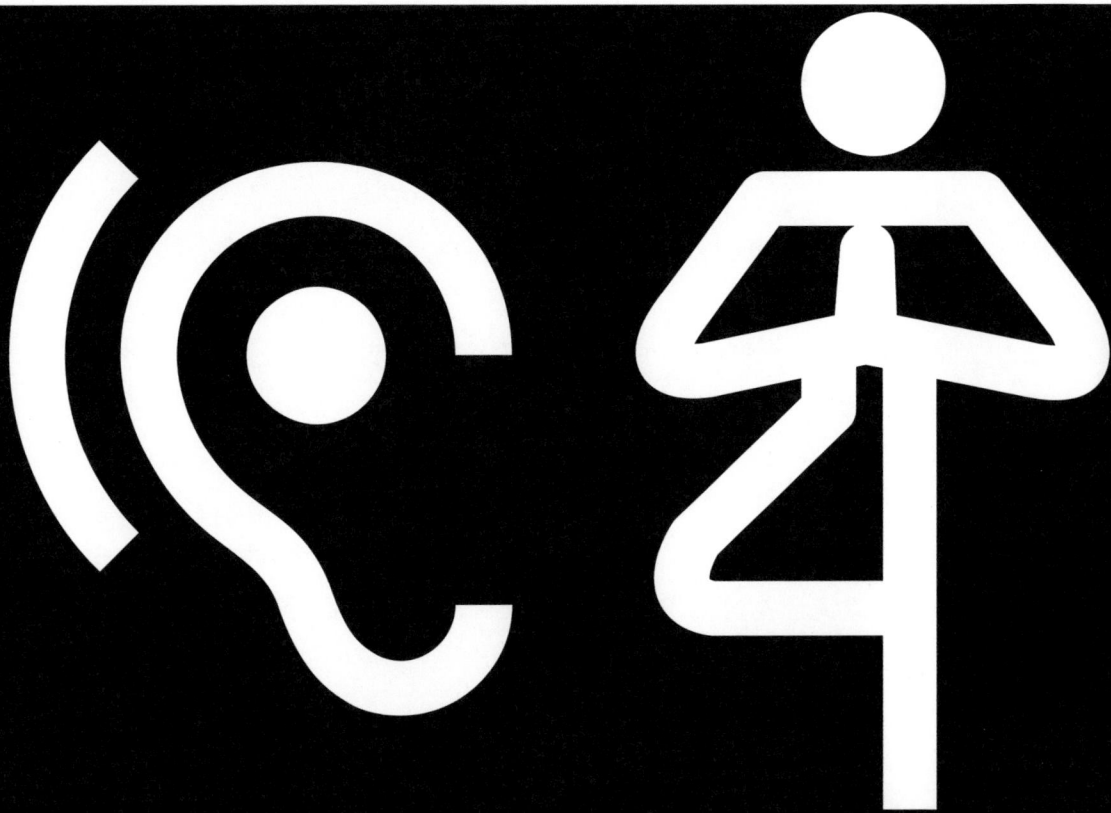

第 1 章 /

常见问题一站式解答

1

如果你被听力减退困扰，不用太过担心，其实有很多人也遇到了相同的问题。在美国，大约 3600 万人受到听力减退的影响，而且在老年人中这个问题变得更加普遍。年龄在 65 到 74 岁的美国人中，1/3 存在听力减退；在 75 岁以上人群里，这个数字跃升至 1/2。

在世界范围内，大约 4.66 亿人患严重的听力减退。预计到 2050 年，听力减退的人数将会超过 9 亿。如果把轻度听力减退的人群也包括进来，这个数字可能会更高。

虽然听力减退通常会随着年龄的增长而变得更加常见，但由于噪声暴露、创伤、遗传因素和各种疾病等原因，听力减退在任何年龄段都可能发生。

和听力减退一样，平衡和眩晕相关问题同样影响着许多人的生活。据预测，在美国，40 岁及以上的成年人中，有超过 1/3 的人经历过与平衡和头晕相关的问题。大约有 800 万美国成年人称他们有持续性的平衡障碍，另外，大约有 250 万美国成年人患有慢性头晕。65 岁以上的美国成年人中，几乎有 1/3 在某种程度上有头晕发作。头晕是成年人就医的一个常见原因。在美国，每年都有超过1000万人因头晕问题就诊。头晕在老年人中更常见，但任何年龄段的人都有可能存在头晕问题。

头晕会增加跌倒的风险，并可能导致人们害怕做最普通的日常工作。这种担忧会导致患者陷入恶性循环，因为没有信心完成日常活动，索性直接不做，结果就是，患者更多选择坐着，变得毫无活力，导致肌力更弱、关节僵硬，容易疲惫、心情沮丧，甚至抑郁。

尽管听力减退和平衡障碍是不同的问题，但它们都与耳相关。

耳朵是神奇的听觉装置，人类制造或发明的任何精妙设备都无法与其媲美。一个具有正常听力的人，耳朵和大脑协作，几乎可以在瞬间将外界的声波转变为爱人的呼唤、鸟儿的啼叫或雷鸣般的怒吼。耳朵内部结构复杂地协同工作不仅能够使你听到声音，还能确保你能安全地行动。

下面让我们深入了解一下组成耳朵的重要部分，以及它们是如何使我们获得听力并保持平衡的。

耳的组成

你应该已经知道耳朵长什么样子了，从外表看，它是头部两侧具有辨识度的悬垂着的片状软骨。但耳远远不止我们肉眼所见的部分。耳包含3

眩晕是什么感觉

如果你不知道怎么描述经历眩晕时的感觉，下面有一些可能对你有用的描述。你可能会有以下这些感觉。

- 所处的房间在转。
- 尽管身体没动，但感觉自己在旋转。
- 头轻飘飘的。
- 晕厥。
- 站不稳，摇摇晃晃的。
- 随时都可能晕倒。
- 自己在逐渐失去平衡。
- 在漂浮。
- 恶心，有呕吐的冲动。
- 头很沉重。

个复杂的部分，它们相互连接，成就了人们的听力和平衡能力。它们分别是外耳、中耳和内耳。

下面是耳每一部分的介绍，以及它们是如何与我们的听力和平衡能力关联的。在下方的插图中可见耳 3 个部分的分布定位。

耳的构成

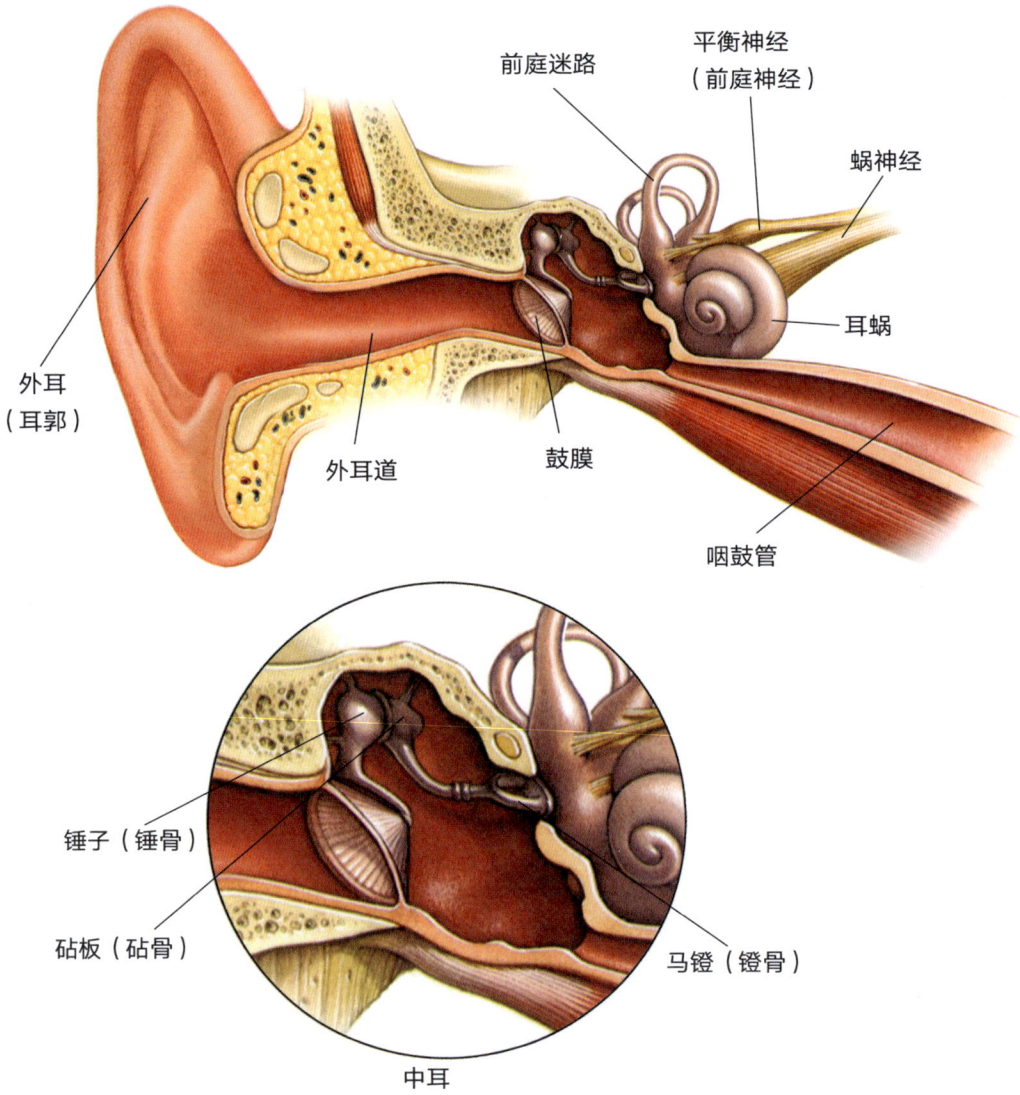

前庭迷路

平衡神经
（前庭神经）

蜗神经

耳蜗

外耳
（耳郭）

外耳道

鼓膜

咽鼓管

锤子（锤骨）

砧板（砧骨）

马镫（镫骨）

中耳

外耳

外耳是头部两侧突出的部分。它由折叠的皮肤和软骨组成，包括耳郭和外耳道。外耳道是一个长约2.5 cm、连接鼓膜的通道。鼓膜非常薄且紧绷，位于外耳道的末端，将外耳和中耳分隔开来。

外耳道皮肤含有细小的毛发和腺体，就是这些腺体分泌了耵聍，也就是大众所说的耳垢、耳屎。这些细小的毛发和耵聍是外耳道的清洁工，它们使外耳道皮肤在一定程度上与液体隔绝，保护外耳道皮肤免受细菌攻击，避免脏污深入外耳道、接触鼓膜。

耳的解剖

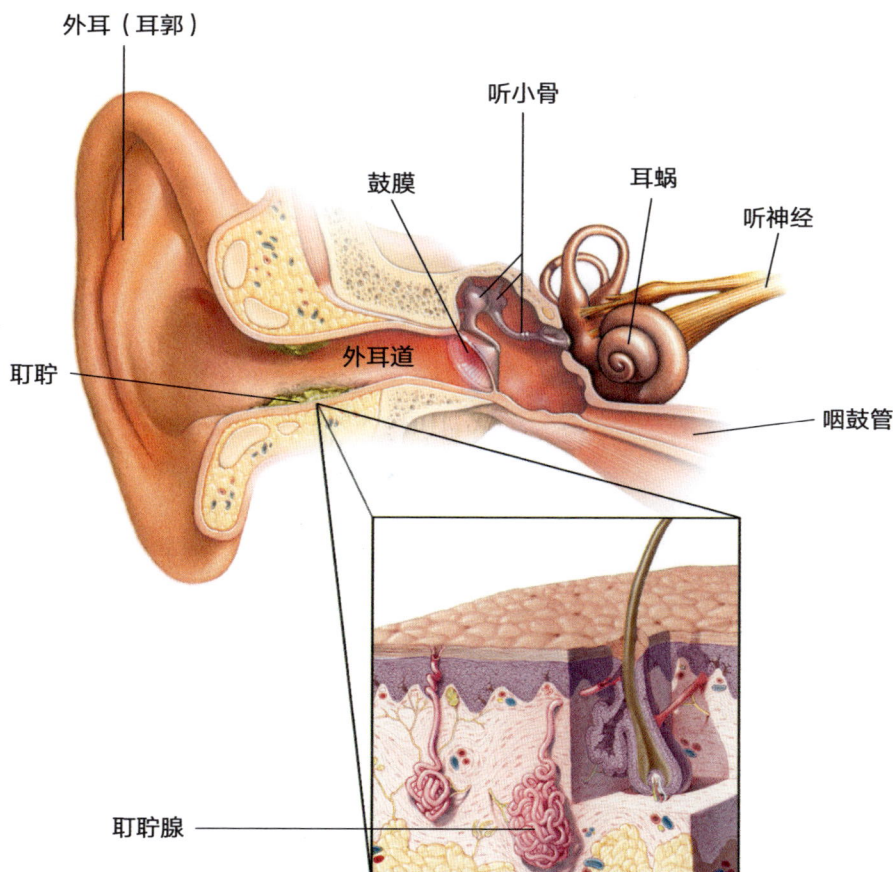

外耳（耳郭）
听小骨
鼓膜
耳蜗
听神经
外耳道
耵聍
咽鼓管
耵聍腺

外耳是如何助力听力的

外耳中杯子形状的部分（耳郭）帮助收集外界环境里的声波。耳郭收集声波后，将声波传递到外耳道。当声波到达了外耳道，便可引起鼓膜振动。下图介绍了上述过程。

中耳

中耳位于鼓膜后面，是一个被气体充满的空腔。中耳固定于头部的颞骨内，内含3块极其微小的骨头，被称为听小骨。

3块听小骨有各自的专业名称，但也可以用我们所熟悉的物品描述它们：锤子（锤骨）、砧板（砧骨）、马镫（镫骨）。3块听小骨搭建了一座从鼓膜到由薄骨质覆盖的内耳入口的桥梁，我们称之为听骨链。

一个称作咽鼓管的狭窄管道连接了中耳和鼻咽部。鼻咽部即鼻腔后部

听力是如何产生的

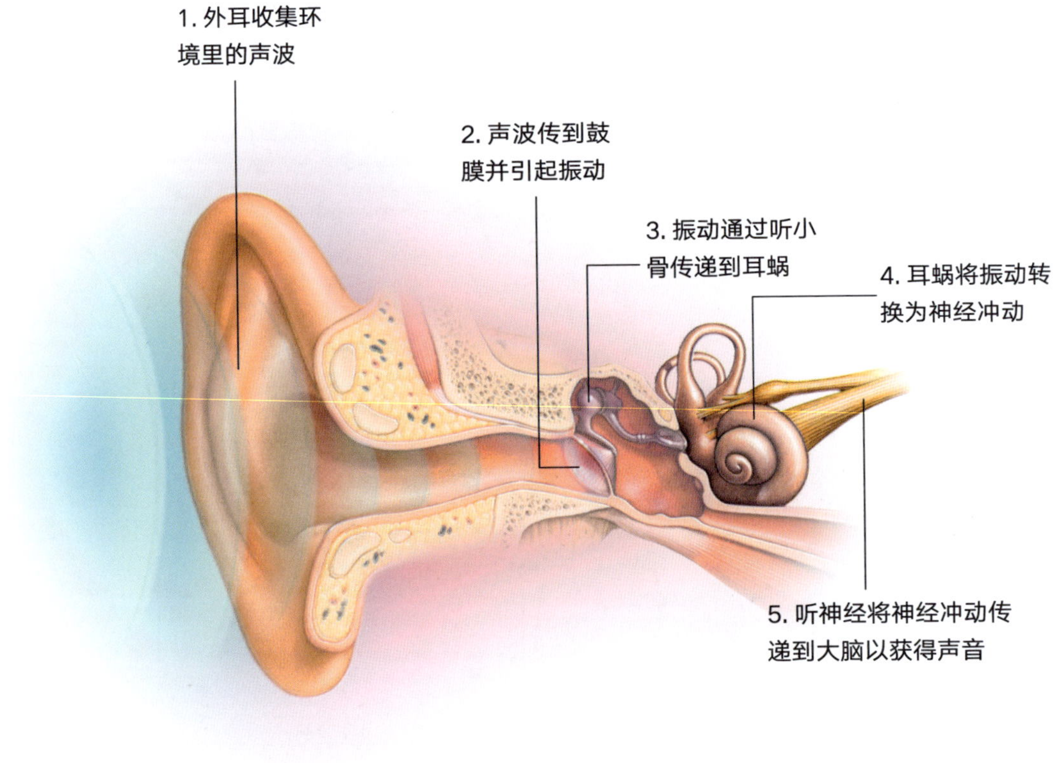

1. 外耳收集环境里的声波

2. 声波传到鼓膜并引起振动

3. 振动通过听小骨传递到耳蜗

4. 耳蜗将振动转换为神经冲动

5. 听神经将神经冲动传递到大脑以获得声音

和咽部上方的公共区域。

　　咽鼓管通常保持关闭的状态。当你做吞咽动作或是打哈欠时，咽鼓管会短暂地开放，从而平衡中耳和外界的气压。这时，你可能会听到一个短促且微小的破裂声。鼓膜两侧保持相同的气压对振动的传导至关重要。

中耳是如何助力听力的

　　声波通过听小骨传导。每一块听小骨像杠杆一般前后移动，增加了声波到达内耳的声压。锤骨柄上和镫骨颈后各有一块肌肉，分别将锤骨和镫

骨与鼓膜和前庭窗相连。

内耳

　　内耳有着听觉系统里最为精妙的部分——形似蜗牛且充满液体的耳蜗。除此之外，内耳还包括一个协助我们保持平衡的结构，即前庭迷路。

内耳是如何助力听力的

　　简而言之，耳蜗可以将外界传入的声波"翻译"成能被大脑识别的信号。耳蜗内的微小感受器（即毛细胞）接收到声波的振动，将其放大并

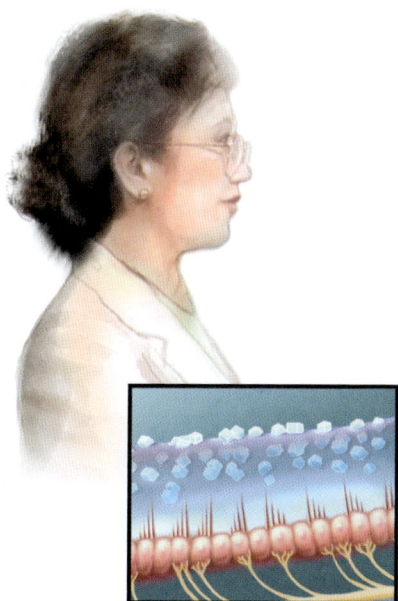

头部保持直立时，位觉感受器中的细小的毛细胞也保持直立

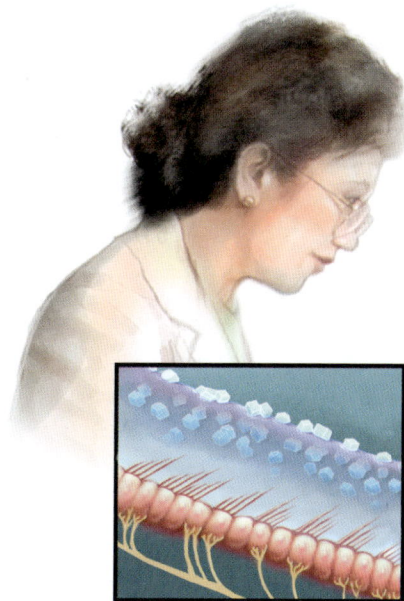

头部向前倾斜时，位觉感受器将毛细胞前推，借此告诉大脑此刻头部是向前倾斜的

转换为神经冲动，神经冲动通过听神经输入大脑。

内耳是如何助力平衡的

前庭迷路位于耳蜗后方，由3个充满淋巴液的环形结构（即半规管）和2个位觉感受器构成。位觉感受器内的毛细胞对于身体位置的改变十分敏感，它们可以追踪身体做出的所有活动，使人们在进行变向活动的同时依旧保持平衡，感知头部与相对静止的地面之间的微妙关系。通过第7页的插图，我们可以进一步了解这些位觉感受器是如何工作的。

你头部向任意方向运动的瞬间，前庭迷路内含的淋巴液都会刺激毛细胞，告诉大脑你此时的运动情况。相应地，大脑也会对这些信息做出回应，告诉身体如何协调改变以保持平衡。比如，大脑可能会告诉你此刻眼睛需要聚焦于某一个方向，或者肌肉必须立即紧张起来。后续你可能会了解到更多关于前庭迷路的知识，以及它是如何与眩晕、头晕等症状关联的。

现在你对耳朵与听力和平衡的关系有了初步的认识。下一章我们会详细介绍日常生活中哪些小习惯可以帮助人们获得更好的听觉与平衡。

第2章 /

听力、平衡与人的整体健康

2

　　耳朵是感受听力和平衡的"百宝箱"，但这整个过程并非只有耳朵的功劳。全身整体的健康状态，以及各器官的健康程度同样扮演着重要的角色，日常习惯在一定程度上也决定了你的听力和平衡功能。

　　在本章，你将了解日常生活中看似不重要的习惯是如何对人体产生巨大影响的。

遵循健康饮食方式

　　你可能已经知晓健康饮食的基本要点。选择富有营养的食物，限制摄入不健康的食物和节制饮酒是健康饮食的关键。

　　下面将介绍健康饮食是通过何种方式维持听力和平衡功能的。

健康饮食助力听力

　　研究人员已经发现，健康饮食可以在许多方面帮助人们预防听力减退。

　　例如，健康饮食可以帮助你降低血压和胆固醇水平，有助于血液在血管内畅通流动。这意味着血液能顺利到达耳蜗，而耳蜗正是将声波"翻译"为可被大脑识别信号的关键部位。健康饮食还可以使大脑运作得更好，保护耳朵和大脑之间的神经通路完好。

限制盐、糖和饱和脂肪酸的低能量膳食方案会帮助人们减少听力损伤。蔬菜和水果的摄入则是多多益善。

健康饮食助力平衡

健康饮食也有助于保持平衡。例如，限制盐的摄入经常被建议作为梅尼埃病等平衡相关疾病的治疗手段之一。低盐饮食也有助于预防眩晕的发生。摄入足量的新鲜蔬菜和水果、限制摄入精加工食品有助于控制盐和糖的摄入。专家还建议每日摄入足够的液体，合理分配一天内进食的次数和量。这些都有助于保持内耳里与平衡能力相关的内环境的稳定。

你可以做的

许多听力和平衡专家都十分认可"得舒饮食方案"（"得舒"是 DASH 的音译，而 DASH 是 Dietary Approaches to Stop Hypertension 的缩写，意为防治高血压的饮食方案）。得舒饮食方案重点在于减少从食物中摄取钠，优选富含钾、钙和镁等可以帮助降低血压的营养食品。

善待我们的心脏

你的心脏负责将体内的血液泵到身体各个角落，这确保了人体有足够的血液来处理日常工作，其中就包括了保持健康的听力与平衡能力。

心脏如何助力听力

尽管心脏病并不会直接引起听力减退，但两者之间是有关联的。当心脏受损时，它无法泵出足够的血液使耳朵正常工作，而没有足够的血液，耳内装置会逐步受损，这将导致永久性听力减退。

同样，连接心脏、耳朵和大脑之间的血管交通网络足够强大，人们才可以顺利听到声音。健康的血管是具有弹性且可塑的，但它会随着人的衰老而逐渐变硬，这种情况被称为动脉硬化。脂肪、胆固醇或其他物质在动脉内富集并且附着于动脉壁时，则会发生另一种情况——动脉粥样硬化，此时生成的斑块会阻塞血流。心脏相关疾病会减少到达耳朵和大脑的血液，从而导致发生听力减退的风险增加。

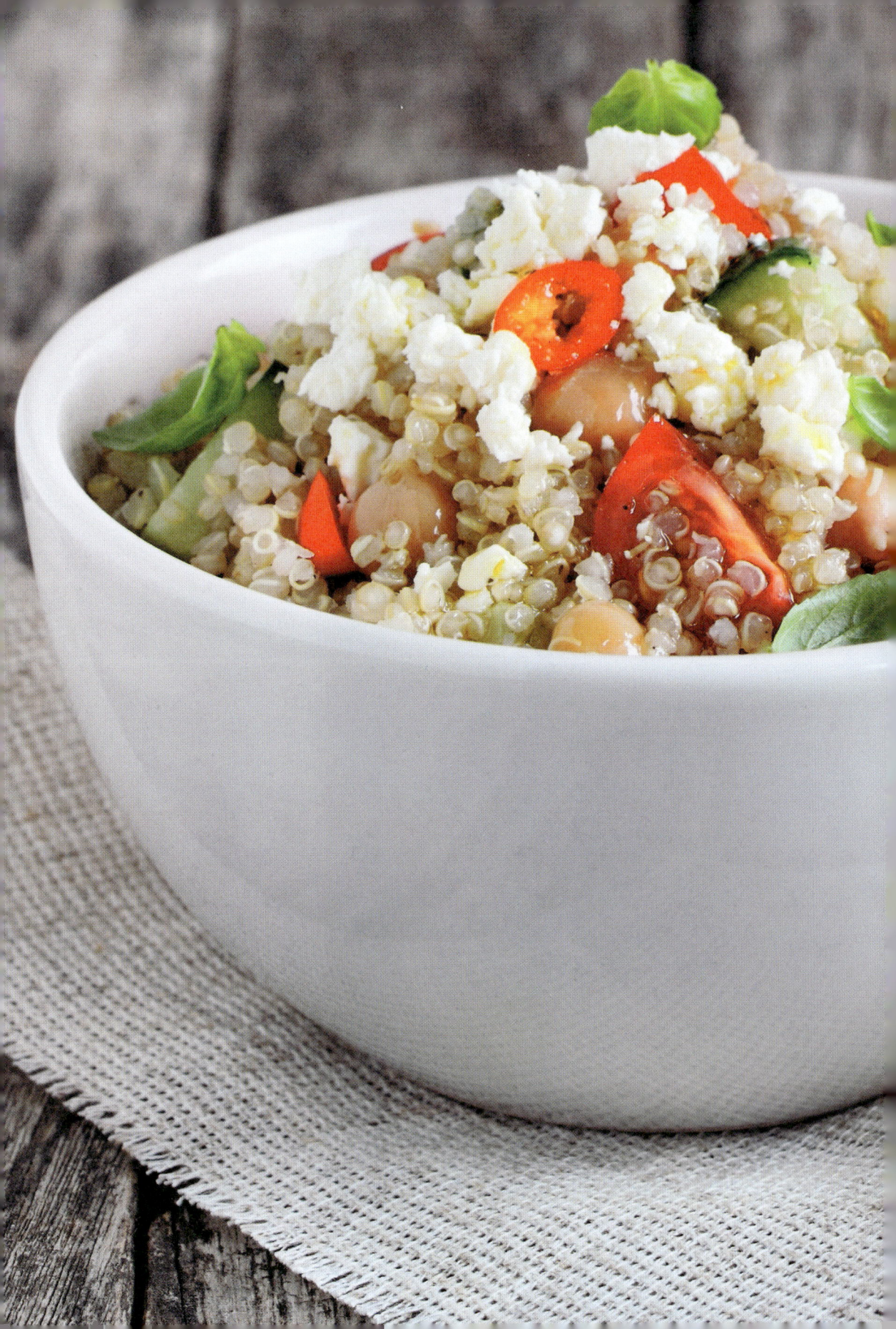

在上一章，你已经了解了耳蜗内微小的感受器（即毛细胞）是如何接收声波，并将其传递到大脑的。这些感受器需要依靠心脏和血管的稳定供氧才能发挥功能。如果毛细胞没有获得足够的氧，它们会逐渐死亡，而毛细胞在人体内是不能再生的。一旦这些毛细胞死亡，它们的功能就永久地消失了。这也说明了只有健康的心脏和血管系统才能持续向你的耳部和大脑供血，听觉系统才能正常运作。

心脏如何助力平衡

心脏和血管的健康程度对平衡而言同样重要。正如耳蜗内的毛细胞对处理听力而言至关重要，前庭迷路内的毛细胞及内耳里的淋巴液与平衡功能也密切关联。

和负责听力的毛细胞一样，负责平衡的毛细胞一旦损伤也无法再生。正常运作的心脏和血管系统可以通过给予富含氧的血液来帮助前庭迷路中的毛细胞保持健康。

你可以做的

体能训练是提高心肺功能最好的办法之一，它可以使心脏和血管保持强健。我们建议你每天进行 30~60

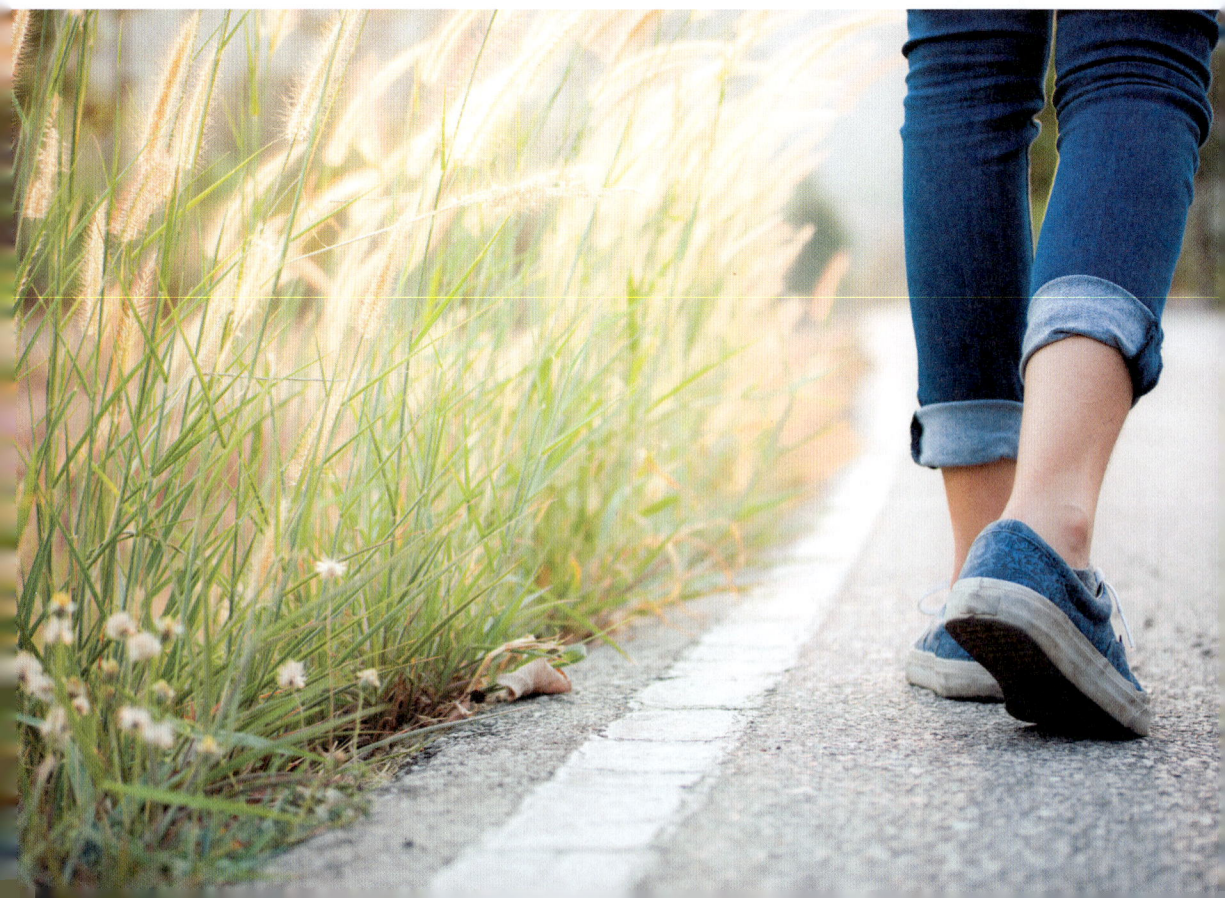

分钟的体能活动。规律的日常体能训练不仅可以降低人们患心脏病的风险，还可以降低患一系列会给心脏增加负担的疾病（如高血压、高脂血症和2型糖尿病等）的风险。

如果长时间没有运动，我们建议你逐步开始，慢慢达到训练目标。不必急于求成，即便短时间的运动也对你的健康有益。

预防或管理糖尿病

像心脏病一样，2型糖尿病会引起耳部血管的异常，这种负面影响可能会导致听力减退和平衡障碍。除此之外，2型糖尿病也会在其他方面影响听力和平衡。

下文会介绍更多有关2型糖尿病对听力和平衡的影响。

糖尿病如何影响听力

在长时间的高血糖状态下，耳内负责听觉的内耳小血管和神经会逐渐受损，这使血流更难到达耳朵和大脑。除此之外，高血糖还会损伤声波从耳朵传递到大脑的神经通路。

一些研究预测，糖尿病患者听力减退的发生率约为非糖尿病人群的2倍。甚至是糖尿病前期人群，即血糖高于正常水平但尚未达到2型糖尿病诊断标准的人群，也比健康人群有更高的风险罹患听力减退。

糖尿病如何影响平衡

和高血糖导致内耳的小血管和神经受损而损伤听力类似，高血糖同样会引起平衡障碍。2型糖尿病还会改变内耳里维持平衡功能的液体。

2型糖尿病还通过影响其他方面导致平衡障碍。比如2型糖尿病可以损伤视力，会影响你感受和察觉自身的动作和体位。它还会损害足部的感觉神经，这也是为什么2型糖尿病患者经常会站不稳，甚至跌倒。此外，血糖波动会导致眩晕。

你可以做的

不管有没有2型糖尿病，你都可以采用一些简单的措施来助力管理血糖水平、预防高血糖带来的负面影响。饮食方面，我们建议你合理分配每餐摄入的能量，不喝高糖饮品和含酒精的饮料。锻炼同样有益，体能训练可以帮助身体高效使用胰岛素，与此同时，身体也在使用糖为肌肉供能。对压力进行管理也是一种管理血糖的方式。当你倍感压力时，体内会产生使血糖升高的激素，而这种激素除了可以升高血糖，还会使你难以保持健康饮食、规律锻炼等习惯。

综上，饮食、锻炼和压力管理是3种可以帮助你控制血糖飙升、避免高血糖损害听力和平衡的措施。

锻炼身体

前文讲到，体能训练可以避免糖尿病带来的相关损伤，从而保护听力和平衡能力。除此之外，锻炼还能在很多方面为身体提供保护。

运动如何影响听力

随着年事渐高，许多人开始因为各种各样的原因变得不愿意运动。体能活动的减少被认为与老年群体发生的听力损伤有关。这个理论反过来也是成立的，如果你在衰老的过程中保持了积极的体能训练，听力减退的风险也会相应降低。

在某种程度上，研究者们认为体能训练可以保持耳内涉及听力的精密结构有稳定的供氧。研究者们猜测体能训练之所以对听力有益，是因为体能训练可以让人们的体重保持在一个

健康的范围内。有证据显示，长期保持健康合适的体重可使听力减退的风险降低。

运动如何影响平衡

规律的体能训练可以改善人的平衡能力，减少跌倒的可能。不管你现在处于何种年龄段，一些特定的平衡训练都可以帮助你保持平衡。太极拳、舞蹈、瑜伽、体态矫正训练、抗阻训练和水上运动都是很好的选择。

几乎任何能使身体动起来的活动，都能助你保持更好的平衡感。任何时间、任何地点都可以进行平衡训练。在本书的第16章，你可以找到一些可供练习的平衡训练。

你可以做的

我们鼓励人们养成规律锻炼的习惯，选择你认为最容易坚持并且可以乐在其中的体能训练。请记住，任何运动都对你有益！

保护好你的骨骼

强壮的骨骼对听力和平衡而言都十分重要。接下来将向你介绍其原因。

骨骼健康如何影响听力

内耳是听力器官，位于颅骨内。颞骨保护着内耳。颞骨的任何骨质病变都可能损伤内耳，从而导致听力受损。骨质病变还可以破坏耳内的 3 块听小骨。没有了这些听小骨，声波将无法到达大脑。

骨质疏松通过一些间接的方式导致听力减退。举例而言，患有骨质疏松的人患心脏病和脑卒中的风险也更高，而心脏病和脑卒中可以破坏血管，使血流难以到达耳朵和大脑。健康的血流对保持正常听力所涉及的各个方面都至关重要。

除此之外，骨密度的减退可能会改变内耳正常工作时的化学反应。

骨骼健康如何影响平衡

和听力器官一样，负责平衡的前庭结构也位于颞骨内。骨质疏松会导致颞骨的骨密度减退而影响平衡，进而损害前庭的功能。所有的这些改变都对平衡系统的正常运作产生影响。

骨质疏松还可能使患良性阵发性位置性眩晕（也就是俗称的耳石症）的风险升高。耳石症是导致眩晕的最常见的病症之一，发病时你可能会突然感觉到自己或者周围物体在脑内旋转。在本书的第 15 章你可以了解到更多和耳石症有关的知识。

骨质疏松症会导致骨质损害和平衡障碍，同时，平衡障碍也可能在骨质疏松的发展中发挥一定作用。这是因为平衡系统和神经系统协同工作，以保持骨骼的动态更新周期。这两个系统共同负责保持骨质的健康。

你可以做的

专家尚不知道早期识别和治疗骨质疏松症能否降低听力损伤和平衡障碍发生的风险。我们不排除这种可能。骨质健康已被证实可对身体产生一系列的益处，包括减少因跌倒引起的损伤。

采用富含多种蛋白质和钙的膳食方案，将体重保持在健康范围内以及每日摄入足量的钙和维生素 D 将对你有许多好处。当你运动时，比如散步和做平衡练习（本书后文将提到），我们建议你结合一定的负重练习。

至此，本书关于听力和平衡的基本框架已经搭建好了。你现在对耳朵是如何工作的，以及你日常的生活习惯会如何影响听力和平衡有了基本的认识。在后面几章，你会了解到几种常见的听力减退和平衡障碍疾病。后文会介绍是什么导致了这些疾病的发生、这些疾病如何治疗、如何在患有这些疾病的状态下获得更高的生活质量，以及如何预防这些疾病。

第二部分 /

常见的听力和平衡问题

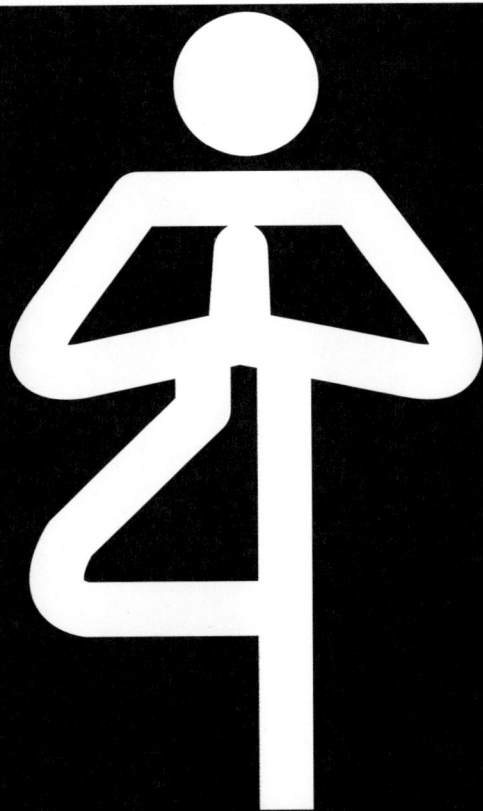

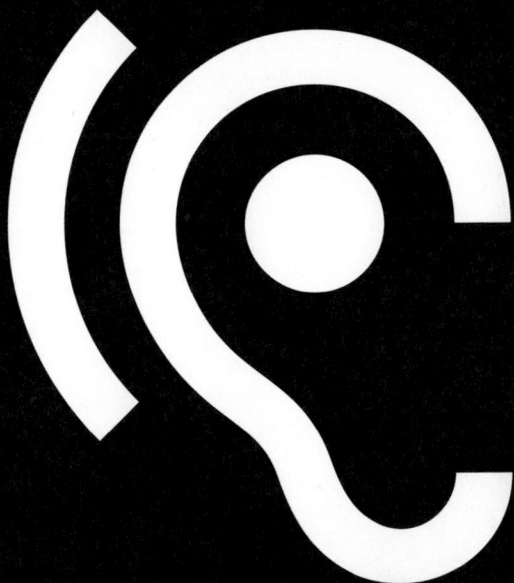

第 3 章 /

外耳、中耳疾病

3

声波通过外耳和中耳的协同作用到达内耳，内耳将声波转化为强烈的、清晰的神经信号传递给大脑，大脑将这些信号转换成我们可以识别的声音。当外耳和中耳的传导发生障碍时，就会导致传导性听力减退。在这种情况下，内耳功能多是正常的。传导性听力减退的患者听到的声音都很低沉，并且听不清柔和和微弱的声音。

很多问题会使声波无法进入内耳。传导性听力减退的常见病因包括耵聍过多、鼓膜穿孔、感染导致的中耳积液等，其他病因有囊肿和良性肿瘤等。

传导性听力减退通过治疗通常可以好转。一般情况下只需要简单的自我护理就够了，也有一些情况需要采取药物和手术治疗。好消息是，外耳和中耳的疾病通常不会造成永久性听力损伤。

在本章中，你将了解到传导性听力减退的常见病因和治疗方法。

外耳疾病

通常情况下，外耳疾病并不严重，但是会给患者带来不适和困扰。例如，外耳道感染会导致耳痛或瘙痒、外耳道肿胀和流脓。如果脓液堵塞外耳道，则会导致暂时性听力减退。

自我护理和必要的治疗通常足以解决外耳问题并恢复听力。以下是一些外耳疾病的常见病因及其治疗方法。

耵聍栓塞

外耳道的皮肤有腺体，能产生一种蜡状物质，这种物质在医学上被称为耵聍。耵聍具有天然的防御功能。它的油脂有助于保持外耳道皮肤的柔软，并有防水功能。耵聍可以吸附灰尘和其他在外耳道积存的异物，防止这些物质伤害鼓膜。另外，耵聍还有助于抑制细菌生长。

正常情况下，外耳道中的皮肤细胞会像传送带一样将耵聍带到外耳道口，当我们清洁外耳时，就可以擦掉它们。但有时，我们产生的耵聍可能会比耳朵可以清除的多，这会导致耵聍在外耳道内堆积。

一般来说，耵聍过多不会导致听力减退，因为它不会完全堵塞外耳道。但许多人喜欢使用棉签、发夹、钥匙或手指等来清洁外耳道，这些动作会将耵聍推入外耳道深处造成堆积。耵聍堆积会阻碍外耳道内的声波振动，进而导致听力减退。

耵聍栓塞会造成外耳道充盈或堵塞感，在极少数情况下，还会引起耳鸣（耳内或颅内有铃声、嗡嗡声或轰鸣声等）。

如何治疗耵聍栓塞

自我护理即可清除多余的耵聍，步骤如下。

（1）可以用装眼药水的那种小瓶向耳道内滴入几滴婴儿油、矿物油或橄榄油来软化耵聍，1天2次，坚持几天。

（2）在耵聍软化后，向一个碗里加入温度等于体温的水。如果水的温度比体温高或低，在执行接下来的步骤时，你会感到头晕。

（3）头直立，一只手抓住耳郭上部向上拉，另一只手用60毫升的橡胶洗耳球（或50毫升的注射器）轻柔地往耳道里注水。然后把头低向同侧，让水流出来。

（4）在多余的耵聍掉出来之前，可能需要重复上述步骤几次。

（5）用毛巾擦干耳朵，或者将吹风机调至低温，小心地吹干耳朵。再向耳道内滴入几滴酒精醋制剂（一半外用酒精，一半白醋）来帮助干燥耳道。

市场上出售的耵聍清除产品也有帮助，如耵聍清除套装、耳道清洗工具。需要注意的是，如果曾经出现过鼓膜破裂或做过耳部手术，请不要在没有和医生沟通的情况下冲洗耳朵，否则可能会导致耳部疼痛或感染。

市面上宣传的"耳烛疗法"是怎么一回事呢？据了解，"耳烛疗法"是将一根点燃的空心锥形蜡烛放入耳朵中，据说火焰的热量会使外耳道内形成真空密封环境，耵聍就会粘在蜡烛上。事实上，耳烛可能会把耵聍推到耳道更深的地方。研究表明，这种方法不仅没有效果，还可能导致烧伤、外耳道炎症、听力减退等损害。

如果在自我护理后，耳朵里仍然有多余的耵聍，请向医生咨询。医生可能会重复上述你已经采取的步骤或使用特殊工具来清除耵聍。

外耳道异物

棉签上的一片棉花、一张纸片、一个耳塞，甚至一只昆虫都可能卡在外耳道里。当这种情况发生时，我们可能会感到耳朵发痒、疼痛或有堵塞感。

大多数滞留在外耳道里的异物不会引起持续的听力问题，但如果异物被推得太深，它可能会使鼓膜破裂，并损伤中耳，甚至造成更严重的后果。

如何清除外耳道异物

如果有东西卡在外耳道里，不要把任何东西塞进外耳道里以试图取出异物，否则可能会把异物往外耳道里推得更深，使其更难取出，从而造成严重的伤害。相反，可以试试下面的方法。

- 把头朝患侧倾斜，轻轻地朝地面摇晃。如果其他人能看到这个异物，可以请他帮忙用镊子轻轻地将其移除。

- 如果在家里无法取出异物，请致电医生或拨打当地紧急护理电话。医生可以使用小镊子、吸引器或用液体冲洗来清除异物，还可以检查你的耳朵是否有损伤。

- 如果一只昆虫卡在耳朵里，而且它还活着，把受影响的耳朵向上倾斜，为了获得自由，昆虫会本能地向上爬，而不是向下爬。如果昆虫没有自行离开外耳道，滴几滴温的（不是热的）婴儿油、矿物油或橄榄油到耳朵里。当油进入外耳道后，轻轻地将耳郭向后和向上拉，这会有助于昆虫浮出来。

除了昆虫以外，不要使用油来清除外耳道里的其他异物。此外，如果你耳朵感到疼痛、外耳道出血或有分泌物，请不要向耳道内滴油，因为这些可能是鼓膜穿孔的迹象和症状。

游泳耳病（外耳道炎）

游泳耳病是一种外耳道感染。通常由耳道的持续潮湿所致，例如，经常游泳并伴有外耳道皮肤轻微损伤的人易患此病。通过挖耳来清除耵聍也可能导致耳道轻微损伤，从而导致游泳耳病的发生。外耳道皮肤损伤为细菌和真菌入侵外耳道并引起感染创造了理想的环境。发胶和染发剂也可能导致外耳道皮肤感染或发生过敏反应，从而导致外耳道感染。游泳耳病在儿童和年轻人中最常见。

如何治疗游泳耳病

如果你只是轻微疼痛，并且没有流脓或听力减退，请遵循以下自我护理的技巧。

- 在耳朵上放一个温暖（不烫）的加热垫。不要将耳朵压在加热垫上。
- 可以服用布洛芬或对乙酰氨基酚来缓解疼痛。
- 在耳道皮肤愈合期间，不要让液体和其他物质进入耳道。
- 洗澡或游泳后，可以滴几滴酒精醋制剂（一半外用酒精，一半白醋）在耳朵里。酒精有助于保持外耳道皮肤干燥，醋有助于防止细菌和真菌生长。但鼓膜穿孔时禁用。

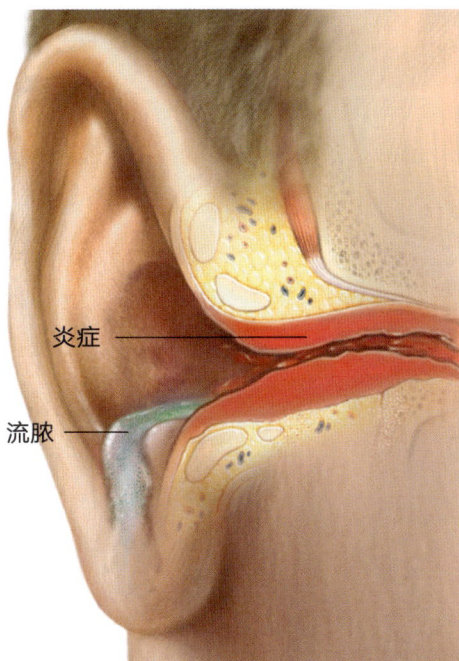

炎症
流脓

外耳道内的一个小伤口就会使细菌和真菌侵犯游泳耳病患者的外耳道并引起感染

如果 1~2 天后疼痛还没有消失，或者有其他的担忧，请去找医生处理。清洗耳朵后，医生可能会给你开含有类固醇皮质激素的滴耳剂用来止痛和消炎。医生也可能会开抗生素来控制感染。如果感染很严重，就需要口服抗生素治疗。

游泳耳病可能会导致颅底的骨骼感染。这种类型的感染在糖尿病患者或免疫系统较弱的人中会十分严重。这种感染通常伴有剧烈疼痛，并且疼痛会随着时间的推移而加剧，甚至会危及生命，通常需要在专业团队的照护下进行长期抗生素治疗。

如果你是一个经常游泳的人，可以考虑采取一些预防措施，如在游泳之后使用硼酸酒精、异丙醇甘油等非处方滴耳液。

冲浪耳病

耳道内的骨质增生会导致外耳道形成隆起，进一步会形成一个瓶颈状的结构，堵塞外耳道，使其中的耵聍和水难以排出，并有可能继发外耳道感染。这种情况被称为冲浪耳病。这种骨质增生常见于冲浪者，与他们长期暴露在冷水和风中有关。水温越低，风险越高，因为冷水比温水更容易导致骨质增生。

如何治疗冲浪耳病

冲浪耳病患者耳朵里的骨质增生进展缓慢。如果堵塞耳道，可以通过手术切除。这种手术在美国不需要住院，但可能需要几周时间恢复。耳道在恢复过程中必须保持干燥。

如果骨质增生引起感染，可以使用抗生素治疗。

鼓膜疾病

鼓膜是一层薄而有弹性的膜。其作用至关重要，是声波从外耳传递到中耳的门户。

尽管鼓膜是一个有弹性的结构，但受到创伤及感染后仍有破裂的可能，鼓膜病变导致声波无法到达中耳，这会导致轻、中度的暂时性听力减退。

以下是鼓膜疾病的常见病因。

感染和创伤

中耳感染会导致中耳内积液，中耳压力升高，进而导致鼓膜穿孔。在鼓膜穿孔后，液体从中耳流出，中耳压力减退，疼痛缓解。但是慢性中耳感染会逐渐腐蚀鼓膜并导致鼓膜穿孔迁延不愈。

鼓膜穿孔也可能由头部受到重击或者外界气压突然增加导致，如爆炸、拍打耳朵或者潜水事故。如果棉签或回形针等物体被推入耳道太深，也会导致鼓膜穿孔。

鼓膜穿孔的症状和体征包括耳痛、不同程度的听力减退、耳鸣、耳内出血或溢液等。另外，在一些情况下，鼓膜穿孔会损伤中耳的 3 块听小骨。这会导致更严重的听力减退，并可能导致眩晕。

通常情况下，鼓膜穿孔可以自愈，不伴有并发症，并很少出现永久性听力减退。但是有些鼓膜穿孔需要进行干预治疗。如果你觉得自己的鼓膜穿孔了，请立即就医。下面是一些可能有帮助的自我护理建议。

- 如果感到疼痛，请服用阿司匹林或其他镇痛药。
- 在耳朵上放一个温暖（不烫）的加热垫。
- 保持耳部干燥。
- 在洗澡前，将涂有凡士林的棉球放入耳道，以防止耳道进水。

医生可能会开抗生素来控制感染，以确保彻底治愈鼓膜穿孔，并防止复发，或在鼓膜上放一个薄贴片来封闭鼓膜创面直到鼓膜愈合。如果在几个月后鼓膜仍然没有愈合，你可能需要手术治疗。

飞机耳病

飞机耳病（耳气压伤）是由中耳与外界的巨大气压差导致的。

通常情况下，咽鼓管作为一个连接耳、鼻腔与咽喉上部的狭窄通道，可以使空气进出中耳。这种空气流动有助于维持鼓膜两侧压力的平衡。当吞咽或者打哈欠时，你可能会感到耳朵里有咔嗒或砰砰声。

外部气压或水压突然发生剧烈变

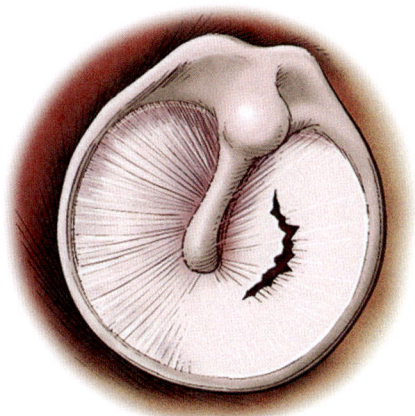

尽管鼓膜穿孔可以自愈，但仍有导致感染和听力减退的风险

化会导致飞机耳病。这种情况可能发生于飞机快速降落或深海潜水时。

外界压力的快速变化限制了咽鼓管内的气体流动，因此，中耳内压力小于外界压力，这种不平衡使耳内气腔部分被压缩，鼓膜向内凹陷（收缩）。

鼓膜的变形会干扰声波的传导，进而导致轻度的听力减退。当进行一些会导致外部压力快速变化的活动时，你可能需要经常张口或进行吞咽，以平衡中耳内的压力。

飞机耳病的症状和体征包括单耳或双耳疼痛、轻度的听力减退和耳闷等。

极端的压力变化或咽鼓管完全堵塞还会导致更严重的问题：中耳的小血管可能会破裂，使中耳内充满血液，进而导致听力减退。

虽然坐飞机可能会导致耳部不适，但通常不会造成永久性的听力减退。在中耳内压力与外界大气压平衡后，耳痛通常在几小时内消失，听力也会恢复正常。

如果你需要在感冒或鼻塞的情况下乘坐飞机，可尝试在起飞前30~60分钟使用非处方的具有减充血作用的鼻喷雾剂（如盐酸羟甲唑啉、复方盐酸去氧肾上腺素喷鼻液等）。这些药物有助于维持咽鼓管通畅。如果有心脏疾病或血压问题，请在使用减充血剂前向医生咨询。

在飞行过程中，可通过嚼口香糖或喝水来促进吞咽。飞行员使用的方法是捏住鼻子，用嘴吸气并进行吞咽，或者捏鼻鼓气。耳内的砰砰声是空气通过咽鼓管进入中耳的信号。

如果症状没有消失，请及时就医。若咽鼓管堵塞或功能异常，可能需要在鼓膜上做一个小切口，即进行鼓膜切开术，这有助于平衡气压，并可以促使液体从中耳排出。

中耳疾病

感染、胆脂瘤、肿瘤和不规则的骨骼生长都会影响中耳。当这些疾病影响到鼓膜或者听小骨时，就会导致听力减退。通常情况下，这种听力减退可以通过药物或手术治疗来恢复。然而，如果中耳疾病得不到治疗，影响到内耳，就可能会导致永久性听力减退。

以下是影响中耳的主要疾病类型。

中耳感染

中耳感染通常被称为中耳炎。它

与感冒和其他上呼吸道感染疾病有关，这些感染会导致咽鼓管阻塞。当咽鼓管阻塞时，中耳的引流功能受损，进而导致中耳肿胀、炎症以及积液。

与此同时，来自鼻腔、口腔或咽喉的细菌可能会穿过咽鼓管，进而感染中耳。这种感染通常会引起耳痛，也会导致黏液或脓液的形成。感染的液体也可能使鼓膜和听小骨的功能无法正常发挥，声波不能在中耳内正常传导，进而导致听力减退。

极少数情况下，感染引起的压力升高可能会导致鼓膜撕裂或穿孔。当这种情况发生时，撕裂的鼓膜通常会很快愈合，不会造成持久的问题。急性中耳感染通常发生于单耳，发病突然，但一般不会超过2周。

中耳感染的症状和体征包括以下方面。

● 剧烈的耳痛或中耳压力急剧升高。
● 发热超过38℃。
● 睡眠障碍。
● 耳内有闭塞感。

其他症状和体征还包括眩晕、失去平衡、恶心、呕吐和耳漏等。

中耳感染可以发生在任何年龄，幼儿最为常见。实际上，80%以上的孩子在3岁之前会发生单耳或双耳的中耳感染。部分原因是儿童的咽鼓管的形状比成人的更短、更平。咽鼓管在处于水平方向时不能很好地排出液体，可能会在中耳形成积液。

中耳内的积液是导致感染的细菌或病毒的理想滋生地。有时，在感染消失后中耳仍然会有积液。这可能会导致再次感染，本章后文有相关介绍。

如何治疗中耳感染

中耳感染引起的耳痛、发热或耳漏会促使你就医。当医生检查你的耳

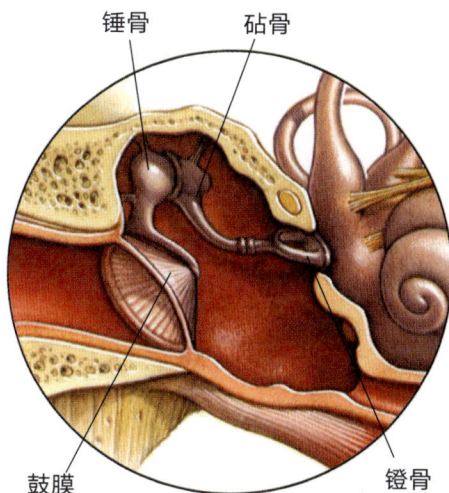

中耳疾病由于干扰鼓膜或听小骨而导致听力减退

朵时，可能会观察到鼓膜变色、向外膨出或向内凹陷。医生可能会为你做一个测量鼓膜运动的检查，这个检查可以检测鼓膜运动是否正常。医生也可能会取你耳朵中流出的液体样本进行化验，进而找出感染的原因。

许多中耳感染不需要治疗便能自愈。因此，在应用抗生素之前，医生可能会要求你进行观察和等待。如果中耳内的液体没有被感染，或者是病毒感染而非细菌感染，抗生素就没有用处了。研究表明，大多数中耳感染是病毒感染。

使用非处方镇痛药（如布洛芬或对乙酰氨基酚）可以缓解耳痛。在等待药物起作用时，可以使用冰袋或凉的湿毛巾敷外耳20分钟，也可以用热敷替代冷敷。服用抗组胺药或吸入

减充血剂可以改善鼻腔通气，这有助于增加通过咽鼓管的气流。

在随访中，医生会检查感染是好转还是恶化，并观察是否存在严重并发症的症状和体征，如剧烈疼痛、高热、耳后疼痛、面部肌肉僵硬、脖子僵硬、脱水、呼吸困难和极度易怒等。

如果你的症状持续超过3天，医生可能会开具抗生素。如果没有明确导致感染的具体致病菌，则需要服用广谱抗生素，这类抗生素对多种细菌有效。如果一种抗生素疗效不好，医生可能会开另外一种。

一旦开始服用抗生素，即使症状有所改善，也要坚持服用，这样可以确保消灭所有细菌。中耳内的液体通常会在感染消失后的3~6周内消失。

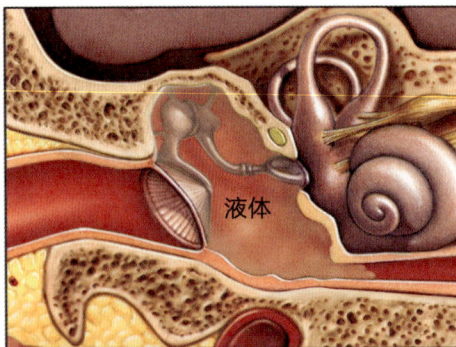

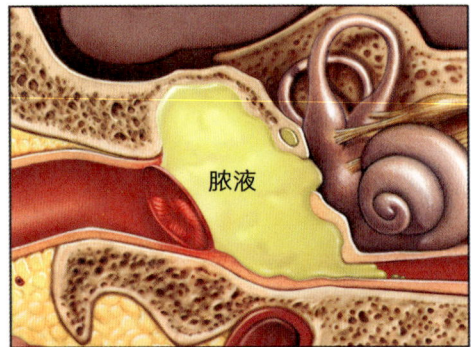

感冒或其他的呼吸道感染疾病会导致咽鼓管堵塞，进而导致中耳感染。液体会积聚在中耳的气腔中（左图），来自鼻腔和咽喉的细菌会感染中耳内积聚的液体，感染后中耳腔内出现脓液（右图），进而导致鼓膜和听小骨运动异常，引起听力减退

慢性耳部感染

有时候即使经过治疗，耳朵仍存在低水平的感染。另外，一次感染病史也会增加未来耳部感染的风险，且鼻腔后部组织持续的肿胀和刺激也可能会导致咽鼓管阻塞。这些是中耳感染转变成慢性耳部感染并间断发作的原因。

慢性耳部感染看起来比急性感染要轻。甚至在出现症状之前，你可能不知道自己正在经历慢性耳部感染。但是，慢性耳部感染可能比急性耳部感染危害更大，因为它可导致永久性损伤和听力减退。

如果咽鼓管经常发生堵塞，中耳组织会增厚、发炎，滞留在中耳的黏液也会变浓稠。堵塞的咽鼓管会使中耳产生负压腔，久而久之，就会导致鼓膜破裂或变形。

随着这些变化的发生，中耳和内耳的结构开始被破坏，这会造成永久性损伤和听力减退，感染也可能扩散到耳后的骨质（乳突），甚至扩散到大脑。

如果你有耳流脓、持续耳痛或听力减退的症状，请及时就医。医生可以给你推荐听力师，以明确听力减退的类型及其严重程度。

医生也会试图找到感染源。少数情况下可能会通过计算机断层扫描（CT）来检查感染是否已经扩散到耳后的骨质。

如何治疗慢性耳部感染

治疗慢性耳部感染最常见的两种方法是药物和手术。

如果导致感染的原因是感冒或过敏引起的鼻塞，医生可能会给你开抗组胺药或减充血剂，这些药物有助于咽鼓管的开放，帮助你更好地通过鼻

急性耳部感染的治疗要点

- 耳痛和可能的耳部感染通常不需要紧急就医。
- 大多数耳部感染并不严重，无须使用抗生素即可自愈。
- 镇痛药和其他疼痛治疗措施（如热敷或冷敷）对耳痛有帮助。
- 当耳痛持续超过 3 天或有更严重的症状和体征时，医生通常会建议使用抗生素治疗感染。
- 如果出现严重并发症的迹象或症状，应立即就医。

子呼吸，这有助于气流进出中耳。然而，一些研究对这些药物治疗慢性耳部感染的效果持怀疑态度。

部分医生建议服用低剂量抗生素来预防感染复发，但是并没有证据证实抗生素可以预防这些感染。此外，广泛、长期使用抗生素会导致耐药细菌的生长。

如果中耳积液超过 3 个月，而鼓膜仍保持完整，可能需要在鼓膜上做一个小切口来帮助排出积液，释放中耳压力。术后听力会立即得到改善。这种手术是在鼓膜上做一个切口，吸出积液，然后将金属或塑料管插入切口处，手术时间通常不超过 15 分钟。这个管子可以保留在适当的位置，让液体排出。一些管子可以在植入处留置长达 1 年的时间，然后会自行脱落；另一些则可以留置更久，可能需要通过手术去除。

如果你的鼓膜和听小骨有严重损伤，可能需要通过手术去除感染的组织并修复这些结构。这个过程被称为乳突根治鼓室成形术，整个过程可以一次完成。或者可以先做手术清除病变组织，再通过二期手术重建中耳结构。慢性耳部感染通常需要不止一次手术。

胆脂瘤

胆脂瘤是一种常见于中耳或耳后骨质的病变，胆脂瘤是外耳道的皮肤通过鼓膜上的孔或裂口长到中耳所致。咽鼓管堵塞也会引发胆脂瘤，堵塞会使中耳产生真空负压，进而使鼓膜内陷形成囊袋，陈旧的皮肤细胞积存在此囊袋里，进而发展成胆脂瘤囊袋。

有些婴儿出生时就患有胆脂瘤，这是由于胚胎发育时上皮细胞被留存在中耳或鼓膜后方的乳突里。

胆脂瘤的症状包括耳流脓、听力减退、耳痛或耳胀、头晕、面部肌肉无力等。

胆脂瘤不是恶性肿瘤，也不会发生扩散。造成听力减退的程度取决于其大小和位置。通常情况下，胆脂瘤会损害中耳的听骨链，影响其功能，导致严重的听力减退。

如果不治疗，胆脂瘤可能会影响内耳的耳蜗和前庭迷路，导致永久性的听力减退和平衡障碍，还可能损伤面神经。在极少数情况下，胆脂瘤可能会引起中枢神经系统感染（脑膜炎）。

如何治疗胆脂瘤

胆脂瘤需要手术治疗。如果胆脂

瘤很大或具有很强的侵袭性，可能需要一系列的手术来修复中耳听骨链的损伤，并可能需要重建听骨链。如果胆脂瘤没有切除干净，它很可能会再发，需要再次手术。

当胆脂瘤很大或位于耳内难以触及的区域时，需要通过手术去除耳后受损的骨质（乳突）。这会留下一个必须经常清理的宽大的外耳道术腔，且可能会造成听力恢复困难。如果中耳听骨链受损，就可能需要通过额外手术（如鼓室成形术）来重建。

中耳其他囊肿和肿瘤

中耳及其周围组织可能会出现

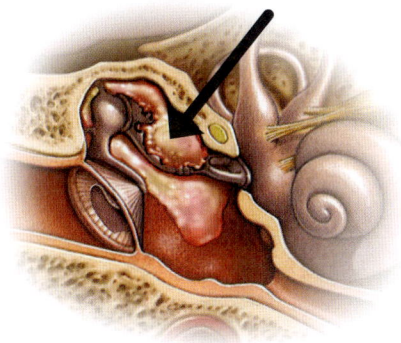

箭头所指为未经治疗的中耳胆脂瘤。它会侵蚀听小骨并导致鼓膜穿孔。中耳胆脂瘤通过手术清除后，可能需要进行鼓膜修补，并可能需要使用人工听小骨进行听骨链重建

不规则的肿瘤生长，这种情况不太常见。大多数中耳肿瘤不是恶性的，但有些是，恶性的中耳肿瘤可以扩散到身体的其他部位。没有癌变的肿瘤通常生长缓慢，当它们发生癌变时，生长速度会变快。

如果你耳部有肿瘤，你可能会感觉耳朵被堵住了，可能还会有耳鸣、听力减退、耳漏、头晕和失去平衡等症状，面部的肌肉也可能无法活动。

如果你有这些症状，请及时就医。通过 CT 检查或者磁共振成像（MRI）检查可以诊断是否有肿瘤。如果有肿瘤，医生可能会通过活检判断是否有癌变。

比较常见的耳部肿瘤有以下几种。

◎ 鼓室球瘤和颈静脉球瘤

这类肿瘤使得中耳的 3 块听小骨（听骨链）难以正常工作，从而使声波无法传到内耳，且通常会引起与心跳一致的耳内搏动声。这类肿瘤大多不会癌变。然而，在极少数情况下，它们会扩散到颈部淋巴结，成为一个更严重的问题。

◎ 鳞状细胞癌

耳部的癌很少见，已发现的癌中最常见的是鳞状细胞癌，好发于外耳

和外耳道的皮肤细胞，并扩散到中耳和耳后的骨性部位。虽然日光、紫外线灯或紫外线床等的辐射暴露会导致这种类型的皮肤癌，但这种癌症也可以在没有光线暴露的皮肤部位发生，其原因目前尚不清楚。耳痛、耳漏、耳内长时间出血是这种癌症的症状和体征。如果不及时治疗，会引起致命性的后果。

如何治疗中耳其他囊肿和肿瘤

手术和放疗可以用来治疗耳部肿瘤。有时，特别是在老年人中，肿瘤可能只需要观察，定期行 MRI 检查或 CT 检查来查看肿瘤的生长情况。

切除肿瘤的手术既精细又复杂。根据肿瘤的性质和大小，可能需要切除部分或全部耳部组织，这除了会导致永久性听力减退，还会引起支配面部和咽喉的神经丧失功能，从而影响发音和吞咽功能。

更重要的是要对癌症进行及时治疗。放射治疗可以单独使用，也可以与手术联合使用。放射治疗通常在术后使用，目的是消灭所有残余的癌细胞。

耳硬化症

耳硬化症是由于内耳门户（前庭窗）的骨质增生导致镫骨固定在前庭窗上，镫骨不再能振动并丧失将声波传递至内耳的功能。

少数患有耳硬化症的人的听力减退可能很严重，特别是当它影响到内耳的耳蜗结构时。耳硬化症的其他症状包括头晕、平衡障碍和耳鸣等。

耳硬化症是年轻人传导性听力减退的常见原因。女性比男性更常见，白种人比其他种族的人更常见。这种疾病通常发生于 20~50 岁的人群，且会随着时间进展为单侧或双侧耳受累。

研究表明，基因影响耳硬化症的发生。通常，父母中有一方患有此病，后代患此病的可能性增加 25%，如果父母双方都患有此病，后代的患病风险会翻倍。

如何治疗耳硬化症

由于耳硬化症通常会导致轻度到中度的听力减退，进一步恶化较少见，因此助听器或其他助听设备可以帮助大多数耳硬化症患者。

手术也是一种选择。用一根小金属棒或一个假体代替固定在前庭窗上的镫骨。这个过程被称为镫骨足板造孔术。该金属棒或假体的工作原理类似镫骨，使声波的振动从鼓膜传到内耳。术后3~6周你可能会感受到听力的改善，这种改善通常是永久性的。然而，在极少数情况下，这种手术可能会使听力恶化。

这种手术也存在一些缺点，比如金属棒或假体可能会移位，骨质增生可能会复发，或者假体连接的听小骨组织可能会磨损。在极少数情况下，这种手术会导致患耳完全丧失听力或其他并发症，如头晕、耳鸣、味觉障碍或面瘫等。如果手术后病情恶化，金属棒或假体的作用可能会随着时间的推移而失效。

对于耳硬化症患者，医生可能会建议服用氟化钠片来帮助保持听力。但这种方法的效果还存在争议。这种疗法的支持者说，氟化物可以使骨质增生变硬，防止内耳结构改变以及由此可能引起的听力减退。然而，氟化物已经存在于美国的大多数公共供水中，所以通常不需要对患者进行额外的氟化物治疗。

听骨链中断

头部创伤性损伤会导致中耳的听小骨移位或断裂。

创伤通常会导致这些听小骨连接出现问题，通常表现为其中一块听小骨部分断裂，导致声波从鼓膜传递到内耳的途径被中断。

如何治疗听骨链中断

遭受任何严重的头部创伤后，都最好进行全面的医学检查。听力测试可以检查听力减退的类型和严重程度。

如果你在创伤后6个月仍有听力减退，医生可能会建议手术治疗，或

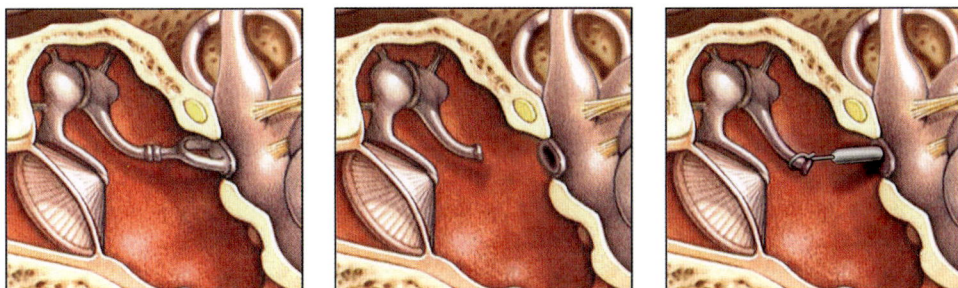

镫骨足板造孔术可以用来治疗耳硬化症。通过该手术，已经固定的镫骨被部分或全部移除，然后使用一根小金属棒或者人工镫骨进行替代，以保证中耳内声波的传导

者建议你去找听力学专家，讨论是否需要使用助听器。

如果进行手术治疗，可能会做听骨链重建手术。该手术的目标是尝试重建移位的听小骨或者用假体、小块骨头或软骨来代替它们。由于听小骨很小，所以手术操作很精细。但你也可能无法完全恢复听力。

虽然并发症很少见，但所有类型的耳部手术都有以下风险。

- 患耳完全失聪。
- 耳鸣。
- 头晕和失去平衡。

- 面神经受损，患侧味觉改变或面瘫。

耳科医生会在做出是否进行手术的决定之前与你讨论这些风险。

有时头部创伤会损伤耳蜗，导致内耳听力减退，这种情况无法通过手术修复，这时，助听器可能是最好的选择。

在外耳和中耳疾病引起听力和平衡问题之前了解并发现这些疾病的症状可以帮助你得到及时、有效的治疗。

第 4 章 /

内耳疾病

4

内耳兼有获得听觉和感受位置变化的双重功能。耳蜗毛细胞将声音转化为大脑可以理解的信号，前庭毛细胞和淋巴液则有助于人体维持平衡功能。当内耳出现问题时，听力和平衡就会受到影响。例如，感音神经性听力减退会涉及内耳的损伤，包括耳蜗损伤、听神经损伤或二者兼有。老年性耳聋是一种随着年龄增长而发生的听力减退，它是由于耳蜗毛细胞出现损伤，进而导致声音敏感度减退。随着年龄的增长，有些人听力减退程度很低，有些人听力减退程度则很高。

其他内耳疾病，比如连接内耳和大脑的神经上长了肿瘤，会导致头晕和平衡失调。

本章主要介绍与内耳有关的疾病。

听力相关的内耳问题

许多内耳疾病会导致听力减退。以下是与内耳相关的最常见的听力减退类型。

老年性耳聋

老年性耳聋，也称为年龄相关性听力减退。在 55~64 岁的成年人中，约有 10% 的人存在听力减退。在

65~74 岁的成年人中，罹患听力减退的比例上升到 1/3。在 75 岁以上的成年人中，大约 50% 的人有听力减退。

虽然不是所有人都会有听力减退，但随着年龄增长，感官分辨细节的能力会减退，内耳的耳蜗毛细胞也会衰减，并引起感音神经性听力减退。此外，大脑将听觉神经信号转化为可识别声音的速度也不像以前那样迅速。

起初，你可能会注意到自己对高频声音的感知减退，这是因为最初的毛细胞损伤通常发生在处理高频声音区域。在这种情况下，你可能无法听到或分辨某些语音之间的区别，比如 ss、ff 和 th。与此同时，低频听力通常正常，有些低频声音，比如轰鸣的低音乐器或路过的卡车的声音，甚至可能听起来太大。

老年性耳聋还可能出现耳鸣（见第 5 章），症状可表现为耳内有铃声或嗡嗡声。老年性耳聋的症状还表现为在公共场所交流困难，比如在嘈杂的商店或餐馆里。

听不清谈话中所有的内容，就像读一本缺页的书，或者只根据低音的震感来识别隔壁收音机里播放的歌曲。这可能是一个令人沮丧的，甚至是使人烦恼的经历。老年性耳聋倾向于家族聚集发病，这表明其可能与遗传有关。某些家族的发病时间可能明显早于其他家族。

正如人们可以适应衰老带来的其他变化一样，老年性耳聋也有一些解决方法。助听器可以帮助你听到高频声音，也不会使低频声音过于放大。虽然助听器不能帮助你恢复像年轻时一样的听力，但还是很有益处的。

噪声性耳聋

每天，人们都被噪声包围着，例如熙熙攘攘的交通声、机器的轰鸣声、人们的交谈声、来自收音机的音乐和谈话节目的声音，还有从头顶飞过的飞机的声音。大多数人都不太关注这些熟悉的声音，这些声音一般不会干扰日常生活或造成听力损伤。但有时噪声太大，就可能会造成永久性听力损伤。

噪声暴露会通过两种方式损害听力。

◎ 单次爆炸的噪声

在没有保护措施的情况下，突然暴露在 120~190 dB 的爆震声中，如步枪射击或爆竹爆炸的声音，会直接

频率（Hz）

右耳：○ 气导　　⊏ 骨导
左耳：✕ 气导　　⊐ 骨导

这张听力图是老年性耳聋典型的听力减退表现。通常，随着年龄的增长，人们的低频听力是正常的，而高频听力是减退的。老年人可能无法听到一些高频的声音，比如门铃声或鸟鸣声

频率（Hz）

右耳：○ 气导　【 骨导
左耳：✕ 气导　】 骨导

这张听力图是噪声性耳聋典型的听力减退表现。很多患有噪声性耳聋的人的低频听力是正常的，但他们的高频听力会减退，通常在 4000 Hz 的频率上减退最显著导致听力减退，炮声和爆炸声则更加危险。噪声引起的听力减退在军队中是一种常见的伤害。

◎ 长时间暴露在巨大的噪声中

长期暴露在 85 dB 以上水平的噪声环境中会损害听力。这可能发生在工作或休闲活动中。噪声的来源包括电动工具、草坪设备、拖拉机、摩托车和雪地摩托，以及设置为高音量的个人听力设备等。

噪声引起的听力减退可能发生在单耳或双耳。你可能会发现曾经熟悉的声音似乎变得低沉或失真，也可能会感到耳鸣。

在突然暴露于巨大噪声后，可能会立即出现这些症状。但长时间噪声暴露导致的听力减退可能是逐渐发生的，除非有人提醒或进行听力测试，否则你意识不到。此外，噪声暴露的危害会随着时间的推移而增加，多年前的巨大噪声暴露史会随着年龄增长导致听力逐渐减退。

噪声暴露后短暂的听力减退被称为暂时性阈移，听力通常在几分钟或几天后恢复。持续超过 30 天的暂时性阈移被称为永久阈移，这种听力减退往往难以改善。

在美国 20~69 岁的人群中，有将近 1/4 的人因在工作或休闲活动时暴露在巨大的噪声中而出现不同程度的听力减退。

预防噪声引起的听力减退

虽然噪声引起的听力减退通常无法恢复，但可以进行预防，方法如下。

● 了解哪些噪声会造成听力减退。
● 避免暴露在巨大的噪声中。
● 长时间暴露在巨大噪声中时，要适时休息。
● 远离噪声源。
● 在参与喧闹的活动时，请佩戴听力保护器。

当你暴露在巨大的噪声中时，全程佩戴听力保护器是最有帮助的。耳塞和耳罩都是不错的选择。耳塞是紧贴外耳道的小插入物，耳罩可以盖住整个外耳，二者都能降低 15~30 dB 的噪声。

当耳塞和耳罩一起佩戴时，可以额外降低 5 dB 的噪声，在噪声水平很高的情况下这是非常重要的。

无论佩戴哪种听力保护器，都要正确使用且确保它清洁。耳塞应该使外耳道保持密封状态。耳罩必须完全接触耳朵周围的皮肤。

在美国，每天工作 8 小时以上、噪声水平平均在 85 dB 或以上的公司必须有听力保护计划。该计划必须包括噪声测量、听力保护装置和员工年度听力测试，以及相关的教育和培训课程。

其他内耳疾病

除了衰老和噪声暴露外，其他因素也可能损害内耳和听神经，导致听力和平衡问题。这种损害可能是突然的，也可能是逐渐形成的。以下是与内耳相关的常见的听力和平衡问题。

突发性耳聋

突然或几天内发生的听力减退被称为突发性感音神经性听力减退。

在美国，每年有 0.2‰ ~1.2‰的人经历过突发性耳聋。它一般只影响一侧耳朵。当它发生时，很多人会注意到砰的一声，或者当他们刚醒来或尝试使用受影响的耳朵时，发现耳朵存在听力减退，也可能会伴随头晕或耳鸣的症状。

如果发现了这些症状，请立即联系医生。突发性耳聋常被误诊为常见

压低噪声

大多数人都知道工作噪声的危害，但很容易忽视家里的噪声。

可以用以下方法来控制家里的噪声水平。

- 把电视或家用音响的音量调低。
- 戴上舒适的耳机，来屏蔽背景噪声，这样就不需要把个人听力设备的音量调很大。
- 选择低噪声的电器。
- 在强噪声的电器下面放置垫子。
- 不要同时运行多个设备。
- 铺上地毯以吸收声音。
- 密封门窗，隔绝交通噪声。
- 使用电力设备时，请戴上耳塞或耳罩。
- 请让耳朵休息——嘈杂的活动与安静的活动交替进行。

如今，由休闲活动引起的听力减退越来越普遍。当你骑雪地摩托或摩托车或听非常大声的音乐时，请戴上听力保护器。

常见的声音有多大

为了便于参考，这些声音级别用颜色编码。对耳朵安全的声音为绿色，需要小心的声音为黄色，在不戴耳罩的情况下会损害听力的声音为红色。

音量(dB)	噪声
30	耳语
40	冰箱的嗡嗡声
50	雨声
60	正常谈话的声音、缝纫机声
70	洗衣机噪声
85	嘈杂的城市交通噪声
95	摩托车、电动割草机、磁共振检查的声音
100	雪地摩托、电钻、吹风机、地铁的声音
105	耳机的最大音量
110	电动切割机、摇滚音乐会的声音
120	救护车的警报声
130	飞机起飞的声音
150	鞭炮声
165	小口径手枪发射的声音
180	火箭发射的声音

60 dB 以下的噪声不会对听力造成伤害。以此为基准，音量越高，对耳朵的伤害就越大。看看你经常暴露在多少分贝的噪声下，并想办法增强听力保护。

多大音量才算噪声太大？有一个很好的经验法则：如果你必须大声喊叫才能被距你一臂之遥的人听到，就说明你暴露在过高分贝的噪声中了。

个人听力设备

个人听力设备（头戴式耳机、蓝牙耳机、入耳式耳机、骨导耳机等）比以往任何时候都更受欢迎。这些年来，它们的音质有所改善，而且体积更小，使用更方便。因此，人们花更多的时间去使用这些设备听音乐和其他媒体声音。然而，许多用户长时间使用过高的音量可能会导致噪声性听力减退，直到听力严重受损时才会注意到。

使用这些设备的小贴士：把音量控制在能舒服地进行交谈的水平，或者使用紧密贴合或可以降噪的耳机，它们都可以阻挡背景噪声，让你使用较小的音量就能听见。

虽然测量个人听力设备的音量并不容易，但有一个简单的安全使用指南，即80/90规则。该指南是每天使用个人听力设备最大音量的80%播放90分钟是可以的。如果选择听更长的时间，音量应该减小。许多个人听力设备都有听力保护设置，即使你调到最大音量，设备也只能输出最大音量的80%。

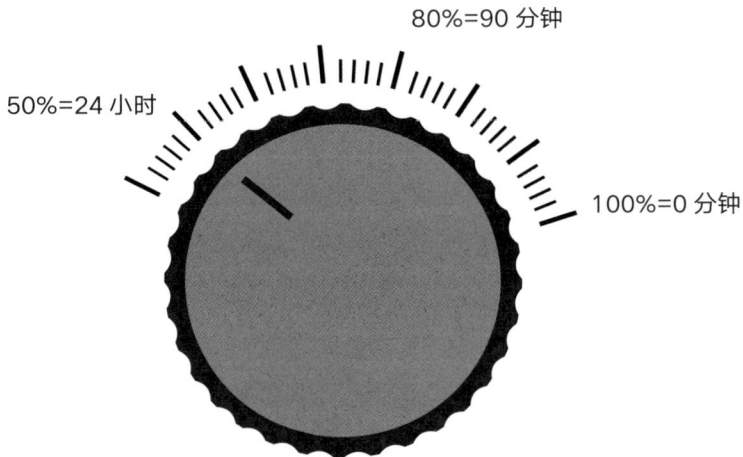

判断个人听力设备音量过高的其他方法。

- 你听不到周围人的谈话声。
- 你发现自己在和附近的人说话时需要大声喊叫。
- 使用完个人听力设备后，你听到的声音变得低沉或出现耳鸣。

的耳部感染或其他疾病，但通过相应的检查可以明确诊断。

在检查过程中，医生会评估听力减退的程度。听力减退程度越低，听力在几周内恢复的可能性就越大。最终大部分人都可以完全恢复听力，但有些人可能只能恢复部分听力，或者根本没有恢复听力。

明确突发性耳聋的病因很困难。大多数情况下，病因是不明确的。如果病因已知，治疗潜在的病因可能会解决听力减退问题。

当病因不明时，医生会考虑以下几种可能。

● 病毒性内耳感染。
● 耳蜗血流的突然中断。
● 耳蜗内膜撕裂。
● 听神经瘤。

为排除肿瘤导致的听力减退，可能需要进行特殊的听力测试或MRI检查。

如果你的听力恢复得很快，可能不需要治疗。如果确实需要治疗，医生可能会开一些皮质类固醇药物以尽快减轻炎症，如强的松或地塞米松。有时候，皮质类固醇药物会通过鼓膜直接注射到中耳。

及时治疗至关重要。如果在听力减退2周后才进行治疗，效果就会变差。对于听力减退6周以上的患者，治疗可能毫无作用。

病毒性感染

在儿童疫苗普及之前，许多病毒也会导致听力减退。例如，麻疹病毒通常攻击肺部和咽喉部的细胞；腮腺炎病毒通常攻击耳朵和下巴之间的一个唾液腺（腮腺）。这两种感染都可能扩散到内耳，破坏耳蜗中的毛细胞，导致听力减退。

在美国，这些会导致听力减退的疾病现在很少见，因为可以通过接种疫苗预防它们。儿童通常在12~15月龄时接种麻疹 - 流行性腮腺炎 - 风疹（MMR）疫苗，并在4~6岁时再次接种，以获得免疫力。还有一种获得免疫力的方法是自然感染麻疹或腮腺病毒。

如果你会去这些疾病流行的地区，请告知医生，并通过接种疫苗加强免疫力。

还有一些病毒可能通过血液传播到耳蜗，导致听力减退，它们包括流感病毒、水痘病毒、EB病毒和巨细胞病毒。

头部创伤

对头部的打击有时会导致听力减退，特别是当颅骨中容纳耳朵的颞骨发生骨折时，这种骨折可能导致耳蜗或听神经的精细结构受损。神经受损会干扰外部与大脑的交流。

大脑位于颅骨内，受到脑脊液的"液垫"保护。对头部的重击会导致大脑突然移位，这会撕裂血管，拉伤神经纤维，挫伤组织。重击产生的压力波会破坏耳蜗的结构（称为耳蜗脑震荡），并导致感音神经性听力减退。这种创伤造成的听力减退可能会在一段时间内被忽视。如果你患有耳蜗脑震荡，你的听力可能会在 6 个月左右的时间内有所改善。

隐性听力减退

有些人听力检测结果正常，但在一些特定情况下会出现听力问题。另一些人有严重的语言理解障碍，这种障碍超出了其听力减退类型应有的程度。这就是所谓的隐性听力减退。患有隐性听力减退的人在嘈杂的环境中通常难以理解他人的话，但在安静的房间里可以听到声音，甚至能听到别人的低语。

过去，专家们一直把注意力集中在耳部毛细胞或神经的损伤上，认为这是导致隐性听力减退的潜在原因。他们认为，这种听力减退与衰老和暴露在巨大的噪声中有关。但还存在更重要的问题：巨大的噪声会导致内耳毛细胞和听觉神经之间的连接（突触）丢失。纯音测听是在安静的房间里进行的，在这种情况下，只需要几个突触就能听到声音。但如果有很多背景噪声，耳朵就必须通过激活特定的突触来处理声音。当这些突触丢失时，声音信号可能会变得更加混乱，使大脑难以理解。

当听觉传导通路的神经髓鞘发生病变时也会出现隐性听力减退，例如吉兰 - 巴雷综合征。认知问题、神经病变、头部或大脑损伤、脑卒中、注意力缺陷多动症（ADHD），以及某些药物也可能导致隐性听力减退。

更全面的听力测试可能会更准确地判断听力状况。如果你可能患有隐性听力减退，医生会将听力测试放在嘈杂的环境中进行，这就是所谓的噪声言语测试。

隐性听力减退很难治疗，但减少在巨大噪声下的暴露、进行听觉认知训练、佩戴助听器或使用其他辅助设备对患有隐性听力减退的人有帮助。

梅尼埃病

梅尼埃病的特征是自发性、波动性听力减退、耳鸣和耳闷感。它通常伴随眩晕、恶心和呕吐等症状。一次发作可能持续 20 分钟到几个小时，但通常不会超过 24 小时。梅尼埃病可以发生于成年后的任何年龄段，但多发生在 40~70 岁。

梅尼埃病的发作是不可预测的，可能 1 周发生几次，也可能 1 年发生 1 次。很多人说眩晕是最严重的症状。

在两次疾病发作之间，许多人没有任何症状。尽管听力会随着疾病变化时好时坏，但随着时间的推移，听力会变得越来越差。梅尼埃病通常只影响单耳，但有些人两只耳朵都有症状。

梅尼埃病的具体原因未知，但科学家们将这些症状和体征与内耳液体量的变化联系起来。过多的液体会增加内耳膜迷路的压力，导致内耳膜迷路变形，有时甚至发生破裂，进而影响听力和平衡。

梅尼埃病的治疗主要是通过服用药物来控制眩晕和恶心。可能还需要限制酒精和咖啡因（包括巧克力）的

遗传性听力减退

目前已知有超过 100 种基因突变会导致听力减退。其中约 30 种突变与成人发病型听力减退或进行性听力减退有关。这些基因突变通常是显性的，这意味着你只需要从父母中的任一方继承一个突变的基因，而不是从父母双方各继承一个突变的基因，就会产生负面影响。最常见的是，突变发生在耳蜗及其感觉毛细胞正常工作所必需的基因中。

对一些成年人来说，听力减退可能只是遗传综合征导致的众多症状之一。例如，厄舍综合征（Usher syndrome）Ⅲ型会导致迟发型听力减退、失明和平衡障碍。

遗传是婴儿听力减退的一个相当常见的原因。然而，成年人的听力减退中由遗传因素导致的数量统计不明，因为很难弄清楚哪些是由基因突变引起的，哪些是由环境因素引起的，以及哪些可能由两者共同作用引起，也可能是多种因素共同作用。一些估算把高达 55% 的某些形式的成人发病型听力减退归因于基因突变。基因也可能在年龄和噪声相关的听力减退的易感性中发挥作用，这个问题还有许多专家正在深入研究。

了解听力减退背后的遗传因素至关重要，因为它可以帮助研究人员找到新的疗法来预防和治疗听力减退。

摄入量，并遵循低盐饮食。

医生可能会开一些药物来减少你内耳的液体量，例如，利尿剂、抗组胺药和偏头痛药物等。你可能还需要在中耳注射药物来减轻或消除耳鸣，可以选择的药物有消炎类的皮质类固醇和减少内耳毛细胞活动的庆大霉素，但该类药物会导致听力进一步减退。

如果眩晕症状重，可以选择内耳手术治疗。请在第 14 章了解关于这种手术更多的信息。

最后需要注意的是，梅尼埃病经常被误诊。如果有眩晕发作，但没有其他症状，你可能患有其他疾病，如前庭性偏头痛（见第 14 章）。

迷路炎和前庭神经炎

虽然前庭神经炎和迷路炎很相似，但它们是两种不同的疾病。迷路炎是由内耳感染导致的疾病。前庭神经炎是由连接内耳和大脑的前庭神经感染导致的疾病。这两种疾病都可能由病毒感染导致，也可能由内耳血流缺乏所致。迷路炎可能导致听力减退，而前庭神经炎不会。以下是关于这两种疾病的更多内容。

迷路炎是发生在内耳迷路部位的炎症，它可以影响耳蜗（与听力相关）和前庭迷路（与平衡和眼球运动相关）。如果炎症只影响前庭迷路，它就称为前庭神经炎或前庭神经元炎。

炎症通常是由病毒感染引起的，也有极少数是由细菌感染引起的，例如，细菌性脑膜炎可导致重度至极重度的听力减退。现在通常建议儿童和许多成人接种针对该感染的疫苗。

头部受撞击后也可能发生迷路炎，通常被称为迷路震荡。

迷路炎的症状和体征包括眩晕、听力减退、耳鸣、恶心、呕吐，以及眼球震颤（眼球不自主、快速和重复地运动）。严重的眩晕可能会持续数天。有些人患病后会完全丧失听力。

当迷路炎发作时，为了减少眩晕，可以保持不动并避免突然改变姿势。有时可以用药物缓解严重的眩晕和恶心。大多数情况下，炎症会在几周后自行消失。眩晕症状通常持续不超过 3 天。在这段时间之后，恢复活动十分重要，这样你就可以适应任何前庭功能上的变化。

当潜在病因是细菌感染时，抗生素有一定的作用，可以缓解眩晕和恶心。如果眩晕持续存在，可以接受物理或专业治疗。许多人患迷路炎后可以完全康复，但有些人仍然存在听力和平衡问题。

前庭神经炎的症状与迷路炎相似。两者都会引起突然发作的眩晕、恶心、呕吐和眼球震颤。

前庭神经炎的症状和体征可持续数天至数周，起初很严重，然后逐渐改善。通常情况下，前庭神经炎会在感冒或其他上呼吸道病毒感染后发生。大多数人患前庭神经炎后可以完全康复，而有些人在感染痊愈后可能会出现轻微的平衡失调。

一些处方药可以抑制眩晕和恶心。皮质类固醇药物（如强的松）有助于减轻感染引起的炎症。前庭康复也是一种治疗方法（见第16章）。

前庭神经鞘瘤（听神经瘤）

前庭神经鞘瘤通常被称为听神经瘤。它是一种良性的、生长缓慢的肿瘤，位于从内耳到大脑的主要神经上。包裹神经纤维的施万细胞不受控制地生长导致了肿瘤的发生。听神经瘤对这些神经施加了较大的压力，并影响了神经的血液供应。由于这些神经与听力和平衡有关，这种压力会导致单耳听力减退、耳鸣和平衡失调。随着肿瘤的生长，它还会影响其他神经，导致面瘫。

虽然听神经瘤生长缓慢，但是它可以大到挤压大脑并干扰生命中枢。如果肿瘤停止生长或生长非常缓慢，一般不需要治疗，否则，就需要通过手术切除或接受专门的单剂量放射治疗。

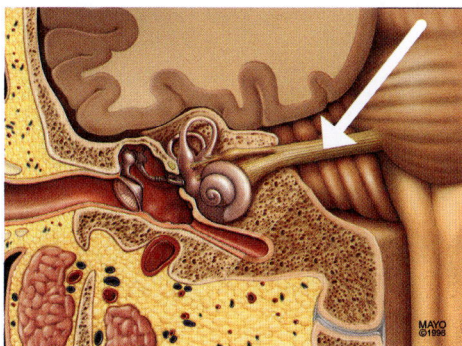

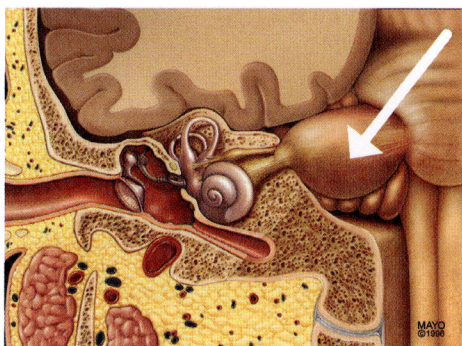

听神经瘤是前庭神经和蜗神经上的肿瘤。左图中的箭头所示为正常情况下从内耳出来的神经。右图箭头所示为骨性内听道底部的大肿瘤

为了切除听神经瘤，外科医生在耳后或耳上方做一个小切口，并移除部分颅骨以暴露肿瘤，将肿瘤定位切除后，再将被移除的部分颅骨放回原位来覆盖开口以保护大脑。

如果在不损伤神经的情况下切除肿瘤，就有可能保住听力。一般来说，肿瘤越大，听力、平衡和面神经越容易受到影响。

听神经瘤也可以通过非侵入性的立体定向放射治疗。在这个过程中，成像显示了肿瘤的位置——射线应该瞄准的位置。射线很弱，只影响交叉处的组织，不会伤害它们所经过的组织。这种治疗方法的好处是不需要开颅，降低了手术并发症的风险，而且恢复时间更短；缺点是该方法不是100%有效。在某些情况下，肿瘤持续生长，就需要手术切除。即使立体定向放射治疗成功，也需要通过MRI检查查看肿瘤是否再次开始生长。

耳毒性药物造成的损伤

某些药物或化学物质会导致听力和平衡问题，或是使现有的听力问题恶化。这些药物统称为耳毒性药物。

耳毒性药物的副作用从轻微到严重不等，这通常取决于你服用的药量和时间。下页表中列举了常见的耳毒性药物。

一些耳毒性药物引起的听力问题会在停药后消失。会导致永久性听力减退的药物通常只在疾病危及生命且没有其他治疗方案时使用。

耳毒性药物有200多种。如果你和医生认为服用此种药物是最优选择，听力师可能会在服药前、服药时和服药后测试你的听力，医生可能会密切监测你的听力测试结果，以确定你可以继续服药多长时间，或何时改变剂量。

耳毒性药物致聋的症状和体征包括以下方面。

- 出现耳鸣。
- 现有耳鸣加重。
- 感觉一只耳朵或两只耳朵被塞住。
- 听力减退或现有听力减退恶化。
- 头晕，有时伴有恶心和呕吐。
- 失去平衡。

如果你有听力或平衡问题，或者因服用某些药物而出现内耳问题，请及时告知医生，这可能会帮助医生找到让你避免接触这些药物的方法。

如果你已经停止服用导致平衡障

耳毒性的化学物质和药物

　　下面列出了一些已知的具有耳毒性的药物和环境化学物质。它们会导致听力减退。如果你正在服用其中一种药物，请在复诊前继续按照处方服用。

药物类别	举例	耳毒性作用
水杨酸类	阿司匹林、含阿司匹林成分的药	耳毒性只在高剂量时发生。听力减退一般都是可逆的
抗疟疾类	氯喹、硫酸奎尼丁、奎宁	耳毒性通常只在高剂量时发生，但在低剂量时也会发生。停止使用这类药物后，听力可能会改善
抗病毒药和抗生素	阿奇霉素、瑞德西韦	耳毒性通常只在高剂量时发生，但在低剂量时也会发生。停止使用这类药物后，听力通常会改善
袢利尿药	布美他尼、依他尼酸、呋塞米、托拉塞米	耳毒性是暂时的。如果这些药物与耳毒性抗生素同时使用，可能会有更高的永久性听力损伤风险
氨基糖苷类抗生素	阿米卡星、庆大霉素、新霉素、链霉素、妥布霉素	当抗生素直接进入血液循环时，耳毒性的风险通常会增加，这使得最大剂量的药物进入人体，听力损害可能是永久性的
抗癌药(抗肿瘤药)	卡铂、顺铂	在杀死癌细胞的同时也可能杀死内耳毛细胞。这种损害通常是永久性的，可能会增加你对噪声的敏感性，进而导致噪声性耳聋
环境化学物质	铅、锰、正丁醇、甲苯	在工作场所过度接触这些化学物质可能会导致永久性听力减退

　　注意，饮酒会引起眩晕和眼球震颤，但这些症状都是暂时的，酒精作用消退后，这些症状就会消失。然而，酒精的作用可以持续 24 小时，长期滥用酒精会损害部分大脑，并导致永久性的平衡失调。

碍的药物，但平衡障碍仍然存在，请和医生讨论前庭康复治疗。这种治疗可以帮助你适应和应对持续的平衡障碍，详见第 16 章。

自身免疫性内耳疾病

　　自身免疫性内耳疾病（AIED）是指人体免疫系统将内耳中的普通细胞误认为病毒或细菌，并开始攻击它们。该过程会产生炎症反应，导致听力和平衡问题。AIED 很罕见，在所有听力减退的病例中占比不超过 1%。该类疾病发生的原因尚不清楚。与许多其他疾病一样，科学家怀疑 AIED 与遗传有关。

　　AIED 的一个特征是持续数周或

数月的双耳快速、进行性听力减退。有时，听力减退从一只耳朵开始，然后转移到另一只耳朵。

AIED 的其他症状和体征包括耳鸣、耳闷，以及出现间歇性的头晕等。由于这些症状和体征与许多其他耳部疾病相似，诊断可能很困难。

此外，AIED 通常与其他自身免疫性疾病有关，包括以下几种。

- 强直性脊柱炎，影响脊柱。
- 干燥综合征，导致眼睛和嘴巴干燥。
- 科干综合征，影响眼睛和耳朵。
- 溃疡性结肠炎，影响肠道。
- 韦格纳肉芽肿病，导致血管炎症。
- 类风湿关节炎，导致关节炎症。
- 硬皮病，影响皮肤和其他结缔组织。
- 系统性红斑狼疮和白塞综合征，两者都可以影响多个系统。

如果你患有 AIED，医生可能会给你开口服的皮质类固醇药物（如强的松、地塞米松等）来减轻疼痛和肿胀。尽管口服皮质类固醇药物是治疗 AIED 最有效的方法，但它们的副作用可能会限制其长期使用。有时，为了防止副作用，可以采用耳内注射皮质类固醇药物。通常不建议使用皮质

类固醇药物进行长期治疗，尤其是大剂量且使用时间超过 3 个月。

研究展望

科学家们正在研究健康的各个方面是如何与内耳问题联系在一起的，以及预防和治疗这些问题的方法。以下是一些最新研究。

听力减退和认知功能减退

越来越多的研究将听力减退与痴呆症患病风险增加联系起来。据预测，至 2050 年，美国将有超过 1.3 亿人患上痴呆症。

一项研究发现，与年龄相关的听力减退与所有主要认知领域的衰退均显著相关，包括整体认知、执行能力、长期记忆和处理速度，但与某些特定类型的痴呆症（如阿尔茨海默病）无关。这些听力变化发生在痴呆发作的 10 年前。另一项研究发现，伴有听力减退的成年人认知功能减退的速度比没有听力减退的成年人快41%。

许多因素都会影响老年人的认知功能，这些因素可能同时发生，使得明确认知功能减退的原因以及了解这

些原因的相互作用变得困难。例如，血管变化可能同时导致听力减退和认知功能减退。

此外，听力减退和认知功能减退可能还有更多的原因，即专家提出的认知负荷理论。根据这一理论，认知功能减退和听力减退之间可能存在联系，因为大脑必须使用更多的资源来处理声音，这就减少了用于认知任务的资源。

最有可能的是，听力减退和痴呆症之间的任何联系都受到许多因素的影响。

助听器和人工耳蜗可以帮助听力减退的人改善听力。一些佩戴助听器的人说其认知功能有所改善，这可能是因为听到并理解交谈内容的能力提高了。根据认知负荷理论，听力提高可以减轻大脑的负担，因此大脑可以更有效地处理认知任务。

研究人员仍在继续研究这个问题，希望找到答案，进而改善治疗方案。

综合来看，如果存在听力减退，你并不一定会患上痴呆症，而如果你没有及时配备助听器或其他助听设备来改善听力，那么你就可能会出现认知问题。

睡眠呼吸暂停和听力减退

阻塞性睡眠呼吸暂停低通气综合征（OSAHS）与一系列健康问题有关，尤其与循环系统的问题相关，如高血压、心律不齐（房颤）、血管狭窄（冠状动脉疾病）、心力衰竭、糖尿病和脑卒中。影响心脏的疾病也可能影响其他身体功能，包括听力。

睡眠时喉部肌肉间歇性放松并阻塞气道，就会发生 OSAHS，进而导致呼吸暂停。为了进一步代偿，患有 OSAHS 的人会打鼾、喘息，并在夜间多次醒来，这又会导致白天嗜睡。频繁的呼吸暂停会降低血液中的氧气水平，这可能会损害血管和心脏，导致血液循环效率降低。

OSAHS 的严重程度似乎也在听力减退的程度方面起着关键作用。一项研究表明，轻度 OSAHS 对听力没有影响，而中度 OSAHS 似乎会影响高频听力。在同一项研究中，研究者发现严重的 OSAHS 对各频率的听觉功能都有显著影响。

通过持续气道正压通气（CPAP），也就是睡眠时佩戴无创呼吸机等干预措施治疗 OSAHS 是否能降低患听力减退的风险尚不清楚，值得进一步研究。然而，我们所知道的是，养成更健康的生活习惯，如健康饮食、坚持锻炼、保持健康体重和不吸烟，可以降低 OSAHS 和相关健康问题的风险。

预防和治疗内耳疾病引起的听力减退方面的进展

多年来，研究人员一直致力于寻找由内耳疾病引起的听力减退（感音神经性听力减退）的治疗和治愈方法。虽然助听器和人工耳蜗可以帮助改善听力，但这种类型的听力减退是不可逆转的，这些治疗无法使听力恢复到正常水平。

感音神经性听力减退无法逆转的主要原因是，与其他动物不同，人类耳内的毛细胞无法再生，这些毛细胞能将声波传到大脑，进而使这些声波被处理和理解，一旦毛细胞受损和丢失，它们就永远消失了，而没有这些毛细胞，你就会听不见声音。

为了找到治疗和逆转听力减退的方法，科学家们在不断地研究人类的听觉。在该研究领域中，通常将老鼠作为研究对象，这是因为它们的耳朵以及耳朵和大脑之间的通路与人类相似。

虽然目前还没有治愈听力减退的

方法，但研究人员已经在几个领域取得了进展。以下是最新的研究成果。

毛细胞再生

你之前了解到许多药物和化学物质会导致毛细胞死亡，进而导致听力减退；噪声、病毒感染、衰老和某些疾病也会导致毛细胞损伤。内耳疾病引起的听力减退通常与耳蜗毛细胞的损伤有关。

虽然目前还不可能实现毛细胞再生，但研究人员正在逐步探索治疗方法，有朝一日可能实现。

◎ 基因治疗

基因治疗是一种选择。大约有140 个基因已经被证明会导致人类失聪，未来可能还会发现更多。目前，涉及基因治疗的 3000 多项临床试验正在进行中。遗传问题是先天性感音神经性听力减退的主要原因。

随着对人类基因的了解越来越多，科学家们正在研究如何利用基因治疗产生新的、有功能的毛细胞来代替受损的毛细胞，或者如何利用基因治疗使正常功能的毛细胞分化出新的毛细胞。

基因治疗可用于治疗毛细胞损伤引起的听力和平衡问题。虽然基因治疗在动物实验中初步显现出希望，但在用于人体之前还需要更多的研究。

◎ 干细胞疗法

干细胞是人体的原材料，其他具有特殊功能的细胞都是由这些细胞分化而来。在体内或实验室的适当条件下，干细胞会分裂形成更多的细胞，这些细胞可以成为新的干细胞，也可以成为具有特定功能的分化细胞。

医生和科学家希望干细胞可以通过产生健康的细胞来取代病变细胞，比如受损和死亡的毛细胞——它们会导致听力和平衡问题。他们希望干细胞疗法可以帮助人们恢复听力。

一些动物研究表明，干细胞可以用来再生毛细胞和替代耳内受损的毛细胞。然而，这种疗法给人类带来了许多潜在的风险。此外，高昂的费用致使干细胞治疗仍然受限。在这种疗法用于人体之前，需要研究并克服上述挑战。尽管如此，研究人员仍然认为这是一种很有前途的疗法。一些研究人员甚至认为干细胞疗法和基因疗法可以结合使用。

预防损伤

研究人员还在研究药物是否可以防止耳内的毛细胞损伤。抗氧化剂可以降低噪声造成的听力减退的程度。其他药物，如胞磷胆碱，可在使用耳毒性药物之前使用以保护听力。研究人员正在开发这些预防药物，进而使运用一种简单的药物即可降低听力减退的风险成为现实。

解决内耳问题

在接下来的几十年里，助听器和人工耳蜗植入仍将是治疗内耳疾病研究的重点。专家们将继续改进这些设备，以使因内耳疾病引起听力和平衡问题的患者的生活质量进一步提高。

与此同时，研究人员将继续研究内耳及其与大脑的联系。他们的研究成果可能会在某一天帮助人们完全恢复听力，甚至完全阻止内耳损伤。

第 5 章 /

耳鸣

5

耳鸣是指外界无明显声源或刺激时，感觉耳内或颅内出现声响的一种病症。这种声音的典型描述包括但不限于电铃声、嗡嗡声、口哨声、蝉鸣或蜂鸣声、咝咝声、轰鸣声或者咔嗒声等。有些人还可能描述为类似音乐或者水烧开的声音。

不管耳鸣是如何描述的，它都不是来自周遭环境的真实声音。耳鸣很多时候都源于你的大脑。

许多人在经历了极大的噪声暴露或服用特定药物之后都会经历短暂的耳鸣，但少有人会因这种耳鸣过度困扰，这种耳鸣通常会自行消失。

美国耳鸣协会的数据显示，美国大约有 5000 万人经历过耳鸣。其中约 2000 万人感受到的耳鸣是慢性的，这意味着对他们而言，耳鸣是一种长期存在的健康问题。甚至约 2% 的耳鸣患者表示，他们的耳鸣几乎是令人难以忍受的。

耳鸣对人生活的影响可以小到"烦人"，大到"使人精神衰弱"。尤其是在夜间，耳鸣的存在可能使患者难以入眠。耳鸣同样可能使患者难以在工作和日常生活中保持专注。这种不受欢迎的噪声带来的烦躁感可能会使患者产生焦虑、恐惧和抑郁的情绪。

耳鸣是多种耳部疾病及包括心脏病、过敏和贫血在内的其他疾病的伴随症状。

拨开迷雾

我们仍不清楚是什么触发了耳鸣，这种噪声为什么会产生以及如何产生。有几种理论可能对此有所解释。

一种理论认为，耳鸣源自中枢神经系统，类似于截肢患者出现的幻肢痛，即主观感觉已经截除的肢体依然存在并且剧烈疼痛。对耳鸣而言，听觉神经中枢可能会对内耳已丧失的毛细胞产生过度反应。换种说法就是，你脑内处理声音的基站可能产生了非常规的过度活动。

除了听觉中枢产生了过多的活动，脑内不负责处理声音的部分可能同样在耳鸣的产生中扮演了特殊的角色。例如，某些患耳鸣的人群的听觉系统和负责处理恐惧和焦虑等情绪的边缘系统之间可能存在一种特殊的关联。不仅如此，听觉系统可能与负责感受触觉的脑区（躯体感觉系统）有关，并可以被类似咀嚼的运动触发，

这些运动可能会改变耳鸣的响度和音调。

以上这些结果是研究者通过研究正电子发射型计算机断层成像（PECT）获得的。PECT 图像可以揭示人在进行特定任务时激活了哪部分脑区。耳鸣患者的脑部 PECT 图像提示研究者们，脑内负责处理声音的部分可能与不处理声音的部分存在交互作用。这或许可以解释为什么一部分耳鸣患者对声音的感受比另一部分耳鸣患者更加强烈。

还有一种理论认为，听神经的化学介质的异常活动也可能导致耳鸣发生。这些化学介质负责传递内耳与大脑之间的信息。

最后一种理论认为，对于某些人群，耳鸣可能是由内耳附近动脉和静脉血液的湍流引起的。湍流是血管壁对血液流动的阻力增大时出现的一种不规则的流动状态。

尽管关于耳鸣的产生有很多理论，但科学家们一致认为耳鸣是一个涉及中枢神经系统，甚至包括不负责处理声音的多脑区的复杂问题。

关于耳鸣的好消息是，耳鸣通常不会严重至威胁生命。少数患者的耳鸣可能是某些潜在疾病导致的，而

这些疾病有完全治愈的可能。

　　尽管耳鸣暂时没有完全治愈的办法，但我们有许多方法可以控制耳鸣，或减轻耳鸣对日常生活的影响。你可能需要医生或者听力专家的帮助，但同时，你的配合和努力也至关重要。在本章的后文，你可以了解更多有关控制耳鸣的方法。

耳鸣的类型

　　不同人对于耳鸣的描述可能大相径庭，唯一的共同点是他们都感受到了某种难以解释的噪声的存在。

　　根据耳鸣能否被他人听到，专家将耳鸣分成两大类：客观性耳鸣和主观性耳鸣。

客观性耳鸣

　　客观性耳鸣，有时也被称为搏动性耳鸣，是一种患者及他人均能听到的耳鸣。这种耳鸣的声音源于患者的身体，最常见的来源是动脉和静脉内血液的湍流。此类型的耳鸣非常少见。

　　这种情况可能与动脉粥样硬化的

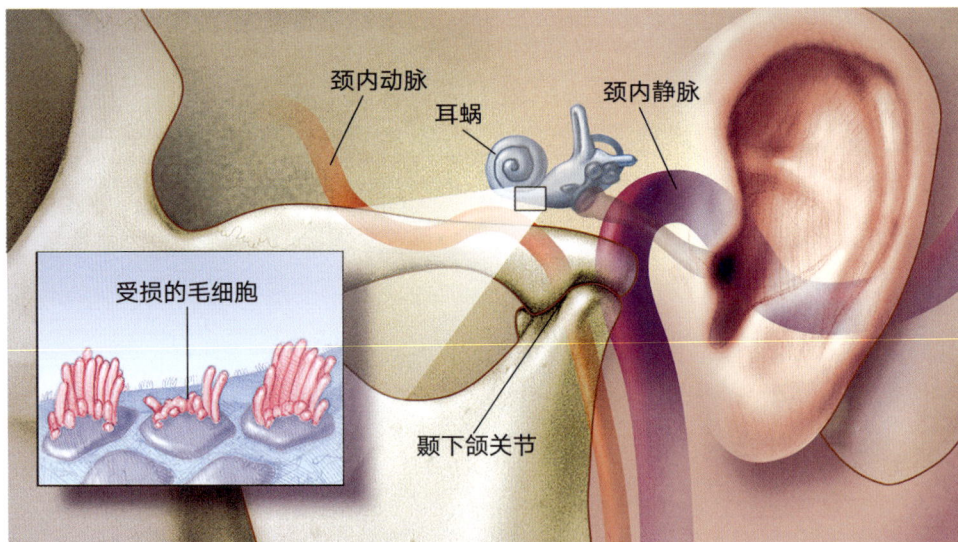

耳鸣可能由各种各样的原因造成。例如，有些研究者认为耳蜗内受损的毛细胞会导致脑部处理声音的神经系统过度活动。颈内动脉、颈内静脉等血管的问题也可能导致耳鸣的发生，它们的位置靠近内耳，血管内血液的湍流可能会发出某种声响。耳鸣也可能由颞下颌关节的咬合紊乱（错位）造成，头颈部创伤等一系列医学问题也会导致耳鸣的发生存在有关。动脉粥样硬化是一种由血液内胆固醇和其他脂肪蓄积导致血管失去弹性的病理状态，这会限制血管随着心脏的搏动进行正常的舒张与收缩。更窄的通道需要更强的血流，这迫使心脏更加卖力地工作，以致耳朵可以听到心脏跳动的声音。医生可能会使用听诊器检查客观性耳鸣。

高血压会使客观性耳鸣更容易被发现。同理，高压情绪、酒精或咖啡因的摄入、高盐饮食等能升高血压的一系列因素皆可造成类似的结果。改变头部位置通常可以使这种耳鸣消失。

若连接于动脉和静脉之间的小血管（即毛细血管）的功能发生障碍，也会产生能被他人听到的搏动声。客观性耳鸣的来源还包括肌肉挛缩、咽鼓管的活动和毛细胞的自发性搏动等。

治疗与客观性耳鸣相关的潜在疾病或许能减少甚至根除耳鸣。这就是为什么向医生仔细描述你的耳鸣并获得耳鸣的准确诊断十分重要。请详尽地描述你感知到的耳鸣声音，以及它们是在何种情况下产生的。

耳鸣和睡眠呼吸暂停

耳鸣标志性的嗡嗡声，或者某些情况下的电铃声、轰鸣声、咔嗒声、咝咝声、蜂鸣或蝉鸣声，可以极大程度地影响睡眠。耳鸣人群可能同时会有失眠的情况，出现包括乏力、易激惹和难以专注等失眠相关症状。有一些专家认为耳鸣可能与其他睡眠问题有关，比如睡眠呼吸暂停。睡眠呼吸暂停指的是睡眠时发生周期性停止呼吸的现象，这会导致血氧浓度的减退，并常常让人从睡梦中醒来。

关于睡眠呼吸暂停和耳鸣之间关系的研究不多。一项在中国台湾进行的研究发现，有睡眠问题，尤其是睡眠呼吸暂停的中老年群体，比没有睡眠呼吸暂停的中老年群体更容易出现耳鸣的问题。不过，这项实验并不能证明睡眠问题和耳鸣之间的因果关系。

在有些情况下，其他的健康问题也可能导致耳鸣。例如，任何能对脑部加压（即出现颅内高压）的事件都可导致耳鸣和睡眠呼吸暂停同时发生。睡眠失调和耳鸣可能是由共同的神经性问题导致的，比如被过度激活的神经系统。

一项研究发现，自认为耳鸣问题严重而棘手的患者，脑内控制情绪的区域可能活动更加活跃，比如杏仁核区。所以反过来讲，这也提示认为自身耳鸣问题比较严重的患者对耳鸣的情绪反应更加强烈，因为睡眠呼吸暂停导致长期睡眠不足也会使患者对耳鸣的反应更加强烈。

使用呼吸机持续气道正压通气疗法可治疗睡眠呼吸暂停，改善睡眠并且缓解疲劳。

主观性耳鸣

主观性耳鸣是常见的耳鸣类型，是仅患者一人能感觉到的耳鸣。科学家们尚不清楚这种声音是如何产生的。要研究主观性耳鸣的病因，科学家们必须依靠患者本人对耳鸣的描述获得更多信息。

专家们认为，主观性耳鸣的产生可能始于内耳的结构、听力传导通路或大脑的其他部分。

尽管我们尚不完全清楚主观性耳鸣的产生原因，但专家们认为有一些因素可能会促使主观性耳鸣的发生，或加剧耳鸣情况。

下面是最为常见的主观性耳鸣的影响因素。

听力减退

即使高噪声暴露所持续的时间短暂，也会对耳蜗内的毛细胞产生损害，进而引起不可恢复的听力减退。大多数耳鸣患者都有不同程度的听力减退。噪声性耳聋的患者发生耳鸣的情况更为常见，造成毛细胞受损的原因可能同样造成了耳鸣的发生。

一些研究者认为，老年性耳聋同样对耳鸣的产生有影响作用。老年性耳聋使患者难以辨认外界的声音，在这种情况下，耳鸣的声音会被相应放大。其他使患者听力受损的情况，如过多的耵聍和耳部感染，都会放大患者对耳鸣的感知。

药物

超过 650 种药物被认为与耳鸣有关。其中一些药物对内耳有害（称为耳毒性），在一些情况下，这种损害是不可恢复的。通常情况下，只有患者患有难以治愈的疾病（如癌症等），且病情要求必须服用此类耳毒性药物

如何描述耳鸣的声音

下面是一些可以用来形容你所听到的耳鸣声音的描述。

- 电铃声。
- 蜂鸣声。
- 轰鸣声。
- 咝咝声。
- 嗡嗡声。
- 搏动样或心跳声。

时，医生才会开具可能损伤内耳的处方药。

对其他药物而言，耳鸣可能是药物副作用的表现。这也是和医生讨论药物可能存在的副作用的重要性。若你在服药后出现了听力减退或耳鸣，请及时告知医生，此时及时停药或调整用量通常可以改善药物的副作用。如果在用药前就已经存在耳鸣，请务必告诉医生。

颞下颌关节病变

研究者已经发现耳鸣和颞下颌关节病变之间存在着显著关联。颞下颌关节连结下巴和颞骨（包绕耳部的颅骨），该关节功能紊乱会导致牙齿咬合不平衡，在这种情况下活动下巴，可能在外耳道附近有咔嗒声或摩擦声。你需要向一个擅长治疗颞下颌关节疾病的牙医咨询，以矫正此问题。

其他因素

还有许多健康状况或生活习惯可能会导致耳鸣的发生。如以下几种因素。

- 大量噪声暴露。
- 头部或颈部遭受过严重创伤。
- 施万细胞瘤（一种主要发生于前庭神经和蜗神经的良性肿瘤）。
- 耳硬化症（一种导致镫骨海绵状变性的疾病）。
- 梅尼埃病（一种导致内耳液体过多的疾病）。

听觉过敏

听觉过敏是一种经常和耳鸣有关的健康问题。听觉过敏指的是对声音产生了放大的厌恶情绪，日常生活中常见的声音，比如交通声、谈话声或者电话铃声都变得喧闹和难以忍受。听觉过敏的病因和耳鸣一样尚未被研究清楚。

听觉过敏可能比耳鸣更容易造成人们精神衰弱。一个遭受严重听觉过敏的人可能会因为害怕周围环境的嘈杂而主动选择避免参与社交，更愿意待在安静的环境中。这种现象也称为声音恐惧症。虽然听力减退的人群也存在某种形式的听觉过敏，但大多数听觉过敏的人群听力正常。

听觉过敏的治疗包括心理咨询和提高患者对日常生活声音容忍度的治疗。这个过程可能会用到白噪声发生器——一个能持续发出咝咝声（类似于你在广播电台调台的间隙所听到的那种声音）的电子设备。在治疗的起始阶段，医生会将这个设备的音量设置在你勉强能够忍受的大小，而后逐渐提高音量。

你可能被问到的问题

在你和医生讨论耳鸣问题之前，可以先准备一下以下几个医生经常会问的问题的答案。

- 耳鸣是一侧还是双侧？　□单侧　□双侧
- 如果只有一侧耳朵有耳鸣，是哪一侧？　□右耳　□左耳
- 你有过听力减退吗？　□有　□没有
- 除了听到耳鸣声之外，是否还感受到了其他症状，比如耳闷、眩晕或头痛？
- 耳鸣声是断断续续的，还是一直都听得到？
- 你听到的耳鸣声是怎样的？（详细描述见第 56 页"如何描述耳鸣的声音"。）

_____

_____

_____

- 耳鸣声是高频刺耳的还是低频沉缓的？　□高频　□低频
- 你听到的耳鸣声音量有多大？　□相对安静　□有些响　□非常响
- 耳鸣声是始终如一的，还是会在音量或音调上有所改变？
  □始终如一　□有所改变
- 什么情况会改善或加剧你的耳鸣？

_____

_____

_____

- 耳鸣对你的工作情况、睡眠情况，或者专注能力有怎样的影响？

_____

_____

_____

_____

- 耳鸣是否会使你焦虑？

_____

_____

_____

_____

● 高盐饮食。

● 心理或身体的长期高压。

诊断

毫无疑问，耳鸣的处理十分棘手。很多时候耳鸣都会导致患者产生一系列的、逐步累积的不适与烦躁，这种烦躁会增加患者对耳鸣的关注，而这种关注最终又会导致患者产生挫败感。部分患者可能会因为耳鸣的干扰而难以维持他们原有的日常生活。

有一些方法可以帮助你控制耳鸣，并在一定程度上提高生活质量。

和耳内科医生或者听力师讨论你的症状。他可以帮你找到一些导致耳鸣的可治疗的原因，还可以视情况邀请其他学科的医生参与，如果耳鸣是其他疾病导致的，那么对原发疾病的治疗很有可能会治愈耳鸣。另外，清理耳道的耵聍、治疗耳部感染等也有助于耳鸣的缓解。

如果耳鸣的原因难以确认，那么请和你的医生一起想办法，寻找缓解耳鸣症状的方法。详尽的病史、体格检查、听力测试和实验室检查都会提供至关重要的诊断线索。除了这些，还可以进行听力学检查，以此评估耳鸣是何种频率（音调）和何种音量（响度）的。这些信息将帮助你和医生针对具体情况选择最佳的治疗方案。

治疗方案

尽管耳鸣的治疗尚存在许多问题，但还是有不少方案可以帮助你控制耳鸣相关的症状和体征，恢复正常的生活。

在确定哪种方案最有效之前，你和医生可以多加尝试，包括心理咨询和多样的治疗手段。通常情况下，多种治疗手段相结合，效果更佳。以下是其中一些治疗方法的介绍。

助听器

因为许多耳鸣患者都有听力减退的症状，故耳鸣治疗的一个重要手段是佩戴助听器。助听器可能会改变你对耳鸣的感知，并且改善听力。针对听力减退的具体情况，助听器可以放大来自外界环境的声音，从而减弱耳鸣的存在感。许多同时患有听力减退和耳鸣的患者表示，佩戴助听器后听力减退和耳鸣的症状均有所缓解。

如果听力没有减退，助听器也可用于制造一种比耳鸣更能让你接受的、低水平的背景音。所以即便听力没有减退，你仍然可以通过助听器产生的这种微妙的背景音覆盖耳鸣的声音，从而受益。这种背景音与静态噪声或风铃声类似。

通过助听器，你拥有了调整音量（响度）的权力，但声音的频率（音调）通常由听力师根据具体情况设置好，以达到最佳效果。

在购置助听器前，请先确保它们物有所值。你可以先咨询好助听器的退货政策，以便在助听器对你没有帮助时退回。

其他耳鸣遮蔽方法

耳鸣遮蔽器是一类佩戴在耳后方的小型设备。它们看起来像助听器，但起的不是放大环境声音的作用，而是产生覆盖自身耳鸣的、低音量的、可被你接受的背景音。你可以自由调节耳鸣遮蔽器发出的声音的音量。很多时候，你都可以根据情况的不同而选择最适合自己的背景音类型，但有一些设置必须由听力师调整。

通常情况下，夜间的耳鸣最让人难以忍受。有些患者会在准备入眠时使用床旁的音乐播放器播放海浪声、雨滴声、白噪声等声音，这些声音有助于放松心情，并可以在睡眠时屏蔽耳鸣声。你可以购入专用设备，或者在手机或平板电脑上下载具有类似功能的软件。

药物治疗

尽管目前尚无治疗耳鸣的特效药物，但不少患者发现一些药物可以帮助他们缓解耳鸣症状。

例如，三环类抗抑郁药（如阿米替林和去甲替林）被发现在耳鸣的治疗中具有一定的效果。因其具有口舌干燥、视物模糊、便秘和心脏问题等一系列副作用，一般情况下只有在严重耳鸣时才会考虑使用该类药物。

阿普唑仑同样可以缓解耳鸣的症状，但需要注意的是，阿普唑仑可能会有嗜睡、恶心，甚至成瘾等副作用。

耳鸣习服疗法

耳鸣习服疗法（TRT）是基于"如果某种声音对人没有威胁且不需要被在意，人们可以逐步减少对它的在意程度"的观点而产生的。人们可能不在意嘀嗒作响的时钟、呼呼旋转的风扇，或是在其身旁经过的火车所

分散你的注意力。许多人都说，当他们不在意耳鸣时，耳鸣就消失了。你可以做一些你享受的、会吸引你注意力的事情，这会把你从对耳鸣的持续关注中解放出来，使你得到宽慰。

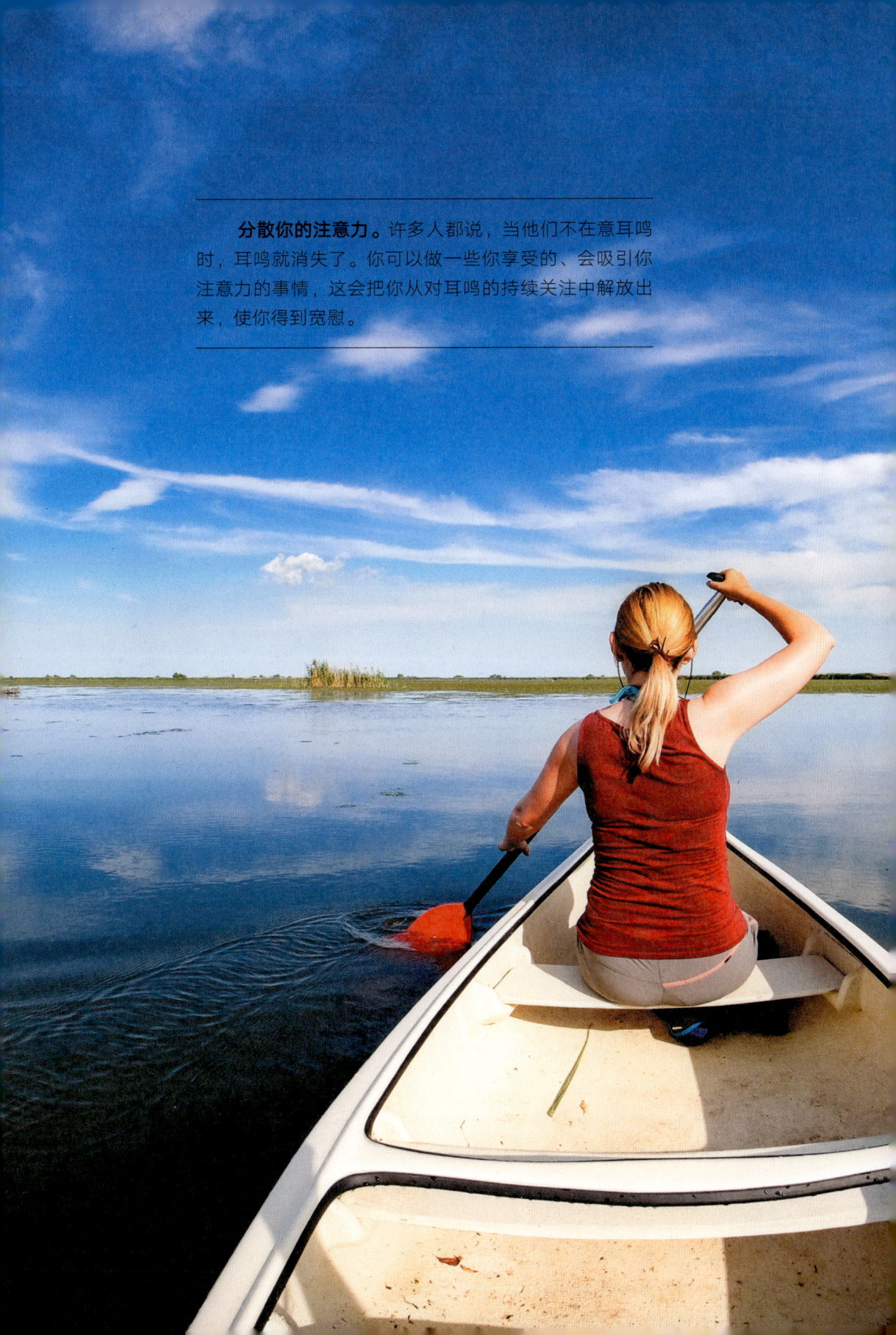

产生的声音，但假如你将嘀嗒的时钟当作迟到或晚点的标志，此时的声音被赋予了某种意义，你将很难忽视这个声音的存在，甚至会被这个声音激发出更大的焦虑。这个观点被应用到耳鸣的治疗中。如果你突然发生了耳鸣，可能会有去医院检查你听到的耳鸣音，并找出是什么导致它发生的强烈冲动。而无法找到一个特定的病因可能会使你更加受挫和不安，从而引起对耳鸣的更多关注。这种情况发生时，你可能会感到你再也无法停止对

耳鸣自救小技巧

下面几种方法可能会帮你降低耳鸣的严重程度，让你更好地应对耳鸣带来的不适。

保护你的听力。避免巨大的噪声暴露，噪声暴露可能会损伤听力并加重耳鸣。如果工作环境相对嘈杂，建议你常规佩戴听力保护器。

避免处于绝对安静的环境。如果你身处于一个非常安静，以至于耳鸣声变得十分明显的环境，我们建议你使用屏蔽器、风扇、舒缓的音乐、低音量的广播，或视情况购置一个可以播放舒缓背景音的音响，以遮蔽耳鸣。听一些令人愉悦的、放松心情的声音可能会对你有很大的帮助。

分散注意力。许多人都说，当他们不在意耳鸣时，耳鸣就消失了。你可以做一些你享受的、会吸引你注意力的事情，这会把你从对耳鸣的关注中解放出来，使你得到宽慰。

学会控制压力。压力可能会加剧耳鸣。缓解压力的基本原则就是保持一个健康的生活方式——充足的睡眠、定期锻炼、合理膳食。单是保持健康的生活方式就能帮你缓解不少压力。戒烟、戒酒、减少咖啡因和盐的摄入都能帮你更好地应对耳鸣的发生。

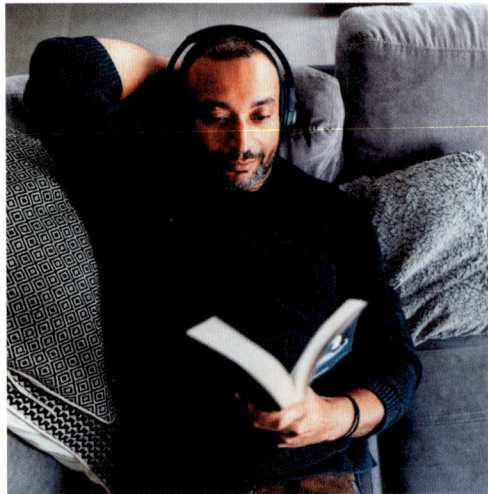

养成良好的作息。那些睡得更好的人往往也能更好地与耳鸣和平共存。尽管控制睡眠很难，但你可以主动养成一些有助睡眠的习惯，比如尝试每天在规定时间内入睡和起床、保证卧室环境和光线的舒适，这些都有助于提高睡眠质量。

自我教育。学习更多关于耳鸣的知识会让你对耳鸣更有掌控感。

耳鸣问题的关注了。

耳鸣习服疗法的目标就是使你接受耳鸣的存在。这个持续存在的、难以摆脱的声音对你是没有威胁的，你可以适应它，使它融入环境，变成背景音里无须在意的存在。如果成功，你会在认知层面上减少对耳鸣的感知。耳鸣习服疗法的成功运用还需要同时结合声音疗法和心理咨询。

你可能需要全天在双耳佩戴一种噪声发生器以启动耳鸣习服疗法。佩戴此装置的目的是让它发出你能听见的、轻柔且不掩盖原有的耳鸣的声音。换句话说，就是这个声音将和你的耳鸣融为一体。

你同时会接受帮你减轻对耳鸣的恐惧或困扰的心理咨询。听力师会向你介绍目前已知的关于耳鸣的知识，以及如何能更好地适应耳鸣的存在。

这个疗法获得成效需要花费很长时间，多数人需要 1~2 年后才能停止使用噪声发生器。尽管不能使所有人都满意，但绝大多数参与了耳鸣习服疗法的患者的耳鸣都在治疗过程中获得了不同程度的缓解。

综合治疗

综合治疗在涵盖了主流疗法的同时还囊括其他所有治疗方法，通常是当医生们没有其他更好的方法时才采用的治疗方案。但是在理想情况下，任何综合治疗都应该在一开始就纳入一个针对耳鸣所有方面的控制方案。

正如针对耳鸣的其他疗法一样，目前研究也不能肯定综合治疗一定会对耳鸣产生极佳的效果。我们需要记住的是，目前尚无完全消除耳鸣的手段，大部分的治疗都着重于帮助患者更好地应对耳鸣的存在。使用以下的一种或多种治疗方法有可能有助于减轻耳鸣带来的影响。

针刺

针刺是指将非常细的针刺入身体的特定穴位，以重新获得体内能量场的平衡。针刺需要由学习过中医、有针刺操作许可证的专业人士完成。针刺的方案是根据年龄、生活方式和体形等因素为每一位患者量身定制的，旨在改善人的整体状态。对有耳鸣的人群来说，针刺常见的选择部位包括耳的前部和耳垂的后部。

针刺已被证实可以缓解包括膝关节炎、紧张性头痛、化疗相关的恶心呕吐等在内的多种病症。但研究者们对针刺在减少耳鸣影响方面的研究较为受限。之前的研究要么认为针刺对耳鸣无作用，要么就是实验设计有缺漏而不能准确评价针刺减轻耳鸣影响的真实效果。有研究发现，如果受试者认为或期待针刺有效，那么针刺就会提供某种程度上的帮助。

生物反馈疗法

生物反馈疗法是一种能够帮助人们调节身体功能，并且学习如何控制自身的放松方式。其最终目的是帮助人们改变他们对耳鸣的反应，从而缓解由耳鸣引起的压力。

特殊的生物反馈装置可以收集有关身体的信息，比如心跳频率或呼吸频率，并且将这些信息告知你。这种方式可以高效地使你知晓你对压力的实时反应，帮助你改变应对压力的方式，从而使你减少焦虑。许多患有耳鸣的人称，生物反馈疗法成功地改变了他们应对压力的方式。

认知行为疗法

认知行为疗法是一种全新而有效的心理治疗方法，通常由心理治疗师或其他有资质的心理健康专家主导。心理治疗师通常会仔细询问患者的耳鸣情况，包括耳鸣是何时产生的、在哪些方面对患者产生了影响，以及引起了哪些负面改变。这些问题可以帮助患者意识到自己对耳鸣不恰当的看法和情绪。例如，人们会对耳鸣产生误解，有的人可能会认为耳鸣会导致听力减退，或者耳鸣是精神疾病的表现，也有人在经历耳鸣时感到巨大的压力，而压力又会加剧耳鸣。这些都是认知行为疗法需要纠正的。

心理治疗师可以帮助患者对其自身的耳鸣情况有更清楚的认识，改变其关于耳鸣的负面看法和悲观消极的情绪（重塑认知）。

接下来，心理治疗师可以帮助患者找到应对耳鸣的方法，包括转移注意力和放松心情的技巧。参与认知行为疗法的患者通常被要求用日记记录这个过程，并且进行课后练习。患者可以通过线上或线下的方式与心理治疗师进行联系，两种方式都有较好的效果。

认知行为疗法不一定能改变个体对耳鸣音量的感知，也不一定能缓解与之相关的抑郁情绪，但研究发现它可以帮助控制耳鸣状况，提高生活质量。根据研究结果，认知行为疗法是唯一一种会被常规推荐的耳鸣治疗手段。

健康指导

健康指导旨在关注医生和耳鸣患者之间的互动。医生可以提供关于耳鸣的科普知识和相关指导;患者可以借此了解更多关于耳鸣的信息,包括耳鸣产生的可能原因,以及什么治疗方案可能起效,后者尤为重要。耳鸣带来的挫败感可能会驱使人们尝试所有治疗方法,其中不乏一些不科学的方式。

科普方式可能包括制作有关耳鸣知识的宣传册,推荐一些专注于特定方式的自救书籍,还有能获得更多治疗方法的资料源,比如认知行为疗法和声音疗法。在某些情况下,医生或许还需要将患者转诊给其他专业的医生,比如心理医生或听力师。

有关耳鸣知识的科普和医生的专业指导可以帮助人们提高生活质量,以及他们应对耳鸣的能力。

正念冥想

正念冥想旨在训练你清楚地意识到自己脑内都发生了什么,正在体验何种感觉、想法、知觉、愿望,同时指导你将事件的发生(比如听到耳鸣)与事件带来的感受(比如听到耳鸣后感到的挫败或沮丧)分离开来。一种名为正念放松疗法的特定的正念冥想训练和瑜伽都能帮助提高个体的

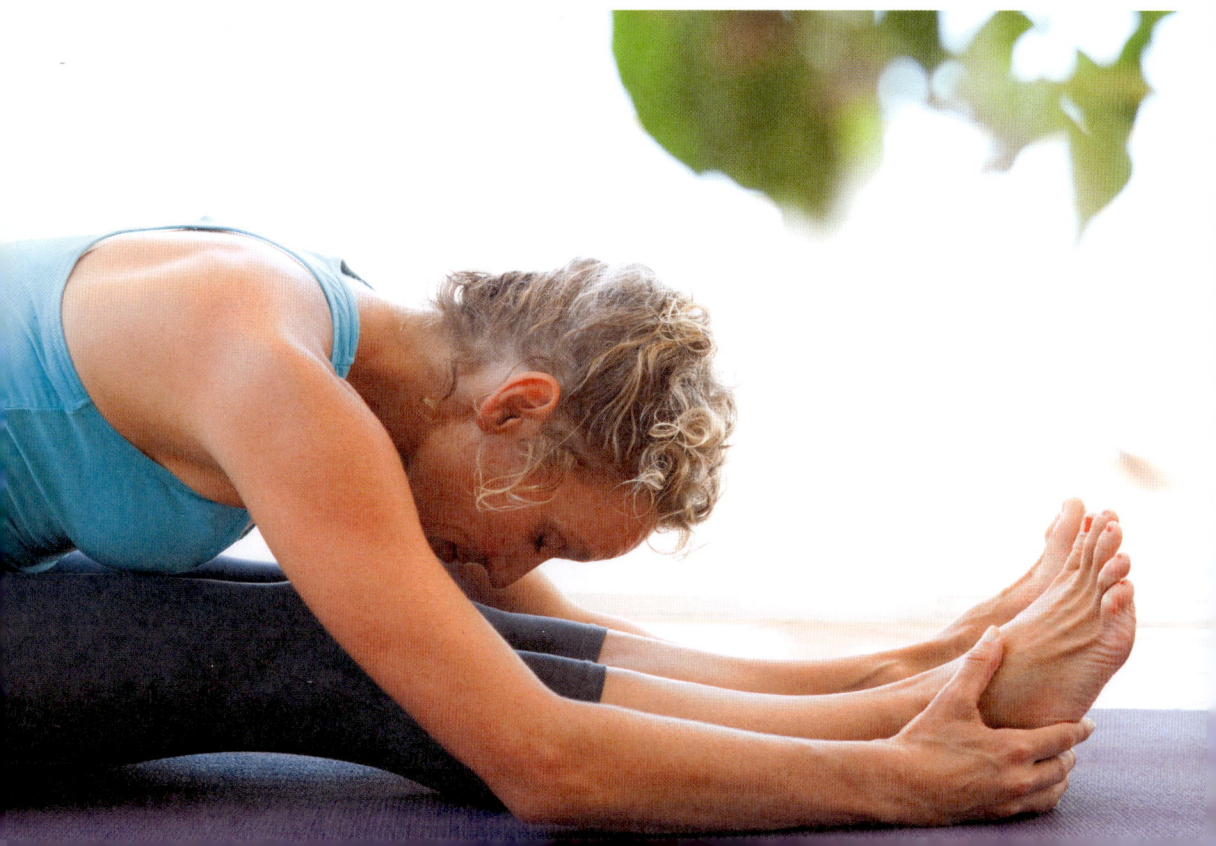

感知、减少压力。

　　研究人员发现，正念冥想疗法对于改善耳鸣这类能够引起焦虑感受的病症十分有效。慢性疼痛就是能够通过正念冥想改善的很好的例子。关于耳鸣的小型前瞻性研究证实，正念冥想能在多方面产生积极的影响，其中就包括改变人们对耳鸣的感受。

尚在研究中的其他治疗方案

　　到目前为止，耳鸣的治疗着重于帮助人们应对他们感知到的声音。至今尚无任何治疗方式被明确证实可以减少或消除耳鸣本身的存在。

　　大部分相关研究还在进行中。一些治疗方法展现出了潜能，但需要后续实验证明它们是安全可靠的。还有

耳鸣与压力的关系

　　耳鸣会对人们的日常生活产生困扰，人们普遍认同耳鸣会增加压力情绪。60% 的耳鸣患者都经历着长期的焦虑情绪。但是我们不能明确是先有的耳鸣，还是先有的焦虑情绪。或许，压力才是耳鸣发生或进一步加剧的原因。

　　尽管有些专家注意到许多人在耳鸣的发生前或进展中出现了焦虑情绪，但二者的因果关系仍然不能完全明确。一项针对高压人群和长期高分贝噪声暴露的人群的研究发现，二者的耳鸣发病率相近。如果同时存在焦虑情绪和高分贝噪声暴露，发生耳鸣的风险将会加倍。

　　处理情绪的方式将极大限度地影响你对待耳鸣的方式，而耳鸣也常常与抑郁和焦虑等其他心理疾病同时发生。一些专业人士认为，进展性耳鸣和对生活造成极大困扰的耳鸣往往发生在那些对噪声反应最强烈的人群中。他们难以控制或有效处理压力来源，故而难以减轻耳鸣在他们身上的负面影响。

　　被耳鸣严重影响的人群的脑部影像结果显示，他们对耳鸣的压力反应通常集中于脑部处理情绪的区域（即杏仁核区）。而那些对耳鸣反应较轻的人群的脑部影像提示，他们对耳鸣的压力反应通常会绕过杏仁核区，激活脑内负责判断和处理问题的区域。

　　因为耳鸣的发生很可能涉及心理层面的因素，所以使用包括认知行为疗法在内的治疗技巧是管理耳鸣的关键。正如前文提到的，认知行为疗法通常着重于改变个体对耳鸣的负面想法和情绪，斩断消极的应对机制，鼓励患者采取更积极的应对策略。

　　针对认知行为疗法对耳鸣患者疗效的研究发现，许多患者在治疗过程中表示其生活质量得到了极大的提高，抑郁情绪也有所缓解。认知行为疗法不改变患者的耳鸣状况，但能帮助他们更好地应对耳鸣。

　　治疗焦虑和压力的药物也可能会对耳鸣患者有帮助。

一些方法在研究过程中被证实是不可行的，但它们的结果激发了更多新颖的、有前景的研究。下面是各领域正在进行的一些探索工作。

神经调节疗法

基于耳鸣是一种中枢神经系统疾病的预设，许多研究正在应用电刺激（即神经调节）疗法治疗耳鸣，目前普遍认为，耳蜗受到损伤，会导致人脑内多个区域的神经元被激活，试图代偿耳蜗毛细胞受损之后造成的传入信号减少——传入信号减少有可能引起耳鸣。目前的研究重点在于，电刺激是否有助于减少神经元兴奋或改变造成耳鸣的神经通路，从而缓解症状。

电刺激方式包含头戴设备刺激（无创性）和颅内手术内置装置刺激（有创性）两种方式。

无创技术

两种针对耳鸣的无创电刺激方法都还在研究中。下面介绍它们是如何工作的，以及它们的工作效果。

◎ *经颅磁刺激*

在这个过程中，一个配有电磁感应圈的刺激装置会安放在你的头皮上，它会规律性地传输无痛的电磁刺激，频率多在 100~3000 次 / 秒。这个过程会产生穿过颅脑的磁场。这种刺激被认为可以减少部分耳鸣患者中脑内被过度激活部分的电活动。

有一些研究发现这种方法可以减少耳鸣的严重程度。电磁刺激的过程似乎可以抑制耳鸣，但需要注意的是，这些研究仍然存在瑕疵，比如受试者过少，或者实验设计存在问题。比较经颅磁刺激治疗组和安慰剂治疗对照组的随机对照试验，结果证明，电磁刺激没有缓解耳鸣严重程度和改善患者的生活质量。而且，我们尚不清楚电磁刺激的远期影响。由于这些原因，临床工作中尚未常规开展用电磁刺激治疗耳鸣。

◎ *经颅直流电刺激疗法*

经颅直流电刺激疗法使用的是电池驱动的电极片设备。电极片用湿润的海绵覆盖，贴于头皮上，向脑内多个区域持续传递微弱的直流电，目的在于减少神经元的活动。

研究者在以往的多项研究中发现，这种疗法可以在几秒到几小时内短暂降低耳鸣声的音量，效果持续多久取决于接受治疗的脑区。这个疗法展现出了治疗耳鸣伴随症状的希望，其中包括焦虑和抑郁情绪。这种疗法的规范性方案尚未建立，尽管此疗法展现出了减轻耳鸣负担的可能性，但我们仍亟需更多相关研究进一步证明。

有创技术

许多植入性设备治疗耳鸣的可行性还待探索。下面介绍这些技术是如何起效的，以及针对每种技术有效性的研究的进展。

◎ 脑深部刺激术

脑深部刺激术的目的是重置或阻断脑内处理耳鸣声音的回路。

这种疗法是在耳鸣产生的对侧脑进行手术，植入电极。至于双耳都能听到耳鸣的患者，电极需要被放置在大脑的非优势半球，大多时候是右侧。

脑深部刺激对于震颤、帕金森病和慢性疼痛等难治性病症的治疗效果良好。电极片不单单为了减轻耳鸣而置入，研究人员还着重研究了脑深部刺激对耳鸣伴活动障碍性疾病患者的治疗效果。这类患者的耳鸣与其他类型患者耳鸣的表现往往有所不同，所以以往的研究成果不适用于这类人群。参与研究的患者称，感受刺激时耳鸣的音量会有所降低，但我们仍需更多研究加以佐证。

◎ 人工耳蜗植入术

人工耳蜗设备可以直接绕过佩戴者的内耳，刺激听神经，从而显著提高佩戴者的听力。从理论上来说，人工耳蜗也可以改善因大脑神经回路发生改变而造成的耳鸣。人工耳蜗的关键组件包含接收声音的麦克风、声音处理器、植入头皮下方的刺激接收器和插入耳蜗的直接刺激听神经的电极。研究表明，许多接受了人工耳蜗植入术的患者，耳鸣相关症状都有所改善。通常表现为耳鸣音量的降低。

◎ 迷走神经刺激术

人身体的两侧各有一条迷走神经，从脑干到颈部、胸部和腹部。人在紧张情况下产生战斗或逃跑反应后，迷走神经负责镇静神经系统。之前的研究提示，刺激迷走神经可以治疗癫痫和抑郁等疾病。研究者目前在探究迷走神经刺激术运用在耳鸣治疗中的可行性。

迷走神经刺激术通过神经刺激器将电刺激传递到迷走神经。传统方法是经手术将刺激器置于胸部皮下，同时在皮下放置连接刺激器和左侧迷走神经的电线。每次激活时，刺激器将通过左侧迷走神经发射电刺激到脑干，继而脑干向脑内其他特定区域发送信号。除此之外，也有无须手术放置的迷走神经刺激器。

初步研究发现，将迷走神经刺激术和声音疗法结合可能会改善患者的声音处理过程，从而减少耳鸣带来的压力和不适感。然而，这项研究尚在初始阶段。目前来看，若不结合声音疗法，仅使用迷走神经刺激术对患者而言可能毫无益处。

利多卡因治疗

利多卡因以其阻滞疼痛的麻醉药效而闻名。目前也有学者认为利多卡因能够改变耳鸣发生的通路，故将利多卡因作为耳鸣治疗药物进行了相关研究。

但一些因素使利多卡因难以成为治疗耳鸣的理想药物。首先，利多卡因给药方式不太方便，要么是经静脉滴注，要么是经皮下注射。其次，其效果持续时间通常较短暂，而且收益可能小于药物副作用，其副作用包括眩晕、恶心和呕吐等。

最近的前瞻性研究调查了利多卡因敷贴能否通过黏附于皮肤这种简单的给药方式提供更好的疗效，同时减小药物的副作用。尽管这项研究看起来很有希望，但许多受试者因为利多卡因敷贴昂贵的价格，权衡利弊后选择了放弃继续使用。

神经音乐疗法

神经音乐疗法通过专业咨询、听融入了背景噪声的音乐的方式逐渐降低患者对耳鸣的敏感程度。这个疗法每天最多可进行 4 小时，依情况持续 6~24 个月，随着时间的推移逐步减少音乐中的背景噪声。这种方法可能有助于患者降低对耳鸣声音的敏感。

因为目前还没有相关的无偏倚的、独立的研究，神经音乐疗法的益处以及治疗机制还不能明确。

氯胺酮治疗

氯胺酮通常被用于一些诊断性或者手术相关的医学操作中，是一种受管制的药物。一些研究发现可以通过耳内注射氯胺酮的方式治疗短期耳鸣。动物实验和初步的临床试验展现了氯胺酮在耳鸣治疗中的希望。然而，相关的大规模研究没有发现氯胺酮有效治疗耳鸣的确切证据。氯胺酮可能引起的副作用包括出现幻觉、意识模糊、焦虑不安。此外，氯胺酮还具有成瘾的风险。

服用补剂

多样的维生素（如 B 族维生素）、锌、抗氧化剂、植物药（如银杏叶提取物）被认为可以用来治疗耳鸣。但过往的研究也不能明确肯定这些补剂对耳鸣的疗效。其中一些补剂可能价格高昂，并且会与患者正在服用的药物产生交互作用。

耳鸣令患者感到沮丧，不知道如何才能与之共存，但是通过学习更多与耳鸣有关的知识，探索可行的治疗方案，你会发现有多种应对耳鸣的策略可以帮助你减少耳鸣造成的影响，改善沮丧挫败的心情，提高生活质量。

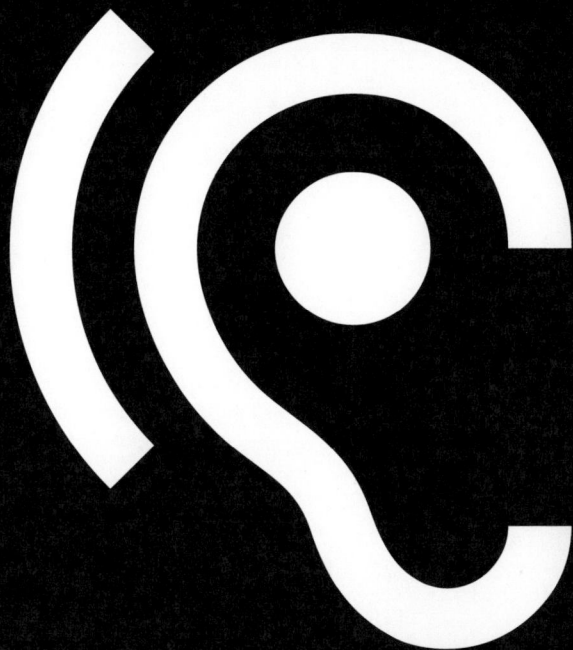

第三部分 /

听力问题入门

3

6

第 6 章 /

你是如何听到声音的

现在，你已经了解了一些常见的听力和平衡问题，接下来，我们深入研究一下耳朵听到声音的机制以及是什么导致了听力和平衡问题。

在本章和下一章，你将会了解到你是如何听到声音的以及在听力测试过程中会发生什么。

声音的特征

耳朵由一系列精密而又复杂的结构组成，能够帮助你收集并理解声音。但是声音到底是什么呢？

声音是由物体振动产生的，准确地说，是由构成物体的分子振动产生的。当物体振动时，周围的分子会发生位移，就好像当你往池塘里扔一块石头，水会向四周泛起涟漪。振动以声波的方式从一个分子传递到另一个分子。

声波可以通过空气传递到耳朵，比如表演结束时观众的掌声以及正在运行的汽车的引擎中活塞和皮带发出的嘈杂声。声波也可以通过液体传播，比如当你在水下游泳时，可以听到附近游泳者溅起水花的声音。声波还可以通过骨头和钢铁等固体传播。当你的头撞到某种东西时会听到"砰"的一声，这个声音就是通过头骨和空气传播的。

当声波通过空气传到外耳并且到达鼓膜时，会引起听小骨、耳蜗、听神经和大脑的连锁反应，从而使你听到声音。

众所周知，一种声音可能与另一种声音有很大的不同，比如柴油卡车低音调的隆隆声和轻型摩托车高音调的呜呜声，这两种声音都源于发动机，但它们是不会被混淆的。不同声音之间的差异主要来自三个特性——频率、强度和音色的不同。前两个特性是可以被测量的，而第三个特性是主观的。下面将具体介绍声音的三个特性。

频率

声音的频率也叫作音调，是指一定时间内（通常是 1 秒），声波波动的频率，单位是赫兹（Hz）。声波每秒波动的次数越多，声音的频率就越高。

人类能听到 20 Hz 的低音调到 20 000 Hz 的高音调频率范围内的声音。人们常用语言的声音频率的范围也很广泛，从接近 250 Hz（低元音，如 ooo） 到 4000~6000 Hz（高辅音，如 ss 或 ff）。

强度

声音的强度是通过响度（振幅）来衡量的，这一性质与声波振动的幅

音调

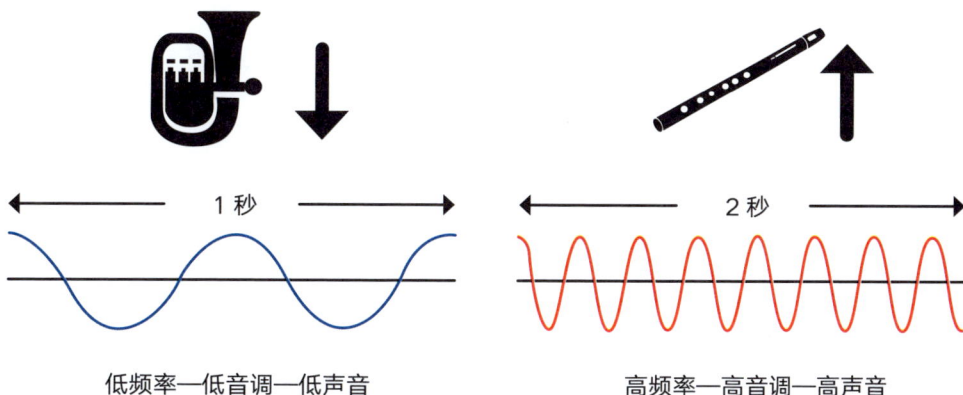

低频率—低音调—低声音

高频率—高音调—高声音

度有关。声音强度的单位是分贝（dB）。耳语声大约是 30 dB，而枪声是 140~170 dB，这种强度的声音对人耳来说太大了，尤其是长时间暴露在这种噪声下时，如果没有耳塞或者耳罩等听力保护装置，巨大的噪声会对耳朵造成永久性伤害。

当你形容一个声音太轻、适中或者震耳欲聋时，其实就是在描述声音的强度。

音色

声音最主观的性质是音色，它被用来描述声音的特质。音色使你能够分辨出相同频率和强度的声音的不同，比如不同乐器演奏的相同音符或者不同的人说出的相同辅音、元音。例如，长笛或者短笛的演奏声在有限的频率范围内振动，这种音质可以由相对平滑而规则的波形表示。萨克斯或者钢琴的音色更为复杂一些，它们在许多不同频率的多次振动可以由锯齿状的波形表示。木制铅笔掉在硬地板上所发出的刺耳的声音也是一种复杂的音色。

声音的传导通路

声音是由物体中的分子振动产生的，而听觉是对声音的感知。当你听到一种声音的同时，也感知到了它的频率、强度和音色。

振幅

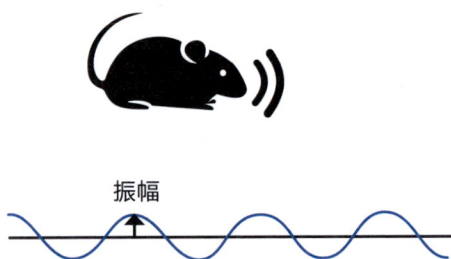

低振幅——安静的声音

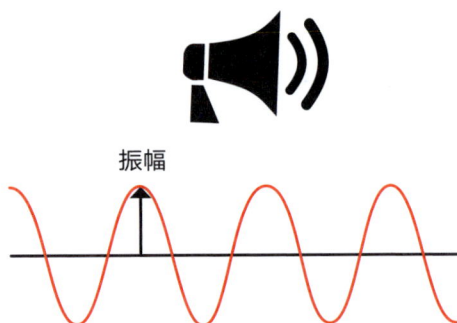

高振幅——响亮的声音

声波从耳朵传递到大脑几乎是一瞬间，这个过程涉及一系列复杂的事件。如下图所示，声音的传播开始于外耳收集声波并将声波传递到鼓膜。猫、狗等许多哺乳动物可以将外耳转向声源的方向，但人却做不到。声音从不同的角度、不同的方向，以略微不同的时间和强度传递到外耳，从而产生不同的音效。这取决于声源与头部的关系，这也有助于大脑对声源的定位。

使用双耳听声音

使用双耳听声音对于声源的定位很重要，这被称为双耳听觉。

出现在你左边的声音会先传递到左耳，并且音量比右耳听到的大。这样大脑通过比较两只耳朵听到的声音的信息就可以区分声音来自左边还是右边。通过双耳的听觉信息，大脑通常还可以在一定程度上掩蔽背景噪声，分辨出你想听到的声音。这就是为什么你在人声鼎沸的聚会上还能与人交谈。

声音在中耳的传播

声波通过外耳道传到鼓膜，引起鼓膜的振动，进而引起听骨链的振

听力是如何产生的

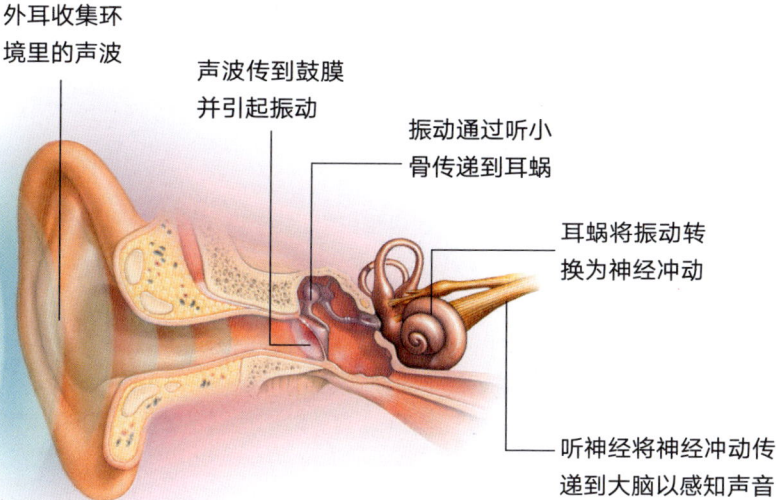

外耳收集环境里的声波

声波传到鼓膜并引起振动

振动通过听小骨传递到耳蜗

耳蜗将振动转换为神经冲动

听神经将神经冲动传递到大脑以感知声音

动。听骨链介于鼓膜和前庭窗之间，像个微型杠杆系统一样振动。

因为鼓膜的振动面积远大于前庭窗，所以振动传递到内耳时压强会增大。声波引起鼓膜的振动，然后通过中耳的听骨链传递到耳蜗的前庭窗。然而，由于液体的阻力比气体大，声波在液体中的传播效果要比在气体中差，所以声波的振动在液体中传播时需要更大的推动力。因此，中耳的听骨链必须在声波传递到耳蜗之前提高声波的强度。声波强度的提高意味着能量的增加，更利于推动振动在内耳液体中的传播。

声音在内耳的传播

声波通过中耳传到内耳的耳蜗。耳蜗的外形像蜗牛，其内充满了液体。声波的振动会使耳蜗内的液体产生波动，使声波得以在内耳继续传播。

耳蜗内的微型传感器——毛细胞会随着液体的波动而摆动，它们能感知声音是高音调还是低音调。这些毛细胞会将声波传到大脑，毛细胞释放的化学物质可以将振动转化为神经冲动，听神经会将这种神经冲动传递到大脑，最后由大脑将信号转换成可识别的声音。

声压级和听力级

你可能对"分贝"（dB）这个词很熟悉，它是常用的声音计量单位，可以表示两种不同的声音强度。

一种是声强分贝，用来描述声压级（SPL），它表示声波在环境中的强度或者施加到鼓膜上的压力大小。人耳能听到的最小的声音大约是 0 dB SPL。相比之下，日常的言语强度一般在 60 dB SPL 左右。

另一种是听力级（HL）分贝，用于以健康青年的平均听阈作为听阈零级标准时的听力测量。

听力师可通过听力检查来检测患者的听力阈值。听力阈值是指人所能感知到的最小的声音。听力正常或大致正常的人的听力阈值在 0~25 dB HL 之间。

根据临床经验，对于对话理解有困难的人可能存在中度听力减退，其听力阈值约 40 dB HL，但不会更低；只能听到近距离的响亮声音的人可能存在重度听力减退，其听力阈值约为 70 dB HL。

在本书中，以分贝指示的声强代表声压级。当涉及听力级时，将会以 dB HL 表示。

声音在大脑中的传播

神经冲动从听神经传到大脑的"信息处理站"，这些"处理站"可以识别神经冲动并找出神经冲动的来源，还能过滤掉背景噪声。在这个过程中，传入的神经冲动被转换成能够被识别和理解的声音。请参见下图。

关于大脑如何理解神经冲动并且将它们识别为不同的声音，科学家们仍在研究当中。但已知的是，言语和语言与听力密切相关，专家们发现，一个人在很小的时候就能够识别和理

声波在耳朵和大脑中的传播

声波通过外耳道传递到鼓膜，引起鼓膜和听小骨的振动，进而引起耳蜗内液体的波动，毛细胞随之摆动并发生化学反应将振动转化为神经冲动，神经冲动沿听神经传入大脑。

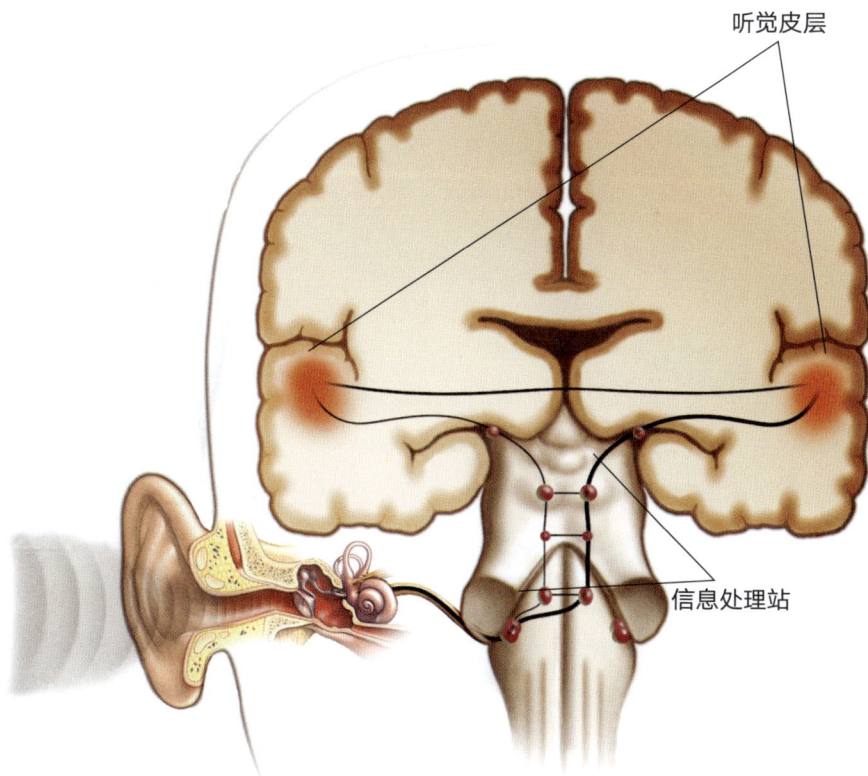

听觉皮层

信息处理站

神经冲动沿听神经传入大脑后，经过几个"信息处理站"后到达颞叶的听觉皮层，声音在该区域被分类、处理、分析、比较和归档，从而使声音被感知到。

解特定的声音。比如宝宝大约在3个月大的时候就可以区分出父母和其他人的声音。

听力减退的常见类型

听觉系统复杂而精密，耳朵发生的任何微小改变和损伤都可能会影响听力。常见的听力减退有三种类型：传导性、感音神经性和混合性。

传导性听力减退

声波通过外耳道和中耳传递到内耳感受器，此通道如果受阻，声波就会被阻断，进而导致人们对声音的感知减弱。这可能会发生于外耳道的耵聍栓塞。通常情况下，外耳道具备自洁能力，但出于某些原因也可能会出现耵聍的过度堆积，这时就需要进行专业的处理。

其他导致传导性听力减退的原因包括耳道的异物阻塞、中耳感染、头部外伤以及耳周骨质的异常生长。关于传导性听力减退，第3章有更为详细的介绍。

感音神经性听力减退

内耳结构的损伤，如耳蜗毛细胞的损伤或者耳蜗至大脑的神经纤维的损伤，可能会导致感音神经性听力减退。

感音神经性听力减退的患者通常表现为听不到高频的声音，比如讲话用到的某些辅音。例如，高频听力减退者可能无法区分"tell"和"sell"，或者"miff"和"myth"。

这种听力减退通常与听觉系统的衰老、退化（老年性耳聋），以及过多接触噪声有关。某些疾病、耳毒性药物、头部外伤和遗传性疾病也会导致感音神经性听力减退。肿瘤等压迫听神经也是导致感音神经性听力减退的原因之一。

尽管感音神经性听力减退通常无法逆转，但是助听器及其他辅助设备和技术可以改善感音神经性听力减退患者的听力，使其进行有效沟通成为可能。

混合性听力减退

有些人可能同时患有传导性听力减退和感音神经性听力减退。例如，一个患有老年性听力减退的患者也可能会出现中耳感染。一般情况下，由感染引起的传导性听力减退可以通过药物治愈，但感音神经性听力减退却可能无法治愈。

听力减退的程度取决于以下几个关键因素。

- 噪声积累：长期暴露于电动工具、重型机械、火器、电器、音乐会及机动车等声音环境，会逐渐对听力造成影响。
- 突发强噪声：近距离的爆炸或枪击的巨大噪声也可能会导致感音神经性听力减退。
- 药物：某些药物具有耳毒性，会导致永久性的听力减退。

主动应对听力减退

总的来说，听觉使人们能够与外界取得联系。听力的部分减退可能只是一种感觉障碍，但有时，这可能是危险的。听觉不仅能够使你理解语言，也能提示你所处的位置以及潜在的危险。

许多人不愿意承认自己听力减退，但承认它是重新融入周围环境的第一步。

在学习后面的章节之前，请花点时间对你目前的听力水平做一个评估。

你有以下情况吗？

- 责备别人说话含糊不清或者声音太小。
- 社会活动受限或者逃避社会活动。
- 调大电视或收音机的音量。
- 点头或微笑回应别人，因为不理解别人的话。

如果你有以上任意一种情况，不要害怕寻求帮助，建议你将问题告诉医生并寻求听力学专家的帮助。听力问题的解决不仅有助于提高你参与生活的积极性，对你的人际交往也有帮助。

第 7 章 /

做听力检查

也许你最近注意到，当别人讲话时，你听不清某些字母的发音；开会时如果环境嘈杂，你很难听清演讲者的声音；在餐桌上跟不上日常对话。

如果这些情况经常发生，你可能存在一定程度的听力减退。无论你接受还是忽略这个问题，都应该考虑寻求医生的帮助。把你的情况告诉首诊医生，医生可能会检查你的双耳，并为你所担忧的问题提供解释。如果需要的话，医生也会把你介绍给听力学专家或听力师。

听力检查有助于确定听力减退的原因，也可能对治疗方案有指导意义，从而帮助你改善听力，获得更多的社交参与感和自信。

在本章中，你将会深入了解每一位可能参与诊断和治疗听力减退的专家，也会了解什么时候需要做听力检查，听力检查期间会发生什么，以及检查结果意味着什么。知道要做哪些检查和为什么要做这些检查，有助于我们从听力检查中获得更多有价值的信息，找到有效的治疗措施。

谁来治疗听力减退

医生在常规检查时可能会询问你

的听力情况，如果发现你有任何相关的问题，就会让你去做听力检查。你如果经常接触巨大的噪声，出现听力减退的迹象或者出现耳鸣时，应该及时告诉医生。

有时候听力减退可能是由耵聍栓塞、感染、肿瘤或其他需要药物或手术治疗的原因引起的。因此，最好告诉医生你的听力的变化情况，以便得到适合你的治疗。

如果需要更专业的治疗，医生会把你介绍给听力学专家。听力减退的原因有很多，因此听力学专家之间经常会密切合作，以进行诊断并制订治疗方案。比如神经耳科医生和耳鼻喉科医生在治疗耳科疾病前和治疗后通常会让患者找听力师检查听力情况，

以评估治疗效果。此外，如果听力师认为某种疾病导致患者出现了听力减退，也会请神经耳科医生或者耳鼻喉科医生进行治疗。治疗后，患者还可以再找听力师进行听力康复。明确什么时候就诊于哪类专家非常重要，因为每类专家都各有所长。

听力检查时间表

听力检查对于每个年龄段的人都有重要意义。如果你担心听力减退或者所处的环境会使听力减退的风险提高，可以要求进行听力检查。有些情况下，进行听力检查是法律所规定的。

新生儿和儿童需要定期进行听力

常见的听力学专家

如果医生推荐你去找听力学专家，你可能会见到以下专家之一。

耳鼻喉科医生。主要从事耳、鼻窦、口腔、咽喉、声门（喉）和头颈等部位疾病的诊断、治疗以及头颈部的美容和整形手术。这类专家通常被称为耳鼻喉科（ENT）医生。

神经耳科医生。专业从事耳科疾病的研究和治疗，比如耳部感染、面瘫、头晕、听力减退、耳鸣、耳部肿瘤和先天性耳畸形等。如果你有耳科疾病需要手术治疗，就需求助神经耳科医生或者受过耳科手术训练的耳鼻喉科医生。

听力师。如果在没有任何疾病的情况下出现了听力减退，你就需要进行听力检查和咨询。听力师可以评估并确定听力减退的严重程度，还可以在你需要时提供助听器以及听力康复服务。因为某些药物会损伤听力，所以听力师也可以监测正在接受药物治疗的患者（如肿瘤或传染病患者）的听力情况。

筛查，成年人只需在有需要时检查听力。美国言语语言听力协会建议成年人在50岁以前至少每10年检查一次听力，50岁以后每3年检查一次。

听力检查对于中老年人群尤为重要，因为听力减退的风险会随着年龄的增长而增加。听力减退的患病率在45~54岁的成年人中只有2%，在55~64岁的成年人中为10%，而在65~74岁的老年人中，这个数值增加至1/3，在75岁以上的老年人中，听力减退的患病率高达50%。

听力检查的频率也与工作环境有关。如果长期暴露在噪声环境中，随着时间的推移，听力也会逐渐减退，并且这种听力减退将是永久性的。

为了预防工作相关的听力减退，美国职业安全与健康管理局要求企业必须监测噪声水平。如果在8个小时工作时间内的平均噪声不小于85 dB，企业必须为员工提供相应的听力保护措施，且该措施所产生的费用由企业承担。该措施必须包括免费的定期听力检查、噪声监测，以及提供耳罩、耳塞等听力保护装备，并记录保存。企业还必须组织员工进行听力保护培训。美国职业安全与健康管理局要求该项目必须由有资质的听力学专家管理。

如果在定期的听力筛查中发现有员工出现听力减退，该员工必须被告知，并要求他在噪声水平不小于85 dB的工作环境中佩戴听力保护装备。当8个小时工作时间内的平均噪声超过90 dB时，所有员工必须在噪声暴露期间持续佩戴适合的听力保护装备。

常规听力检查

如果担心自己听力减退，最好去向医生咨询。医生可能会让你做检查或者去向听力师咨询。

听力师会全面评估你的听力：采集既往听力史、检查双耳、进行实验室检查以及纯音测听和言语识别测试等常规听力检查。

如果怀疑有听力减退，医生或者听力师通常会先根据你的症状和体征判断是否有其他疾病引起了听力减退。这些检查还有助于评估听力减退的程度以及制订合理有效的治疗方案。下面将会对每种常规检查做出详细介绍。

医学评估

全面的医学评估是听力检查的第一步，它不仅可以反映整体的健康状况，还有助于排查听力减退是否由潜在疾病所导致。

在检查之前需要回答以下问题。

- 第一次意识到自己听力减退是什么时候？
- 听力减退发生在左耳、右耳还是双耳？
- 听力减退的程度是在加重、改善还是保持不变？
- 听力减退表现为有些声音比其他声

耳部感染

该图显示了耳朵感染时的内部情况。

耳朵的主要结构

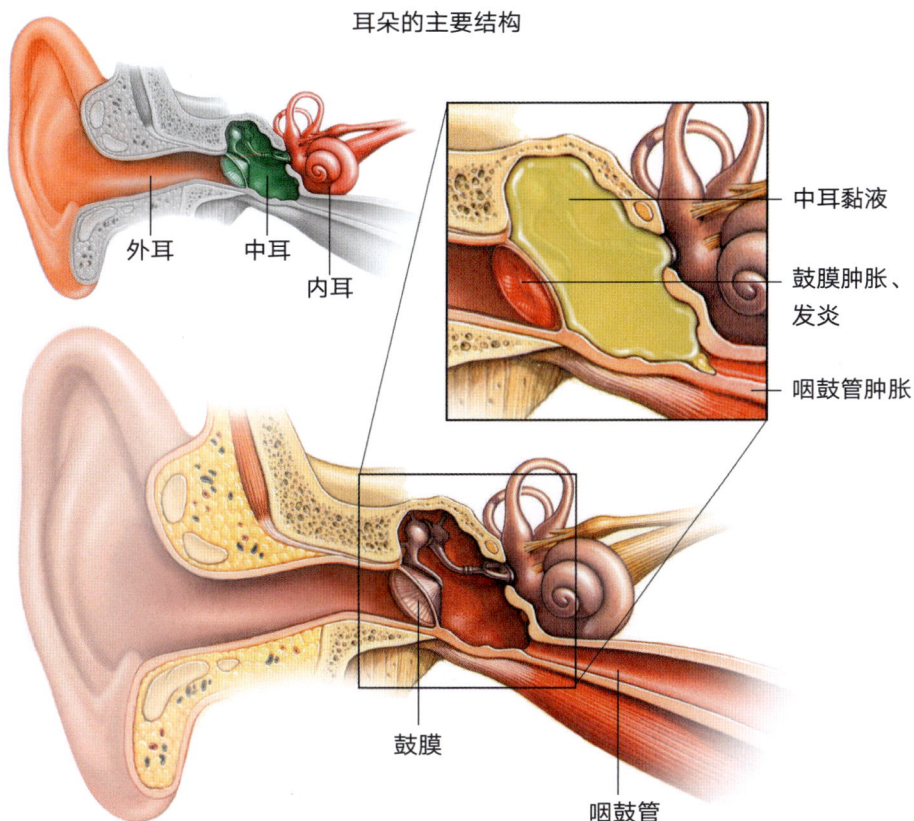

外耳　中耳　内耳

中耳黏液

鼓膜肿胀、发炎

咽鼓管肿胀

鼓膜

咽鼓管

音听起来困难，还是所有声音都听不到？

● 是否难以识别声音的来源？

● 是否伴有耳痛、耳流脓、耳部感染、头晕、耳鸣或平衡失调？

● 家族中其他人有听力问题吗？

如果有长期的噪声暴露史、头部外伤史、耳部手术史或慢性疾病史，一定要告知医生，包括最近是否有上呼吸道感染，如感冒或肺炎等。另外，告知医生你正在服用或曾经服用过的药物也很重要。

耳鼻喉专科检查

医生将会检查耳郭的大小、形状和位置，看是否有肿胀、畸形或发红。

医生还会检查眼睛、鼻腔、口腔及颈部是否存在可能与耳部疾病相关的问题。接下来，医生会将一根细长、柔软、末端带灯的管子伸入你的鼻子，检查鼻腔后部、咽喉上部（鼻咽部）以及连接耳朵和鼻咽部的咽鼓管是否有积液或感染的迹象。

耳镜检查

用来检查外耳道、鼓膜和中耳的仪器被称为耳镜。在检查耳朵时，医生或听力师会用到耳镜（见下图），它带有光源和放大镜，有助于看清耳朵内部的情况。有一种特殊的耳镜叫作显微耳镜，也可以用来检查外耳道和鼓膜。

一般情况下，耳镜检查是无痛的，且操作快捷。它能够显示外耳道是否有耵聍、积液、异物或肿瘤，外耳道的皮肤是否正常，以及鼓膜是否有穿孔。

耳镜检查还可以查看鼓膜的颜色，看其是否透明且呈现正常的珍珠灰色，中耳积液时可能会看到鼓膜膨隆。

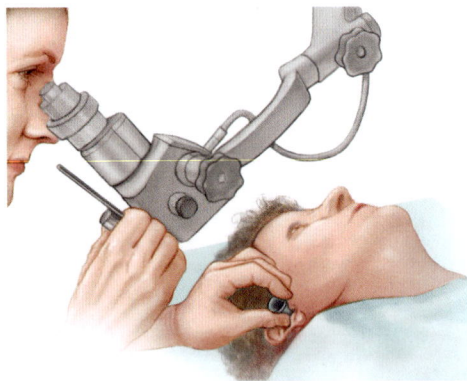

显微耳镜能够更清晰地显示耳朵内部的情况。检查时医生通常会将一个小的、形似漏斗的窥耳器置于耳道以便聚焦

耳镜检查

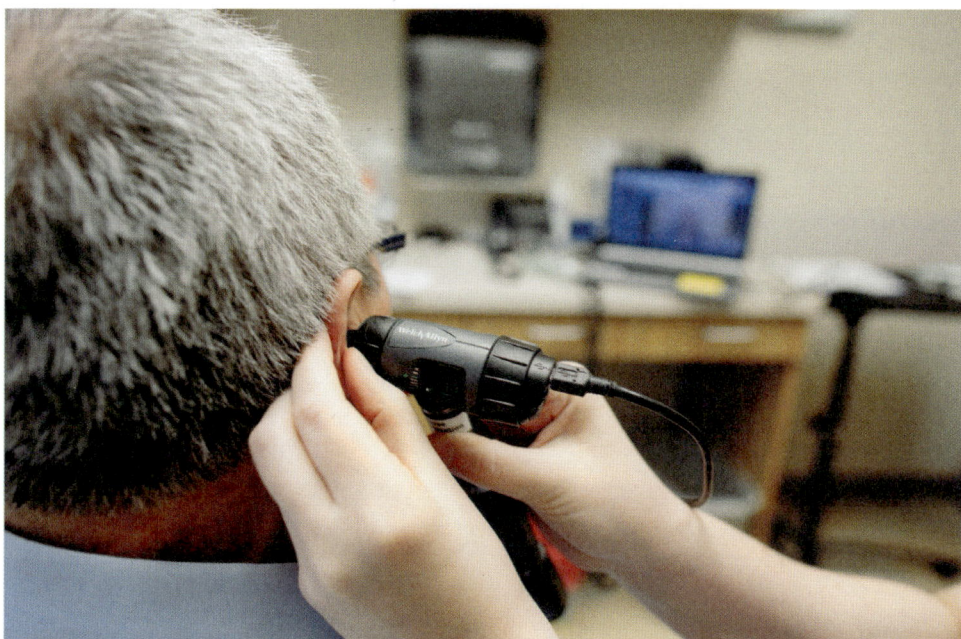

　　在进行耳镜检查时，医生或听力师使用耳镜（一种带有光源和放大镜的仪器）来检查耳朵的内部情况。

音叉试验

　　音叉看起来像一个只有两个叉齿的餐叉，由钢制成，敲击固体物体时会发出音调单一的声音，而且这种音调会根据叉齿的形状和厚度而有所不同。在这个测试中，将不同音调的音叉放在耳朵附近，来测量对气传导声波的敏感性。也可以将音叉放在颅骨上（乳突部），用以检查对骨传导声波的听力水平。

耵聍栓塞

　　该图显示了外耳道耵聍栓塞时的情况。

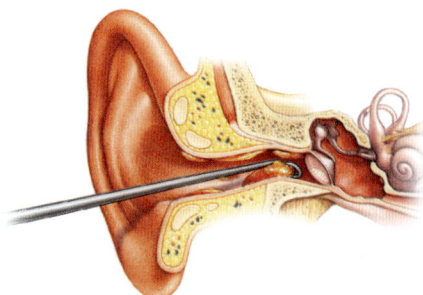

音叉试验的结果有助于判断听力减退的原因。如果感觉音叉置于颅骨上时听到的声音更大，那么可能是传导性听力减退，即声波在外耳道或中耳的传播出现了问题。如果感觉音叉置于外耳道口和颅骨上时的声音大小没有差异，则可能是内耳损伤引起的感音神经性听力减退。

实验室检查

你可能需要通过血液检查来诊断或排除与听力减退有关的感染性或炎性疾病，比如梅毒、风疹、巨细胞病毒（CMV）感染以及一些自身免疫性疾病。

血液检查对孕妇来说尤其重要，上述的任何一种疾病的感染都可能会导致婴儿出生后出现听力减退。此外，血液样本还能用来检测 DNA 正常与否。

影像学检查

如果考虑是肿瘤、组织异常或听神经损伤导致了听力减退，可能需要进行影像学检查，如 MRI 检查或 CT 检查。

MRI 检查可以利用磁场和无线电波生成软组织的详细图像；CT 检查则通过一系列的 X 射线显示出骨骼结构的图像。这两项检查都有助于显示人体内部的疾病。其他的影像学检查还可以用来检查先天性耳部疾病和耳部外伤。

听力评估

这一系列听力检查的重点是评估你的听力水平。听力师可以采用多种听力测试方法来评估你的听力状况以及听力减退的程度。

这些测听方式不仅可以显示不同类型听力减退的差异，还能显示哪只耳朵出现了听力减退以及所涉及的频率。复测听力也可以了解听力减退是否在加重。

纯音测听

纯音测听用来检查你对纯音的听觉能力，包括气传导听力阈值和骨传导听力阈值的检测。先前的音叉试验是一种简单的测听方法。纯音测听有两种类型的测试：气传导和骨传导。

在检查气传导听力时，需要将耳机戴在耳朵上，或是把软而小的耳机塞进耳道里，耳机里会播放不同音调和强度的声音，两只耳朵会分开测试。每听到一个声音时，你需要通过举手或按下按钮来反馈，你的反应会被记录在听力图上。纯音测听可以显示出你所能听到的最微弱的声音，也就是你的听力阈值。

在检查骨传导听力时，振动装置会放在你的耳后或者额头上。声音振动通过颅骨直接刺激耳蜗，外耳和中耳通路的任何阻塞都不会影响骨传导

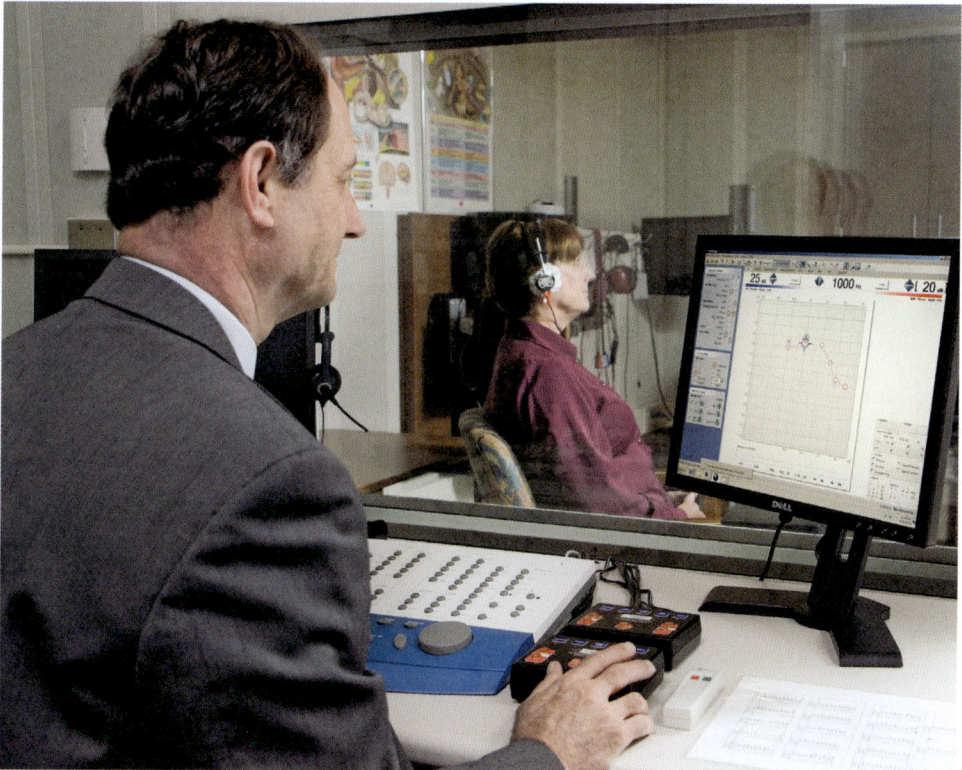

在做纯音测听时，你会坐在一个密闭隔音的房间里（如上图），而听力师则在另一个房间里。当你听到耳机里播放的声音时，需要反馈。这样，不同频率的声音的聆听程度就会被记录在听力图上（如右图）。此外，听力图还记录了其他与听力相关的信息

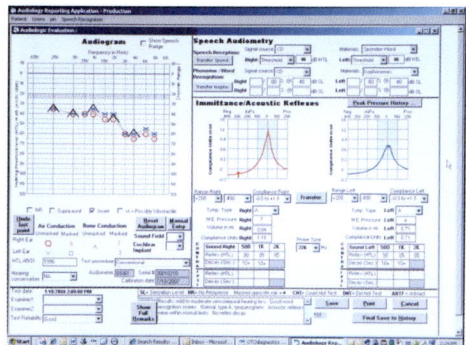

听力水平。

如果测试结果显示你听到的骨传导的声音大于气传导的声音，说明声音没有顺利通过外耳和中耳，意味着你可能出现了某种传导性听力减退。相反，如果你听到的骨传导声音比气传导声音小，意味着内耳可能已经受损，你可能出现了感音神经性听力减退。

言语接受测试

在言语接受测试中，听力师会通过耳机播放一段你耳熟能详的双音节单词的录音，比如"pancake"或"baseball"。每当听到一个单词时，你需要重复它或者指出它所对应的图片。言语接受测试正确率至少达到50%时的最小声音强度就是言语接受阈值，即言语识别阈值（SRT）。

如果你的 SRT 是正常的（0~25 dB HL），你一般不会出现听力问题，并且可以理解安静环境中的对话内容。如果 SRT ≥ 26 dB HL，则表示听力减退程度的加重。而 SRT 超过 91 dB HL 则意味着极重度的听力减退。一般来说，SRT 和纯音测听的

听力减退分级

分贝(dB) 范围	听力减退分级	特征
16~25 dB HL *	轻微	难以听到微弱或遥远的声音
26~40 dB HL	轻度	偶尔听不清辅音 越来越难理解背景噪声下或远处的人说的话
41~55 dB HL	中度	在面对面交流和词汇量有限时，可以理解日常谈话内容
56~70 dB HL	中重度	听不到大部分日常的谈话内容 在群体环境中难以听清谈话内容
71~90 dB HL	重度	只有对方很大声时才能听到对话 需要助听器才能进行交谈
91 dB HL及以上	极重度	完全听不到对话 依赖视觉信号，如唇语、手语

注：该表参考美国言语语言听力协会标准，2013。
* 临床上多认为 0~25 dB HL 为正常听力范围。

结果是一致的。

言语识别测试

言语识别测试用来检查你在适听音量下对谈话的理解程度。

在测试中，你需要识别一系列耳熟能详的单音节词，比如"come""thin""sack"和"knees"。每听到一个词，你需要重复它或者指出它所对应的图片。在测听过程中偶尔也会加入一些背景噪声，用于检查干扰是否会影响你对词语的理解。

测听得分不仅可以反映出正确识别词语的数量，也有助于听力师了解你在安静环境中理解对话的困难程度，进而判断是否与你的听力水平相符。

佩戴助听器之前和之后分别进行言语识别测试也可以明确助听器是否能有效改善听力及改善的程度。

其他检查

除了医学评估和听力检查，你可能还需要完善其他方面的听力检查。这些检查同样有助于完善诊断、指导治疗。以下是关于这些检查的介绍。

鼓室压力测试

鼓室压力测试用来检查鼓膜和中耳的情况。它可以检查鼓膜穿孔、中耳积液以及因中耳压力降低而导致的鼓膜内陷等情况。

在检查时，医生会将一个软探头塞进你的外耳道，测量不同压力下鼓膜的活动度，最后将测量结果绘制成鼓室图。

典型的鼓室图曲线上升到图中央会出现一个尖峰，像山峰一样（A型曲线）。如果中耳有积液，鼓膜的活动度降低，鼓室图则无峰值出现，鼓室图曲线变得平坦（B型曲线）。当你感觉耳闷需要做捏鼻鼓气动作的时候，鼓室图也可以显示出此时中耳压力的变化（C型曲线）。

声反射测试

声反射测试用来检测中耳的肌肉对巨大声音做出反应时的收缩情况。

听觉反射可以保护内耳免受巨大声音的伤害，但是，这并不意味着耳朵能够永远避免这种损伤。因为听神经对突发声音的反应和中耳肌肉保护性收缩之间会有轻微的时间差，这种差异导致内耳容易受到突发性噪声的损伤。比如近距离的枪声会立刻对耳朵造成永久性损伤。

在声反射测试中，你将会听到不

同强度的声音。通过检测不同声音强度下中耳肌肉是否收缩可以评估你听力减退的情况。

听性脑干反应测试

听性脑干反应测试用来检测声刺激传到耳朵后从内耳发送到大脑听神经的神经冲动。它可以显示耳蜗和大脑听觉通路的功能。

在进行该项检查时，医生会将电极放置在你的耳朵和头上，并将电极与电脑相连接。当耳机发出一系列短声时，听神经会向大脑发送神经冲动，此时电脑就会记录大脑的活动情况。

因为这项检测不需要手势等主动反馈，所以也适用于新生儿和婴儿的听力筛查。另外，它还可以用来评估听神经的其他问题，并且适用于双耳听力减退程度不一致的患者的听力检测。

耳声发射测试

耳声发射测试用来检测毛细胞对耳蜗淋巴液波动的反应。当毛细胞振动时会产生耳声发射，它无法被听

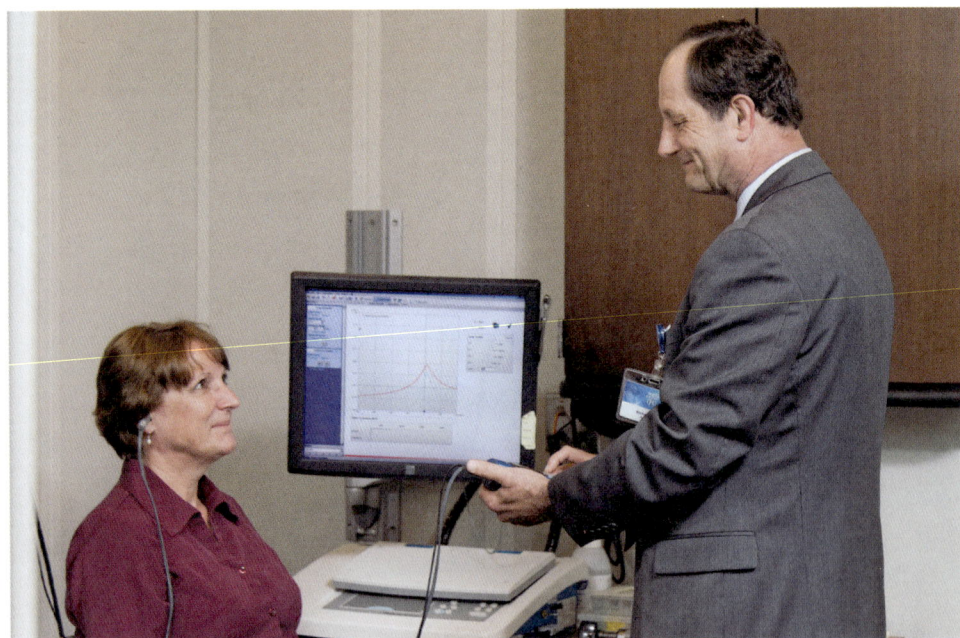

医生或听力师会通过鼓室压力测试来观察鼓膜在不同气压下的反应。鼓室图可以显示出你的听力问题与外耳、中耳（传导性）还是内耳相关，比如鼓膜穿孔、中耳积液

到，但是可以被置于外耳道的装有麦克风的探头测量到。健康人可以产生耳声发射，但是因毛细胞受损而致听力减退的患者则无法产生。该项检查可以判断毛细胞的功能正常与否，因此具有重要意义。

耳声发射测试的结果可以反映听力减退的严重程度。同时，因为这项检查不需要对声音做出举手之类的主动反应，所以同样可以用于新生儿和q 正在接受可能影响听力的药物治疗的人群。

听力图的解读

你在本章了解到的所有检查都可以对听力进行详细的评估，这种评估被称为听力图。

听力图是一种曲线图，它可以显示不同音调下你能听到的最小声音。听力图从两个最重要的方面来描述声音：音调（Hz）和响度（dB）。

可以参照第93页的听力图示例。在图的最上方有一个频率范围，从左到右音调由低（125 Hz）到高（8000 Hz）。人类最常见的言语音调

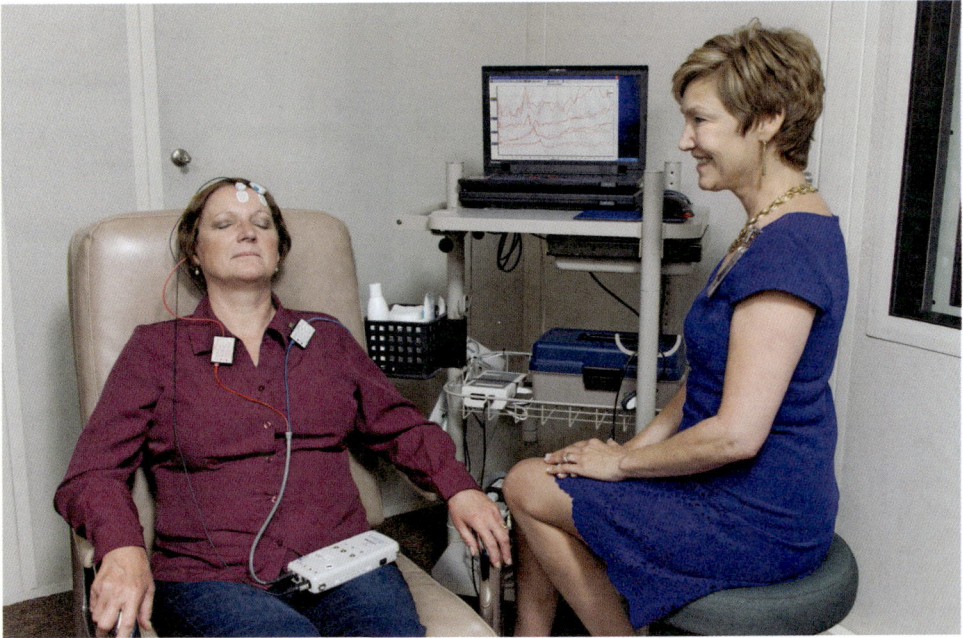

在做听性脑干反应测试时，贴在耳部和头部的电极检测听神经接受来自内耳的神经冲动并将其传输到大脑的情况

为 500~4000 Hz。

听力图上的水平线表示声音的响度。0 dB HL 表示听力正常者能听到的很微弱的声音。听力图上的每个点都代表着不同音调、不同响度的声音。虽然每个听力图都可以提供许多听力信息，但是最常用来评估听力水平的检查是纯音测听。

语言频谱

如果你的听力图囊括了人类在正常对话水平上的所有声音，那么它会在图的中上方显示出一个香蕉形的区域，被称为语言频谱（如第 94 页图所示）。像 ss、ff 和 th 这样的高音调清音一般在图的右侧，zz、j 和 n 这样的低音调浊音一般在图的左侧，而 ch 和 g 则居于中间。

对比语言频谱和听力测试的结果，就可以发现哪部分说话内容容易被你听到，而哪部分说话内容无法被你听到。要让原本听不到的声音被听到，必须使音调或响度更高。

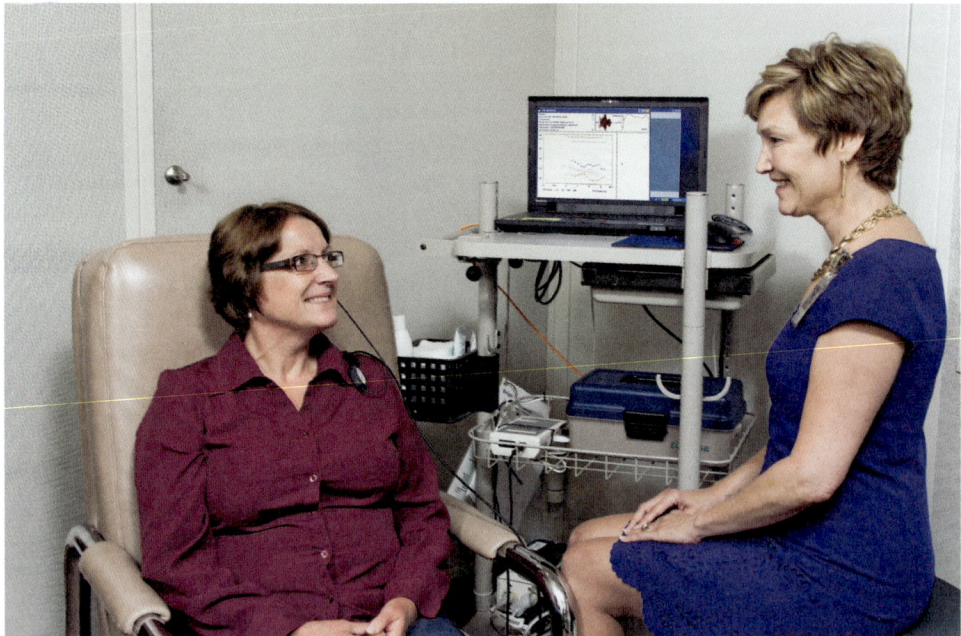

在进行耳声发射测试时，一个带有小麦克风的探头被置于外耳道中，它可以检测到一种我们听不到的声音，即耳声发射。听力正常者的耳朵可以产生这种声音，而听力减退者的耳朵无法产生

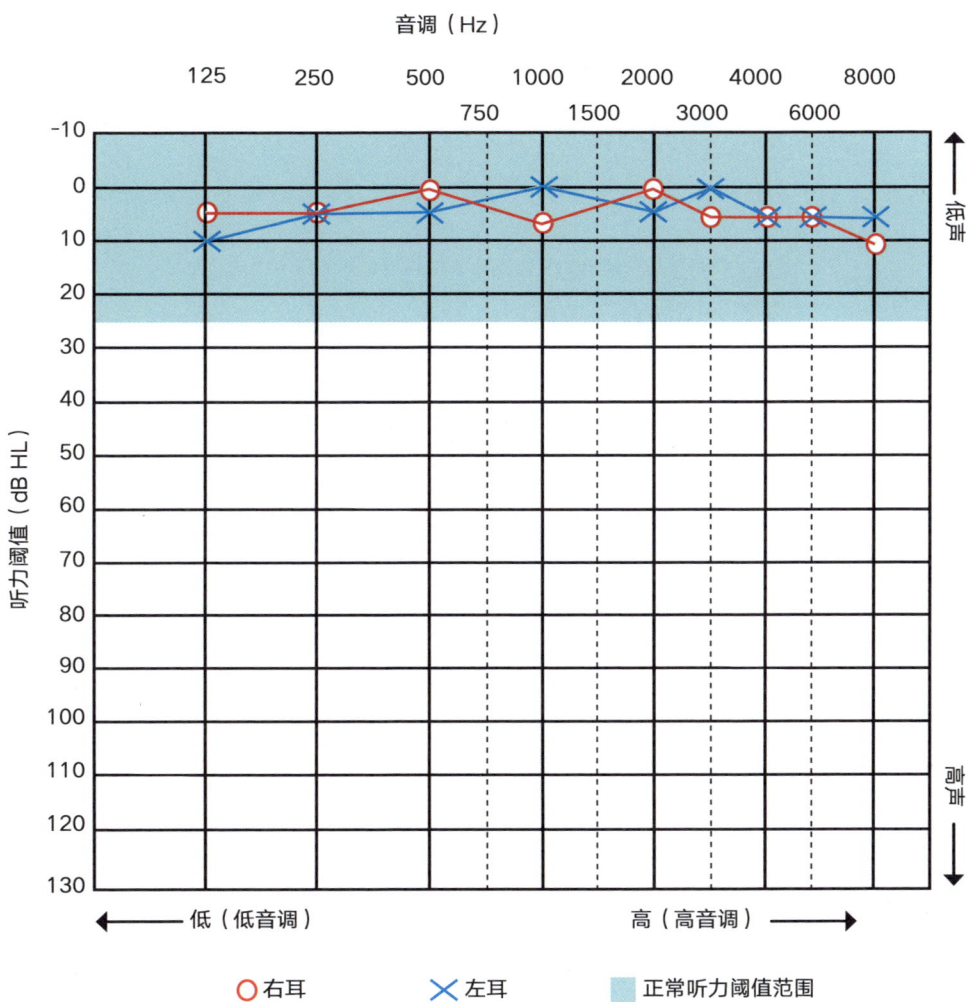

音调（Hz）

| 125 | 250 | 500 | 1000 | 2000 | 4000 | 8000 |

| 750 | 1500 | 3000 | 6000 |

听力阈值（dB HL）

-10 0 10 20 30 40 50 60 70 80 90 100 110 120 130

低声

高声

← 低（低音调）　　　　　　　高（高音调）→

○ 右耳　　　✕ 左耳　　　█ 正常听力阈值范围

这张听力图显示了左右耳的正常听力。右耳的听力用 ○ 表示，左耳的听力用 ✕ 表示。如果听力正常，所有的 ○ 和 ✕ 都会落在 -10~25 dB HL 范围内，即听力图上的蓝色区域。随着听力减退程度的加重，○ 和 ✕ 在图上的位置会越来越低，落在蓝色区域以下

语言频谱

如果你有轻度或中度的听力减退，那么你可能听不到某些声音。如果你有重度或极重度的听力减退，在没有助听器辅助放大声音时，你可能无法进行正常对话。黑色线条画出的香蕉形区域代表了日常对话中的声音响度，如果听力图不在香蕉形区域内，可能无法进行日常交流。

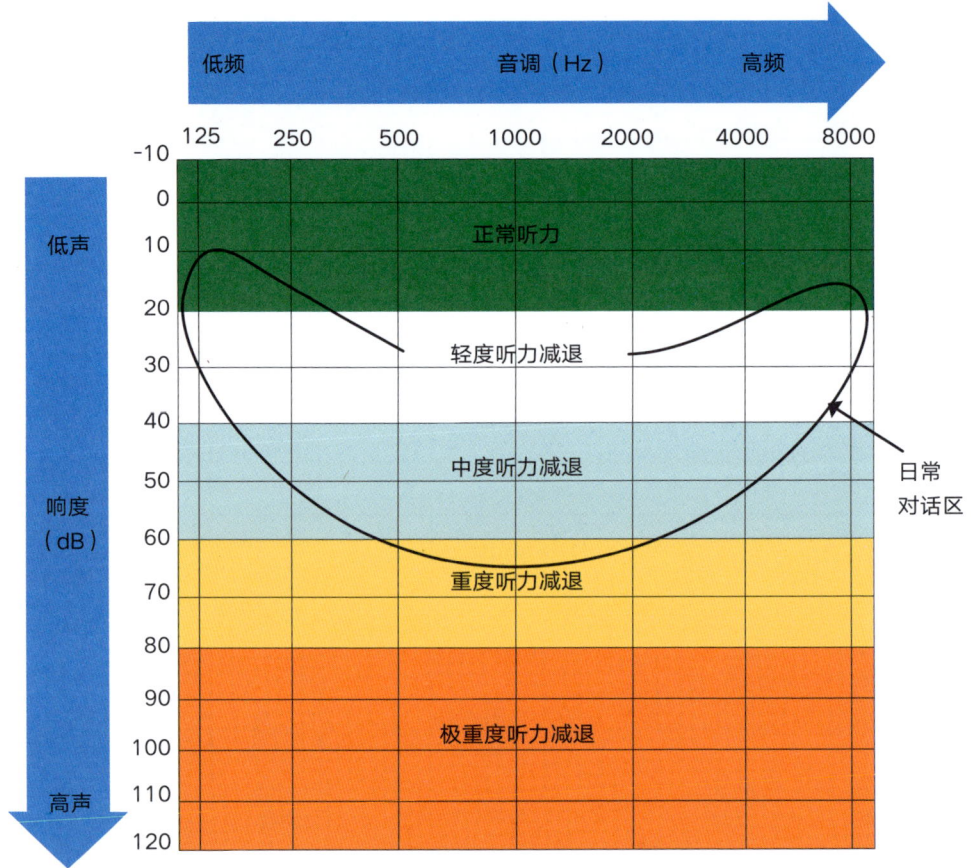

注：该图来自美国言语语言听力协会，2021。

听力减退常发生于高频听力，而辅音主要分布在高频区。高频听力减退的患者常常反映可以听到别人说话，但是无法理解话的内容。

听力检查的重要性

有时人们直到自己明显感觉听力出了问题，或被别人提醒有听力问题时，才会考虑进行听力检查。

保护听力对身体、情感和社交都有直接、积极的影响。改善听力则有助于消除孤独感和挫败感，帮助人们更积极地融入周围环境。为了你未来的听力健康，今天就行动起来，制订一个听力检查计划表吧！

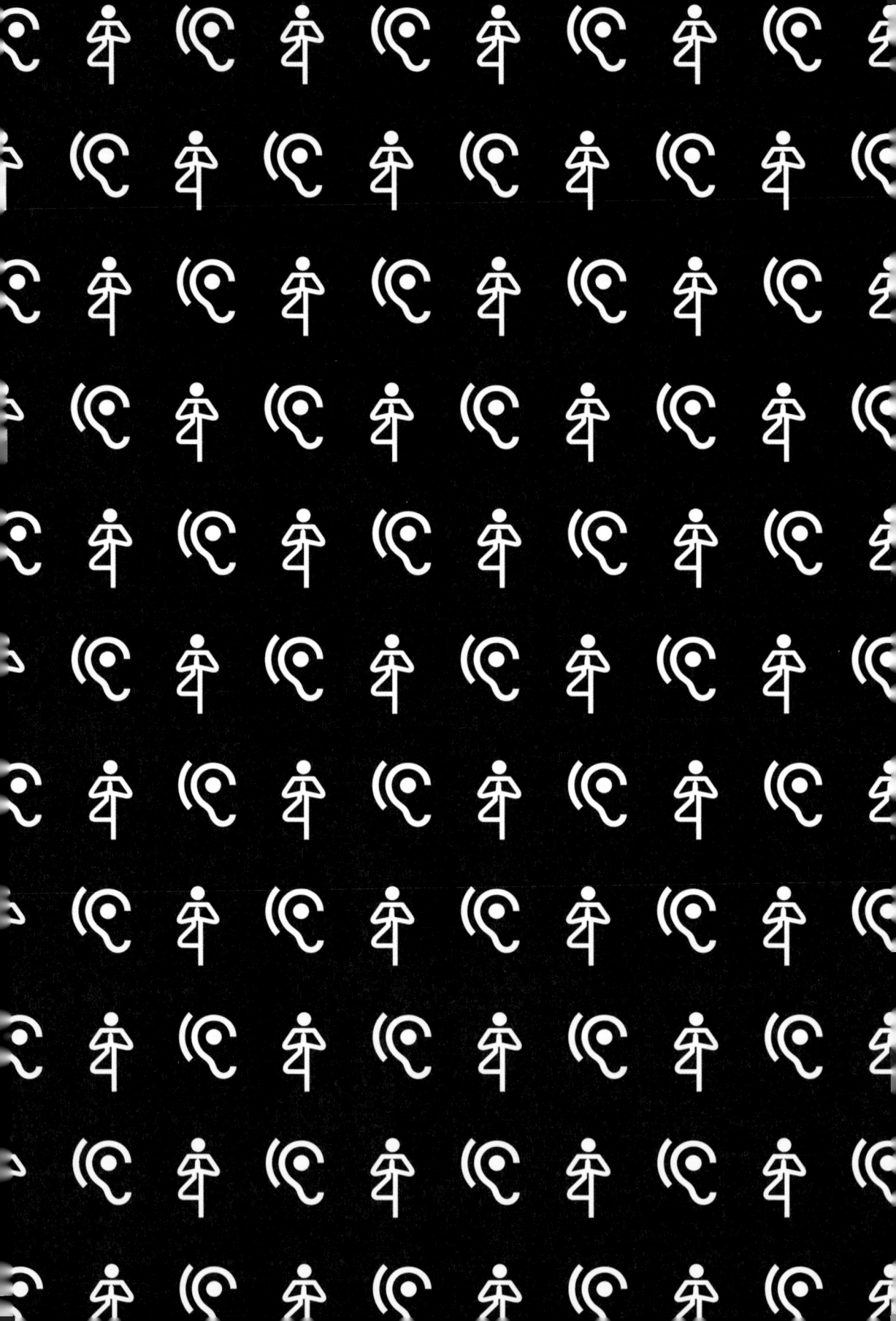

第四部分

在听力减退的情况下好好生活

4

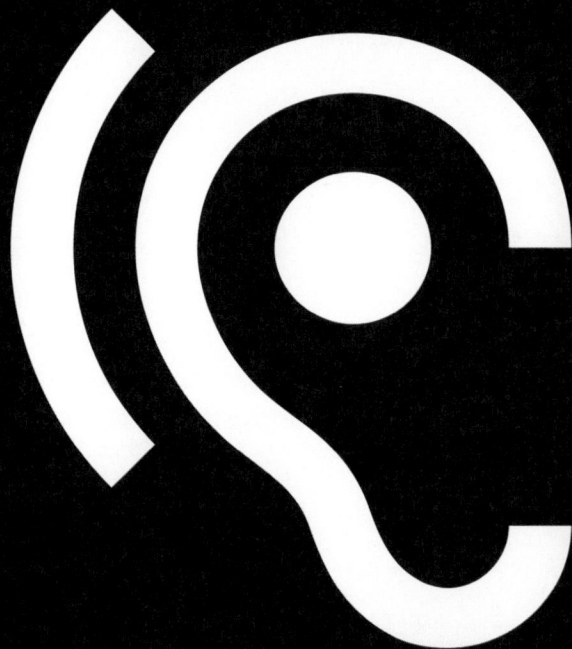

第 8 章

生活质量

8

当肯恩作为一名见习军官在海军服役的时候，他的左耳听力在一次炮击训练中受损。虽然他用右耳努力倾听以弥补左耳的听力减退，但在日常生活中仍然面临许多挑战。每次与别人对话时，他总是要把健康的耳朵靠近与他说话的人，开会的时候也会坐在房间的前面，这俨然已经成为他的一种生活方式。虽然肯恩通过努力感觉自己已经能很好地应对听力减退带来的不便，但是日常生活中的一些障碍他依然难以克服。

像肯恩一样，朱莉经常在参加会议的时候冲到房间的前面，就为了

能够清楚地听到演讲者的讲话。朱莉在 20 多岁时被诊断为双侧感音神经性听力减退，本来她从事的是教学工作，但她觉得由一个听力有问题的老师来教学对学生不公平，因此她最终从热爱的教育行业辞职了。肯恩和朱莉的经历说明听力减退不仅仅意味着失去一种感觉，它还可能意味着失去宝贵的经历和喜爱的活动。如果一个人有听力减退，他可能会感到被排斥，并不再尝试与他人或周围世界进行互动。

从肯恩和朱莉的经历可以看出，听力减退会严重影响人们的生活

质量。

通过采取一些措施来改善听力，肯恩和朱莉都重新获得了生活的乐趣，其他听力减退的患者也可以借鉴这些措施。本章后文主要列举了他们的一些经验，接下来的两章提供了一些实用性建议来指导和鼓舞那些有听力减退的患者。

声音可以帮助你了解周围的世界，给你带来快乐和归属感，也会在你遇到机会或危险的时候给予提示或预警。

听力减退可能会剥夺我们的很多体验：我们听不到朋友们在聚会上的笑声和谈话，也听不到森林小径上激励人心的自然之声。像在餐馆吃饭、旅行、参加宗教仪式、上课、听音乐会或者看电影之类的活动都变得更加困难。就像肯恩一样，虽然有听力减退的他可以应对生活中的许多情况，但还是有很多事情对他来说比较困难，例如在嘈杂的餐馆吃饭时听清几个人同时讲的话，甚至像打电话、去超市购物、去机构办事之类的日常事件，对他来说都是不小的挑战。

通常情况下，听力减退可能是在几年内逐渐发生的。因此，你可能过了很长一段时间才意识到自己听力有

你是否在拖延治疗

你是不是一想到要因听力减退问题去看医生就很烦恼？其实很多人都这样，否认自己听力有问题，并拖延着不去看医生。

以下是导致出现上述现象的几个原因。

听力减退是渐进的，不容易被注意到。听力减退通常是渐进性发生的，所以一开始你可能没有意识到这个问题，在这种情况下，机体可能自动找到了补偿听力减退的方法，例如，有些人在不知不觉中就已经很擅长读唇语了。

有些听力减退的人能听到声音，但却很难理解内容。许多人低估了自己听力减退的严重程度。当人们的听力受损时，通常高频听力最容易受到损失，比如辅音。因此，当一个人存在听力减退时，可能他听到的声音很大，但却听不清内容。

不想被认为衰老或无能。许多人担心戴助听器会被别人耻笑，常见的顾虑是担心其他人会认为他们失去听力的同时也失去了独立思考和行动的能力。

事实是，听力减退比我们意识到的更普遍，对有听力减退的人来说，接受它并采取措施改善它并不是令人羞耻的事。越早寻求帮助来改善听力，就能越快地回归到正常生活中去，从而让你的生活更有价值。

问题，但其实家人和朋友可能在你发现之前就注意到了你的听力减退。

一开始我们可能会否认或试图遮掩我们的听力减退，也许是因为我们仍然可以很清楚地听到某些声音。肯恩的经历也是这样的，他说："当我认为我能应付听力减退带来的影响时，我不愿意花费几千美元在改善我的听力上。我对我的朋友、我正在做的工作，都很满意，生活挺好的。"我们甚至可能说服自己，如果别人说得更清楚或更慢，我们就能听得很清楚。

否认听力减退不会使它们消失。恰恰相反，带着听力减退问题浑浑噩噩地生活可能会造成更多问题。我们应该诚

肯恩的故事："我几乎不会漏掉任何一个字"

直到几年前，肯恩的生活质量还不尽如人意。他与别人的电话交谈时间一般都很短，与朋友共进晚餐也很艰难。当他开始使用带远程麦克风的可充电助听器时，这一切都改变了，这个助听器可以连接其他蓝牙设备，例如他的智能手机。我们将在第11章介绍这些技术。

肯恩使用助听器已经很多年了，但助听器技术的新进展极大地改善了他的生活质量。

肯恩说："助听器与智能手机的连接让一切都变了。"

当肯恩的智能手机响铃时，按下助听器的远程麦克风上的接听按钮，电话就可以直接连接到他的助听器。远程麦克风还允许他与另一个房间中的人进行清晰的对话，并且即使在有背景噪声的人群中或餐馆中，他也可以轻松地听到别人说的话。开会时，他可以将远程麦克风放在会议桌上靠近发言人的位置，就可以清晰地听到每一个单词。这意味着肯恩不再需要跑到房间前面去抢一个好座位就可以听清楚别人说了什么。

肯恩的朋友们都记得他在没戴助听器的时候讲电话的时间有多短，在他戴上助听器之后，他们注意到了他打电话时长的变化。他们对肯恩说："你戴上助听器之后，更愿意长时间与人交流了。"他再也不用费力去听或破译别人的话了，将麦克风设置为蓝牙模式后，他可以通过电话与他人交谈，并且几乎不会漏掉任何一个字。

在大雪纷飞的时候，肯恩离开在美国中西部的家去更温暖的地方过冬，最新的助听器技术让他非常享受这段旅途。这段长途旅程经过美国的很多州，他会在经过的时候停下来，与朋友们叙叙旧。有了最新的助听器之后，在餐厅用餐、参观艺术博物馆和欣赏路途中的风景都会变成美好的体验，肯恩可以尽情享受。

对肯恩来说，助听器技术让他能参与生活中所有给他带来意义和快乐的事情。

肯恩说："生活就是尽你所能过最好的生活。"

实地看待我们的生活，评估听力减退带来的问题，看看我们可以做出哪些调整来改善这些问题。以下是对听力减退患者提出的建议。

应对共同挑战

听力减退患者经常面临一些相似的挑战。无论是在家里还是在工作中，听力减退患者最常遇到的问题是感觉与他人脱节，信息的获取和自我认同感也会受到影响，而且这些问题会让人感到焦虑或抑郁。

关系障碍

人是社会性动物——大多数人都会寻求与他人的联系，并借此发展。当沟通能力受到阻碍时，在这样一个高度社会化的世界里生活可能会变得很困难。听力减退会使患者与身边人的关系变得紧张，包括家人、朋友、同事以及其他经常与之互动的人。

例如，当你在一个晚宴上听不到大部分人说话时，你可能会很快感到疲倦或者感到被冷落，这可能会导致你以后不喜欢参加这些活动，而喜欢待在家中；在商店里，你可能很难从一个说话温和的收银员那里听到费用

总额；当你在打开的水龙头或洗碗机前时，家人打电话给你，你可能听不懂其讲话内容。除了上述这些情况，其他与听力减退相关的因素，如社会孤立、自卑、抑郁，可能会使你的人际关系更紧张。

当你听声音非常费力的时候，对话很快就会变得令人沮丧和厌烦。虽然你也想和家人、朋友待在一起，但这种困难的互动可能会让你压力变大，然后你就会自然而然地尽量避免参加那些互动可能会很困难的活动。但是一直这样做的话，可能会切断你与周围世界和爱你的人的联系。

研究表明，不使用助听器的听力减退患者更容易出现社交减少、抑郁的情况。

相比之下，使用助听器或其他助听设备的患听力减退的老年人生活质量往往更高，与家人的关系更好，自我感觉也比较良好。他们会更积极地社交，从而体验到更多的温暖，情绪也会更稳定。

为了尽量减少听力减退的负面影响，保持社交参与度是很重要的。例如，和朋友聊天、参加家庭聚会、参加晚宴、打牌，以及晚上去看电影或话剧等，这些令人愉悦的活动能让你

持续融入主流生活。

寻找改善沟通和社交互动的策略（见第103~110页的内容），不止为了你自己，还为了每天和你一起生活的人。

身份认同的丧失

听力减退会影响你如何看待自己在世界的位置。许多成年人在幼年时听力受损，随着时间的推移，他们已经把听力减退纳入了自我形象，听力减退已经变成他们的一部分。因此，他们习惯于在日常生活中管理并解决听力减退。但对成年后失去听力的人来说，这种听力减退可能会带来更大的创伤。他们会担心别人对他们的看法，担心被看作无能的人，经常感到力不从心，这种感觉会影响他们的日常生活。

当你采取措施改善听力问题时，首先要牢记听力减退不会削弱你的自身价值，你仍然会为这个世界做出很多的贡献。通过改善听力减退，你将会具备更好的条件，过更有意义和更有价值的生活。

工作中的问题

对许多人来说，人生的意义和价值的很大一部分来自工作。如果你因为办公室或商场的背景噪声而误解了与经理或主管的谈话内容，可能会给工作带来很多困难；透过玻璃隔板（如银行柜台的玻璃窗）听别人说话，或者听另外一个房间的人说话，对有听力减退的人来说非常困难；参加讨论或会议时，几个人同时快速交谈也可能会让有听力减退的人感到理解困难。

听力减退的情绪副作用

如果你已经有一段时间饱受听力减退的困扰，那么对于研究人员发现听力减退与抑郁和焦虑之间存在联系这件事，你可能不会感到惊讶。如果听声音很费力，你可能会避免和其他人在一起，这种自我隔绝会导致孤独，而孤独又会导致抑郁。

焦虑也会出现类似的循环。听不到周围世界的声音会使人感到焦虑，如果你因为怕感到焦虑而避免和别人在一起，你就有可能变得孤僻和抑郁。

接受听力治疗可以打破这个循环。一些研究表明，使用助听器可以改善听力减退患者的社会功能和抑郁症状。但最重要的是，要认识到你的感受是真实的、合理的。让自己从中抽离出来，认真体会自己的感受，然后选择适合自己的治疗方式，这样就可以继续前进了。

尽管有这些障碍，听力减退也不应该结束你的职业生涯，许多常见的工作中出现的问题都有切实可行的解决办法。

了解你的合法权利是很有用的。在美国，几乎每个州都有一项法规，规定基于残疾、种族、宗教、性别、年龄或其他少数民族身份的就业歧视是非法的。根据《美国残疾人法案》（ADA），在求职、雇用、解雇、晋升、补偿和培训方面歧视符合条件的残疾人是违法的。[①]

此外，ADA 要求雇主为残疾雇员，包括有听力减退的雇员，提供所谓的"合理便利"。合理便利可以是对工作环境的任何调整，目的是使残疾雇员能够履行工作的基本职能。

对于听力减退更严重的员工，合理的便利措施可能包括提供电传打字机（TTY）、聋人电信设备（TDD）、字幕电话、可视电话，甚至是像带有闪光铃声的普通电话一样简单的设备。

雇主可以在办公室墙壁和地板上加设隔音屏障或消音装置，以控制工作环境中的背景噪声；在礼堂和会议室安装听力辅助系统；也可以寻求转录或手语翻译服务。此外，雇主应该改变或增加照明，使听力减退的雇员更容易通过视觉观察周围发生的事。

不仅雇主们需要采取一些措施来创造无障碍的工作场所，听力减退的雇员也可以采取一些措施来改善工作环境。不妨试试以下这些技巧。

使用辅助工具沟通。可以使用助听设备，如电话放大器、调频系统、字幕和警报设备。你将在第 11 章中了解更多关于这些设备的信息。

限制背景噪声。如果可以的话，尽量把办公桌的位置选在安静的地方，而不是人来人往的走廊旁边和嘈杂的办公设备（比如复印机和空调）旁边。

让同事在说话时先叫你的名字。这可以让你集中注意力，从而更好地理解对方所说的话，并且参与到讨论中去。

在会议和演讲中坐在前排。参加会议或演讲的时候，尽量早到，选择离演讲者近些的座位。

给自己一些休息的时间。在需要长时间倾听和沟通的情况下，尽量科学地安排休息时间，这可以帮助你减

[①] 《中华人民共和国残疾人保障法》规定：在职工的招用、转正、晋级、职称评定、劳动报酬、生活福利、休息休假、社会保险等方面，不得歧视残疾人。

少疲惫的感觉。

提醒你的同事。如果你自己知道听力减退可能导致的问题，应该告诉同事们，让他们知道能为你提供什么样的帮助。

改善社会关系

有许多方法可以帮助你很好地沟通，从而让你保持社会活动的参与度。其实即使没有听到每一个声音，也可以进行有效的沟通。剩余听力，连同视觉信息、上下文线索和生活经验，可以帮助你理解别人说的话。在科技的辅助下，听力减退的影响可以大大降低。

下面的几个技巧可以增强你与他人的互动。

说出你的需求

和他人互动时直接说明你的需求。如果不主动提出来，你就可能听不到或听不懂谈话中的任何内容。下面的这些策略可以发挥作用。

- 让别人知道你有听力减退，这样他们就不会认为你冷漠或漫不经心。
- 要记住你的听力减退会影响他人，

并做好应对他们的反应的准备。
- 接受使用助听器等助听设备。
- 当需要帮助的时候，向别人请求帮助，而不是要求别人帮助。
- 告诉别人具体需要怎么做，比如放慢语速、说话时看着自己、将手从脸上移开或重复一个词。
- 当与他人交谈感到疲惫的时候，可以稍微休息一会儿再继续。
- 当其他人为了与你更好地沟通而做出努力时，要表示感谢。
- 如果你把情绪发泄在别人身上了，要敢于承认错误。
- 调整周围的环境，以满足你的听力需求。

当你直接告诉别人你是听障患者时，许多社交问题可能会更容易解决，因为大多数人都会愿意提供帮助。

创造更好的倾听环境

改善听力和社会交往的最有效的策略之一是改变那些会让你出现听力困难的情况，通常可以通过改变环境来防止沟通中断。以下这些建议可以提供一些帮助。

靠近你想听到的声音的声源

声源包括电视机或立体声系统、演讲者、讲师、家里的访客等。可以把家里或者办公室的家具布置成方便你听清别人说的话的格局，也可以让客人或家庭成员坐在你旁边，这样你就可以跟他们面对面交流。如果你不能提前布置好格局，那就选择一个距离你想与之交流的人足够近的位置，以便你能看到他并听到他所说的话。

远离分散你注意力或遮住其他声音的噪声

在公共场所不要坐在靠近机器、电器或人多的走廊的地方，在餐馆里，选一张远离厨房、大厅人多处、吧台或其他嘈杂地点的桌子，然后背对着墙坐着。不要坐在音响或通风管道附近。

在家里和别人谈话时，将电视、收音机关掉或静音。不要坐在开着的窗户旁边，以减少交通噪声和户外声音的干扰。

调整好自己的位置，找一个光线充足并且可以清楚看到说话人的脸的地方

说话者的面部表情或头部的位置等视觉线索可以帮你清楚地理解谈话的内容。良好的照明有助于"看话"，也就是读唇，后文会提到这一点。

提前规划社交活动

在参加繁杂或拥挤的环境中的活动之前，请提前打电话询问活动现场是否提供助听设备。如果提供的话，你可以提前到场领取设备，并选择座位。

学习看话

看话，也被称为读唇，是一种听力减退的人士可以在许多社交场合使用的技能。学会了读唇，听力减退的患者就可以通过观察说话人的嘴唇、舌头、下颌、眼睛和眉毛的动作，以及面部表情、身体姿势和手势来识别他所说的话，这些视觉线索对于理解语言至关重要。

大多数人，不管听力好坏，都会在一定程度上依赖于读唇，事实上，许多人没有意识到他们能读唇。例如，当背景噪声非常大时，正常听力的人可能会本能地将说话者嘴唇的动作与听到的声音相匹配。

在听力减退患者有一定剩余听力，且使用助听器或其他助听设备的情况下，读唇的效果最好。读唇法通

过观察人们说话时嘴唇的形状来识别其他人说了什么，例如，元音 o 是由嘴唇呈圆形发出的，辅音 m 是由嘴唇紧紧地闭在一起发出的，辅音 l 需要把舌头放在牙齿后面。

但是，即使是最熟练的读唇者也不能识别出所有字，并不是所有的语音都能通过嘴唇的形状识别出来，有些语音发出时嘴唇形状完全一样，例如，辅音 b、m 和 p 发音时，嘴唇的形状看起来很相似。因此，"ban""man" 和 "pan" 这三个音几乎无法靠唇形区分。

其他因素会使读唇更加困难，例如语速快、发音不清、光线不好，以及说话人侧脸相对、捂嘴、有胡须等，所以你经常需要依靠句子的上下文和其他非语言线索来理解别人所说的话。

与听力减退的人交流

当你与听力减退的人交谈时，要记得，对你来说很简单的沟通对对方来说可能很困难，他需要付出积极的努力才能理解你说的话。助听器可能会对改善听力有所帮助，但调大音量不会让失真的声音变得更清晰。

通过以下实用的建议，可以加强与听力减退者的沟通。

- 在开始交谈之前尽可能减少背景噪声。关掉电视、收音机、空调和其他嘈杂的电器，关掉水龙头，如果你不能减少背景噪声，那就试着换一个安静的地方。
- 说话前一定要引起对方的注意。你可以通过叫他们的名字或触摸他们的肩膀来做到这一点。
- 面对面交谈。与对方保持视线平齐，距离不要超过 1 m。讲话时不要嚼口香糖、抽烟，不要用报纸挡住脸或者捂住嘴。
- 用正常的音量说话，尤其是在对方佩戴助听器或有人工耳蜗的情况下，不要大声喊叫，如有必要，可以适度增加音量。
- 说话清晰而自然。说话的时候语速慢一些，比平时说话多几次停顿。
- 使用面部表情、手势和其他肢体语言来辅助你表达观点。
- 留意对方的表情，看其是否有理解困难的迹象。如果对方不确定你所说的话，请重新表述。
- 如果谈话主题发生变化，请提醒对方。
- 在集体场合要给予他们格外的关注。争论对听力减退的人来说是最困难的情况之一。尽量合理安排活动，使每次只有一个人在发言。在会议中，用黑板或显示器显示议程，并随着会议的进行，标注出正在讨论的议题，这对存在听力减退的人很有帮助。

和学习任何新技能一样，学习读唇的基础知识也需要很多时间和耐心。在有听力减退的人（包括那些戴助听器的人）听起来，语音可能会减弱或失真。读唇要求你把注意力集中在嘴唇的动作上。

但是读唇的技巧通常会随着练习而提高，而且练习得越多，你会变得越自信。许多熟练的读唇者发现读唇可以让他们更容易地理解对话，事实上，现实生活中，一些患重度听力减退的人会选择使用读唇而不是手语进行交流。

读唇时，不要试图理解每一个词的意思，而要关注整体的意图和上下文。下面提供一些让读唇更容易的建议。

- 让自己背对光源，以便清楚地看到说话者的脸。如果看不清说话者的脸，你就很难通过读唇的方法来读懂他说的话。
- 尽快确定讨论的主题。如果你熟悉这个主题，并且能识别关键词，就不需要分析每个短语。
- 观察说话者的面部表情、肢体语言和手势，从中寻找谈话内容的线索。
- 在开始对话之前，告诉对方你有听力减退，鼓励对方以他的正常速度说话，但也许要稍微慢一点。
- 尽可能地放平心态。不要试图理解每个词语，这会使读唇变得更加困难。
- 在读唇的同时，利用你的剩余听力。关掉电视或收音机，关上门窗，或者坐在餐馆里安静的地方，远离喧嚣，以减少背景噪声。
- 专注于获取信息，而不是只关注嘴唇的具体动作。你会发现后面的句子可能会出现之前被你漏掉的词语。
- 如果后面没出现你之前漏掉的词语，你可以请说话者换一种表达方式再说一遍那句话。
- 合理休息，尤其是在刚开始学习读唇的时候。读唇需要高度集中注意力，而且很容易令人厌倦，学习间隙可以闭上眼睛，放松几分钟。

使用手语

手语使用手势（手的形状、位置、运动），身体动作，姿势，面部表情和其他视觉线索来组成单词，它往往是许多完全丧失听力或有严重听力减退的患者的第一语言。手语是一种完整的语言，也具有明确的语法、语义和句法。

世界上不同国家和地区的人使用不同的手语，美国手语在美国和加拿大很常用。像英语一样，美国手语也允许地区差异和行话的存在。

视觉被认为是使用手语最有价值的工具。手语中的每一个手势都可以分解成几个部分，就像口语可以分解成单个的语音和语调一样。美国手语的每个手势都由手形、手的动作和手的位置组合而成，改变任何一个部分都会改变这个手势的含义。

面部表情和身体动作在手语中也很重要，例如，在英语口语中通常用声调上扬来表示疑问，使用美国手语的人在提问时也会扬起眉毛、睁大眼睛，而下达命令的时候可能需要更有力地做手势。

使用手语需要时间和练习，而且很难通过书本学习，一般建议想学手语的人报名参加学习班并与其他使用手语的人多交流，掌握进行基本交流所需要的手语可能需要一年甚至更长时间。

考虑养一只助听犬

盲人用的导盲犬广为人知，但是你知道服务犬也可以帮助患重度或极重度听力减退的人吗？助听犬可以提醒你注意日常生活中的声音，如门铃、电话铃、烤箱定时器、闹钟、烟雾和火灾警报。甚至当有人叫你的名字时，助听犬也会做出反应。

助听犬不是通过叫声来引起你的注意的，而是用鼻子或爪子轻推你，然后把你带到声音的源头。不仅如此，助听犬还可以在你和其他家庭成员之间传递信息。

在公共场所注意助听犬的反应可以帮助你更好地注意到车辆和行人，尤其是当车辆和行人从你身后或拐角处出现的时候。

《美国残疾人法案》规定，必须允许助听犬陪同主人进入公司和其他公共场所。助听犬的辨识标志通常是亮橙色或黄色的皮带，助听犬进入商业场所和公共场所时并不需要有特殊的身份证明。

助听犬包括各种品种的狗，许多狗来自动物收容所，要接受几个月的训练，包括服从训练和特殊服务训练。在美国，尽管很多其他服务犬需要认证，但是助听犬没有国家训练标准，也不需要认证。

一些患听力减退的人选择直接与私人教练一起培训助听犬，另一些人则喜欢养一只受过训练的助听犬。无

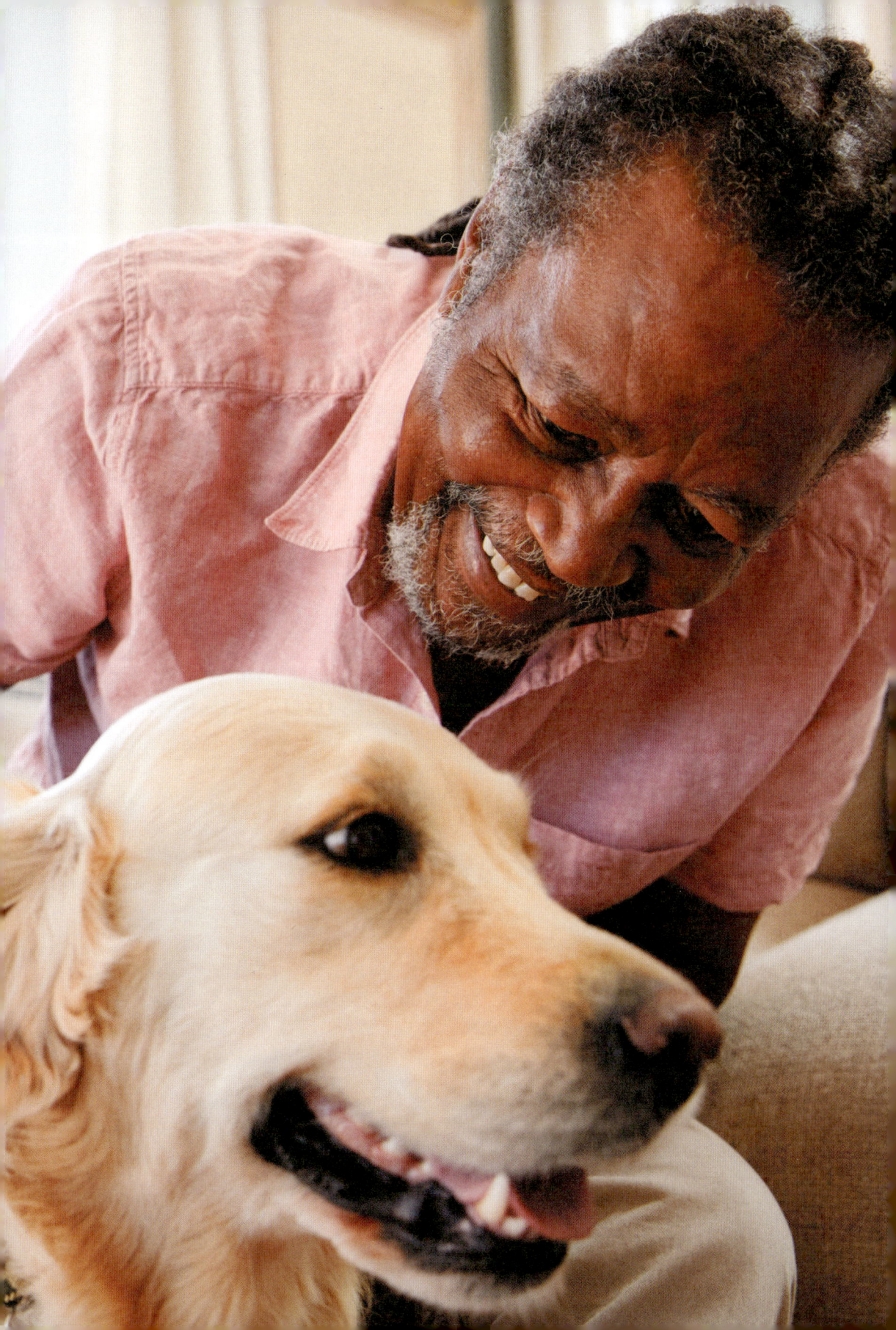

论如何，都要等上 2 年或更久才能找到可陪伴的助听犬。

在美国有两个著名的助听犬组织，分别是"援助犬使命（Paws With a Cause）"和"犬伴独立（Canine Companions for Independence）"。大多数服务犬组织都是非营利性的，他们向需要的人免费提供服务犬。

寻求支持

在本书中，有一个信息是一直不变的：不只是你一个人存在听力减退。许多有听力减退的人生活得很好，你同样也可以。除了前文提到的建议，下面这些方法也可以帮助你适应听力减退后的生活。

听力康复

如果听力减退让你感到不舒服，你可以考虑进行听力康复（也称为听觉康复或听力训练）。听力康复可以帮助你适应听力减退和减少其带来的困难。听力康复的倡导者认为通过充分利用助听器和助听设备，听力减退的患者可以满足自己的交流需求。

听力康复服务通常由听力师和语言病理学家共同提供。你可以和治疗师进行一对一的交流，或作为小组的一分子进行交流，也可以同时采用这两种交流方式。团体治疗尤其有帮助，因为你会遇到和你面临同样问题的人。

听力康复的总体目标是最大限度地提高听力减退患者的自信心和在日

努力改善无障碍设施

你是否曾经费尽心思地去理解公共广播系统中所说的内容？你是否发现自己无法欣赏戏剧，因为听不到演员的声音，除非他们朝着你的方向说话？你有没有因为教室环境减弱老师的声音或是让老师的声音有回音而在功课上挣扎过？这些对任何一个积极生活的人来说都很有压力，这给听障人士带来了特殊挑战。

通常情况下，社会上没有专门为听障人士提供的旅行、娱乐、教育和医疗保健所需的设施，少有电影院提供字幕服务或助听系统，许多诊所和医院都没有口译员。

像美国听力减退协会（HLAA）这样的组织正在努力改善听力减退患者在各种场景下的无障碍设施，听力辅助技术的改进使更多的听力减退患者能够参与更多的活动，在线学习的出现也增加了听力减退人群受教育的机会。

要了解更多关于助听设备、字幕和其他交流辅助设备的信息，请参见第 9~11 章。

常生活中与他人交流的能力，这可以通过以下方法实现。

- 了解你的听力减退情况。
- 学习如何倾听。
- 学习读唇技巧。
- 在与人交流时树立信心。
- 处理与听力减退相关的情绪问题。
- 了解所有不同的助听器和助听设备。
- 了解自己的合法权利，为自己发声。
- 让家人理解你的需求。

- 让家人更容易与你沟通。

你可以参加医疗门诊、康复中心、社区大学或私人诊所的听力康复课程，也可以使用一些听力康复相关的软件，方便你在家里自学。你的听力康复师可以与你讨论这些项目。

互助小组

与其他有听力减退的人分享经验是一个寻求支持的很好的方式，加入

朱莉的故事："我感到很幸运"

朱莉在 20 多岁时被诊断出有轻微的听力减退，同时还被告知她将在 40 岁时失聪。当时的她不认识任何跟她年龄相仿的听力减退患者，绝望和孤独的朱莉也不知道可以使用助听器。

朱莉的朋友们也很困惑，朱莉经常误解事情，不想打电话，也不想出去。最后朱莉说："我这个外向的人变得孤僻了。"

大约 10 年后的一天，这一切都发生了改变，一个朋友说服朱莉和他一起去上了一节大学的课，这个课堂上满是听力学专业的学生，他们渴望与有听力减退的人交谈。同学们的温柔鼓励和专业知识给了朱莉她迫切需要的支持。这次经历之后，朱莉被鼓励考虑佩戴助听器。

朱莉后来又花了 1 年时间才决定佩戴助听器。她开始定期使用助听器后，她的生活质量慢慢得到改善。

朱莉认为，她生活质量改善的原因是找到了同道中人，因为她加入了美国听力减退协会，她还在威斯康星州建立了第一个分会。通过加入该组织，朱莉了解到一些以前不知道的医学知识和听力辅助技术，还与数百名她能感同身受的人一起学习，这些人都希望通过这些方法重新过上正常的生活。

"我们从彼此身上学到了很多，至少我们知道我们并不孤单。"朱莉说道。

最终，朱莉获得了硕士学位，回到了她热爱的教书工作中。朱莉说："能够了解到让我重获新生的科技，我感到很幸运。"

一个互助小组可以提醒听力减退患者他们并不是一个人在面对这些问题。

互助小组和听力康复小组不一样。听力康复小组是由听力师领导的，而互助小组是由同伴领导的。加入互助小组是解决问题和获得支持的绝佳方法，也是认识新朋友的一种方式，还可以了解、借鉴其他人的生活方式，例如其他人如何处理旅行、会议、电话交谈、公共场合交流等问题，或者如何与难以相处的同事打交道？他们的助听器有什么问题？或者他们用了什么助听设备？

好好生活

听力减退影响生活的许多方面，包括家庭、人际关系和社会生活。有了适当的方法和工具，你就可以克服所面临的挑战，在听力减退的情况下也可以生活得很好。

寻找信息

在网络上可以找到大量和听力减退有关的产品、出版物、服务和网站，但是要小心辨别，这些信息既有可靠的，也有骗人的。

当评估你在网上找到的信息时，可以考虑以下准则。

- 查找由国家机构、大学、政府机构或主要医疗中心创建的网站。
- 搜索能找到的最新信息。
- 检查信息来源。注意文章是否提到已发表的研究；是否由合格的专业人员组成的委员会在内容发表前进行审查。警惕那些商业网站或推崇单一观点的个人推荐。
- 仔细检查信息。多访问几个网站，并比较它们提供的信息。

9

第 9 章 /

助听器

"戴助听器这件事让人感觉很惶恐，很多有听力减退的人畏惧和抵触这件事情，就像我第一次戴助听器时一样。"朱莉说，她回忆起了自己 20 多岁被诊断出听力减退，并戴上第一个助听器时的情形。你可以在第 8 章读到朱莉听力减退的经历。

"最初我不想戴助听器，当时我认为戴助听器对我没有帮助，而且助听器太贵了，我已经到了绝望的地步。因为听力减退，我正慢慢地远离伴随我长大、接受教育和工作的听觉世界。但是回顾过去，我非常感谢所有让我受益的技术。"朱莉说。

听力减退并不意味着你与有声世界隔绝，但这确实意味着你可能需要一些帮助来听到声音并理解它们。如果你觉得自己因为听力减退而不能很好地享受生活，那么助听器会帮助你，就像帮助朱莉一样。对大多数听力减退的人来说，戴助听器是最有效的康复方法。

助听器是一种能使声音变大的复杂的电子设备，虽然不能使听力恢复到原来的水平，但可以帮助你改善听力和日常交流能力。

助听器可以增强人与人之间的互动，帮助你解决许多与听力减退有关的问题，比如难以理解对话的内容，以及难以注意到预警信号，例如计时器和警报器的声音。助听器还可以帮助你缓解孤独感和自我形象问题。

助听器在最近几十年有了巨大的进步。数年前，助听器又大又笨重，音质也很差，佩戴者听到的声音刺耳且失真，就像一台廉价的晶体管收音机。现在，助听器的音质比以前进步了很多，而且有很多类型可供选择，可以满足不同的生活方式和交流需求。现在的助听器也比老款更小巧、隐蔽。（当你读这一章的时候，看看其中出现的照片，猜猜到底哪些人戴着助听器。你可以在本章的末尾找到答案。）

适应助听器需要一些时间，但你会逐渐体会到自己在各种社交场合中听力和交流能力的提高。当定期佩戴助听器并很好地维护它时，你也很快会注意到生活质量的改善。

本章概述了助听器的工作原理以及如何选择合适的助听器。

佩戴的积极性是助听器发挥效果的关键，那些积极佩戴助听器的人通常会得到最好的效果，他们也更倾向于继续佩戴助听器，并获得最大的受益。

助听器有多种款式，这些款式通常是基于用户特定的需求而设计的。每个人和每种类型的听力减退都是不同的，在做出选择之前，了解情况、保持耐心并接受听力师或助听器验配

需要问自己的问题

在与听力师或助听器验配师见面之前，请先考虑以下这些问题。

以下这些事情对你来说有多大的挑战？

- 在嘈杂的环境中与一个或多个人交谈。
- 看电视时不把音量调到最大。
- 听到与你打电话的人说的话并辨认出他是谁。
- 听到手机铃声从另一个房间响起。
- 听到有人按门铃或敲门。
- 听到车流的声音。
- 在社交场合感到自信并能够融入。

了解你所面对的挑战可以帮助听力师或助听器验配师为你找到合适的助听器。

什么对你来说是重要的

选择什么类型的助听器取决于什么对你来说是重要的。思考一下，什么时候沟通对你来说是最困难的？什么时候听得清楚对你来说很重要？你是否有过因为不得不集中精力努力听声音而感到疲惫的时候？也许你想在子女或孙辈来访时听到他们的谈话，或者想在每周的纸牌游戏中理解牌友们的谈话。

花点时间写下这些问题的答案。

• 哪些情况对你来说是具有挑战性的？你何时何地面临最大的挑战？

_____

_____

_____

_____

_____

• 是什么让这些情况变得困难？尽可能说得具体些。

_____

_____

_____

_____

_____

• 这些情况让你感觉如何？你是否已经让家人或朋友知道你遇到了麻烦？

_____

_____

_____

_____

_____

师的建议是有帮助的。

有几种方法可以提高你使用助听器的满意度。你可能已经迈出了第一步，即承认自己有听力减退，进行听力测试，并为你所面临的挑战寻找解决方案。仅仅是承认自己的听力减退并寻求帮助，就足以说明你会在使用助听器的时候获得好的效果。

了解自己的听力减退类型也很有帮助，这有助于听力减退的患者对哪种助听器最适合自己产生现实的预期，每个人使用助听器的效果各不相同。

助听器的使用效果取决于很多因素，包括佩戴者听力减退的类型和严重程度。如果你指望通过助听器恢复完美的听力，那你一定会感到失望，这就是为什么了解你对助听器的现实期望很重要。

接下来，想想你的目标和期望。你戴助听器的动机是什么？设备的风格对你来说有多重要？哪些额外的选项是重要的？如何选择适合自己的设备取决于你的具体需求。

当你考虑购买哪种类型的助听器时，需要考虑很多因素，性能、风格、尺寸、技术和成本等。例如，你可能想要一个体积最小的助听器，或者也许你想要一个容易操作的助听器，不在意大小。想想什么对你来说是最重要的，你愿意接受什么样的折中方案。如果你退休了，大部分时间都待在家里，你可能不需要最昂贵的、拥有所有最新功能的助听器。

你也可以考虑与其他戴助听器

助听器市场正在增长

大约 1/10 的美国人有不同程度的听力减退。以下是在美国不同年龄段的听力减退人群中，佩戴助听器人群的占比。

- 65 岁及以上——略高于 41%。
- 35~64 岁——约 23%。
- 34 岁及以下——约 30%。

总的来说，能从使用助听器受益的人中，只有不到一半的人真正佩戴了助听器。

虽然这些数字多年来没有太大变化，但研究表明，在全球范围内，随着人口老龄化的加剧，助听器市场正在逐步增长，并将在未来几年继续扩大。

市场分析人士认为，这种增长的部分原因是听力减退变得越来越普遍。此外，人们普遍了解到助听器技术的进步，其中许多进步可以从本书中了解到，且助听器也比过去更容易获得。慢慢地，助听器越来越被那些能从中受益的人所接受。

的人士交流，我们已经在本章开头和第 8 章了解了朱莉和肯恩的故事，接下来会在本章后文了解到格蕾塔的故事。当然，在选择、安装和适应助听器的过程中，也可以和你的听力师或其他听力学专家谈谈，告诉他们自己的期望有助于使助听器发挥最好的效果。

助听器是如何工作的

现在助听器的种类有很多，技术

助听器的基本部件

耳内助听器的所有部件都装在一个叫作外壳的小塑料容器里。而耳后助听器（见第 123 页）的外壳放在耳后，放大的声音通过导声管送到耳朵里，或者通过电线将电能传给耳道里的扬声器。

麦克风
麦克风接收声音，将其转换为电能（信号），并将其传递给放大器。这种助听器有一个麦克风，有些助听器有两个麦克风，使你能更多地采集到你面前的声音，而不是来自其他方向和嘈杂环境里的声音

放大器
助听器内的放大器可以增强麦克风发出的电能，并对电能进行重新编码，以适应不同类型的听力减退

电池
电池为助听器工作提供动力

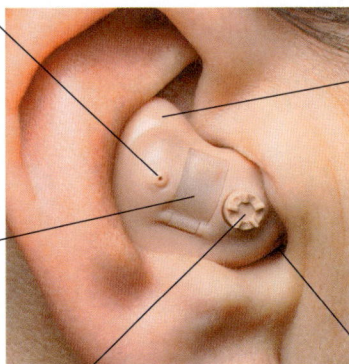

音量控制器
转动音量控制器可增大或减小音量

扬声器
外壳内的微型扬声器将电能转换回声波，并将其导入耳朵

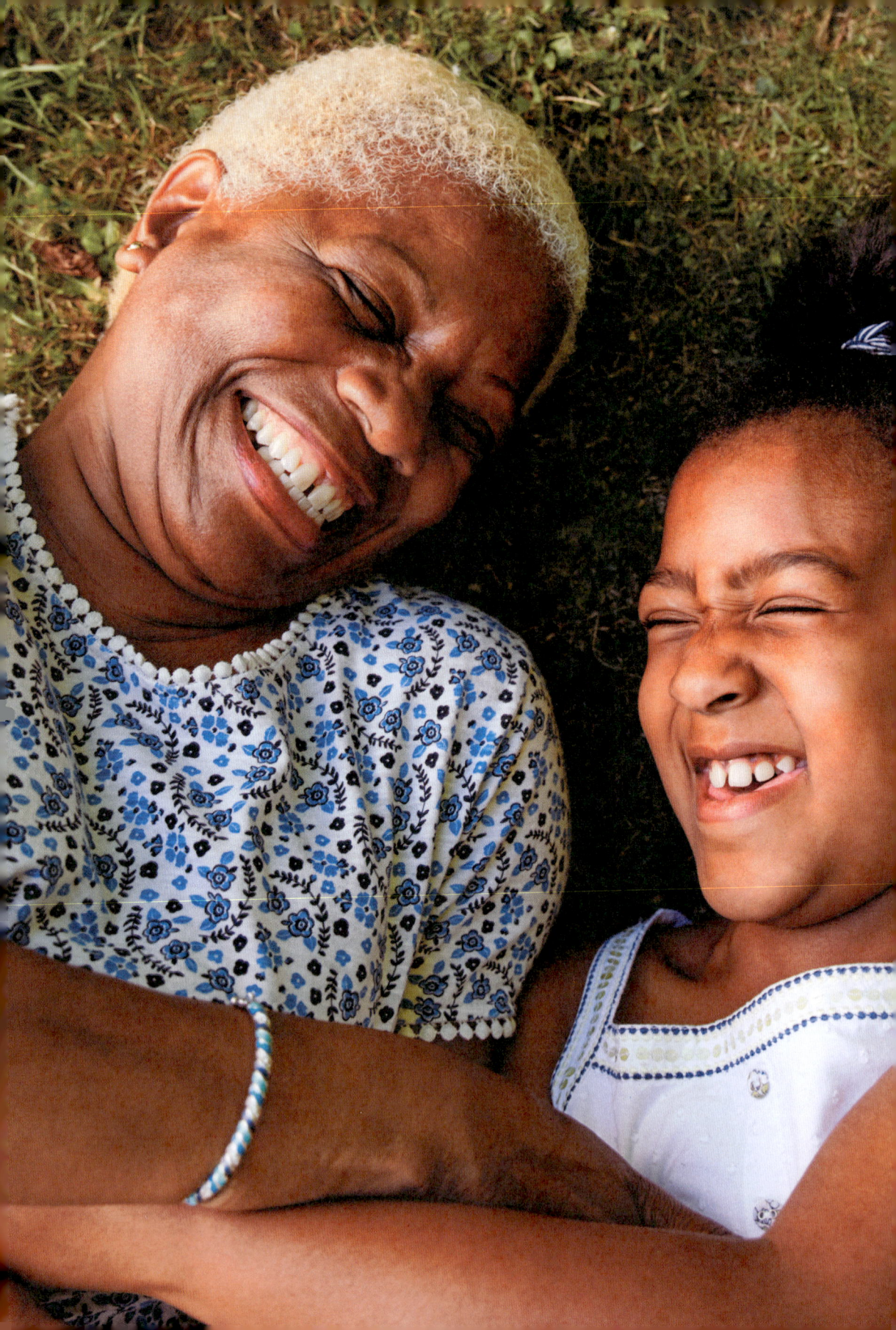

也在日渐完善，但所有助听器的目的都是一样的：使声音足够响亮，从而使佩戴者能够听到。

助听器通过一个小麦克风收集环境中的声音，并将其转换成电能，然后，放大器放大这些电能，扬声器将电能转换回声波传入用户的耳朵，放大的声波刺激内耳，激活神经纤维，将神经冲动传送到大脑。

第 117 页的插图标注了耳内助听器的各个部分，它的基本部件可以在所有型号的助听器中找到。

有了助听器，你不需要太费力就能听懂一段对话，也更容易听到人们小声说的内容，电视音量可以调低到让所有人都感到舒服的水平。助听器还可以帮助你听到周围环境的声音，让你更好地了解周围发生的事情。

在一些很难听清声音的情况下，助听器可能会有所帮助，例如，在你观看剧院表演时或礼拜仪式上，或演讲者离你很远或声音很弱时。当独自一人的时候，助听器也可以使你感到更放松，例如购物时或者当别人没有直接和你说话的时候。

虽然助听器有助于改善听力，但它们不会提供完全自然的声音。助听器是一种电子装置，可以根据你的听力减退情况，把声音变大。通过助听器发出的新声音听起来可能与你习惯的声音不同。助听器也会有不同的音质。另外，听力减退会导致耳朵听某些声音失真，助听器不能消除这种失真，所以有些声音可能不是非常清

双耳佩戴助听器比单耳佩戴助听器更好吗

两只耳朵都戴上助听器能听得更清楚吗？在大多数情况下，答案是肯定的。对比仅单耳佩戴助听器，双耳佩戴助听器有很多好处。两个助听器会将更多的声音信息发送到你的大脑，此外，每只耳朵接收到的信号略有不同，这使得你在有背景噪声的情况下更容易听到别人说的话。

两耳同时使用助听器，听力会更加平衡，音量也会更加均衡。用两只耳朵听声音，可以更容易地定位声音的来源，这样听力减退的患者就不用转过头去看是谁在说话了。双耳佩戴助听器还有一个好处是，音量不需要像单耳佩戴助听器时的音量那么大，这有助于减少反馈（啸叫），增加舒适感。

成本过高或者一侧耳朵不能佩戴助听器可能会让一些人不能双侧都佩戴助听器，这需要和听力师讨论解决方案。

晰。虽然可能你第一次通过助听器听声音的时候，很多声音听起来都有点不同，但是你可能很快就会适应这种变化。

在某些情况下，你在语言理解方面可能会仍然存在问题。例如，当有背景噪声或许多人同时说话时，助听器无法将你想听到的声音从其他声音中分离出来。即使是有正常听力的人，背景噪声也会影响其理解能力。然而，一些新型助听器有一些功能，可以让你在嘈杂的环境中也能听清楚想听到的声音，在本书的第 11 章可以了解这些功能。

助听器的款式

明确听力减退的类型和严重程度有助于指导你选择最适合的助听器。对大多数人来说，传统助听器和通过骨传导工作的助听器是两种主要的选择。

传统助听器

传统助听器可以接收并放大声音，然后将声音传入耳道（气传导），耳朵内部会进一步处理声音。

这些助听器有很多款式，它们的大小和佩戴方式都不同。有些小到可以放入耳道深处，其他人几乎看不出来。但是销量最高的依然是那些佩戴在耳后的助听器。

助听器有很多款式可供选择，但是请记住，选择助听器不能只看外观，什么款式最适合你很大程度上取决于你的听力测试结果。一般来说，助听器越小，功能越弱，电池寿命也越短。如果你低频听力正常，高频听力减退，这种频率不均衡的听力减退也是影响助听器选择的一个因素。

外耳（特别是耳道）的大小和形状，也会影响到款式的选择。例如，耳道内助听器可能不适合耳道较小的耳朵。如果你在操作小物件方面有困难，那么小的助听器可能就不那么好用了。一些你自身的医疗状况，如鼓膜穿孔、感染，耳发育不良和渐进性听力减退，也会影响你对助听器的选择。下面介绍传统助听器的一些主要类型。

完全耳道内助听器

目前最小的助听器被称为完全耳道内（CIC）助听器，它包括电池在内的所有部件都在一个很小的外壳中，可以嵌入耳道深处，助听器上的一根细塑料拉绳伸到耳郭的耳甲腔部分，用于取出助听器。这种助听器适用于轻度到中度听力减退的人群，如果患者耳道很小或形状异常，这种类型的助听器就不适用了。另外，这种类型的助听器不能用于儿童和婴儿。

助听器制造商正在开发更小的CIC助听器。这种类型的助听器可以被称为迷你CIC助听器、微型CIC助听器或深耳道内（IIC）助听器。

优点：CIC助听器是隐形助听器，它有助于减少风噪声问题。使用CIC助听器接电话时，你可以像往常一样，将电话贴在耳朵上。

缺点：CIC助听器的功率不如其他类型的助听器大，所以它不适用于严重的听力减退患者。CIC助听器的空间也比较小，无法包含音量控制和定向麦克风等部件。此外，CIC助听器的电池体积小，所以电池寿命较短，也很容易出现耵聍堵塞扬声器和麦克风开口的问题。最后，麦克风靠近扬声器可能会出现尖锐的啸叫声。

耳道内助听器

耳道内（ITC）助听器可以部分插入耳道，但没有CIC助听器插入的位置深，其外缘延伸到耳甲腔部分。ITC助听器适用于轻度到中度听力减退的人群，但不能用于婴儿和儿童。

优点：ITC助听器是经过精心设计的，它们的功能比CIC助听器更强大，有更多的附加功能，也可以把电话贴在耳朵上来通话。

缺点：像CIC助听器一样，当用户对ITC助听器进行操作或插入耳朵时可能遇到困难，一些用户在更换电池时也会遇到困难。

耳内助听器

耳内（ITE）助听器佩戴在外耳耳甲腔内。它有几种款式可供选择，一种是填满全部耳甲腔区域的耳甲腔式，另一种是只填满耳甲腔底部区域的半耳甲腔式。还有一个选择是小耳甲腔式，它填满外耳耳甲腔区域，只是比较浅。ITE助听器适用于轻度至重度听力减退的人群。

优点：ITE助听器的功能比ITC助听器更强大，而且它可以容纳更多的配件，如电感线圈和定向麦克风（有关配件的更多信息，见129~133页），且适用的听力减退人群范围更大。其电池比ITC助听器的电池更大，更容易安装。你可以像往常听电话一样，把电话放在耳边。此外，

ITE 助听器还可以使用可充电电池。

缺点：ITE 助听器可能会比体形小的 ITC 助听器接收更多的风噪声。

耳后助听器

耳后（BTE）助听器由两部分组成，一个小的塑料外壳放在耳朵后面，里面装着助听器的电路：麦克风、放大器和扬声器。外壳通常通过塑料管与定制的耳模（听筒）相连。塑料管的厚度有标准的、薄的和超薄的，耳机通过塑料管将放大的声音传入耳道。BTE 助听器几乎可以用于所有类型及各种严重程度的听力减退人群，也适用于所有年龄段的人。

BTE 助听器经常被错误地认为是过时的和技术落后的，但事实上，BTE 助听器使用了最新的数字技术，能最大限度地提升听力，尤其适用于那些听力减退严重的患者。

优点：这是目前功能最强大的助听器，可以针对任何程度的听力减退进行编程。它也有很多空间安装各种配件。BTE 助听器是婴儿、儿童和听力严重受损者的最佳选择。BTE 助听器也是最容易保养的，原因是与其他样式相比，它更换电池更容易，返修次数更少。

缺点：一些人的耳后和头部侧面之间没有足够的空间来容纳 BTE 助听器。此外，相较于比较小的助听器，BTE 助听器会接收更多的风噪声。佩戴 BTE 助听器后，你接打电话时，可能需要将电话靠近耳朵上方的麦克风。

外置受话器式助听器

外置受话式（RIC）助听器俗称"微型耳背式助听器"，RIC 助听器通常有一个小的外壳，装在耳朵后面，内含麦克风和放大器。这个外壳通过一根细线与耳道内的扬声器相连，扬声器可以和定制的耳模或一个柔软、灵活的圆顶形耳塞一起被安装到耳道中。

优点：RIC 助听器体积小，佩戴时不太明显，这使它在外观上更吸引人。因为接收器靠近鼓膜，所以反馈（啸叫）问题比开放式的 BTE 助听器要少。RIC 助听器的扬声器可以在助听器验配点更换，避免了返厂维修。

缺点：RIC 助听器的接收器容易受到耵聍的影响。此外，它的电池较小，意味着待机时间较短。

开放式助听器

开放式助听器由 BTE 助听器或

助听器类型一目了然

通过下面的这种并排的比较，你可以更直观地观察这几种主要的助听器类型。

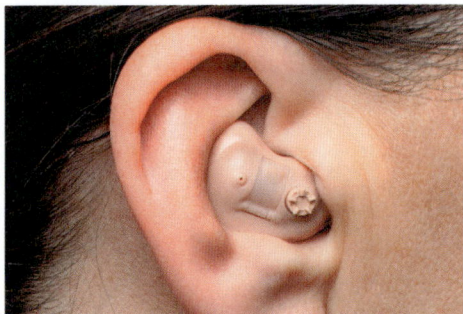

耳内助听器

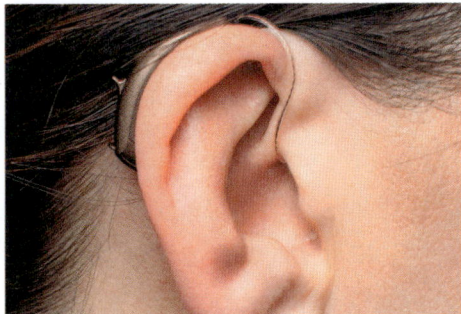

外置受话器式助听器

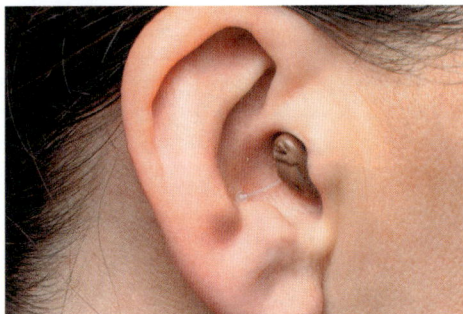

完全耳道内助听器

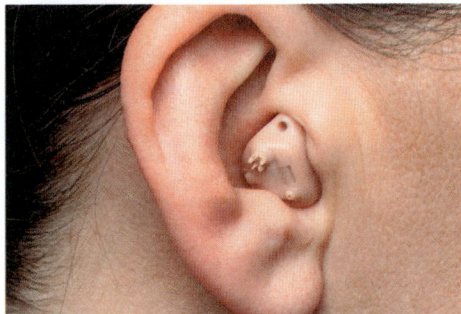

耳道内助听器

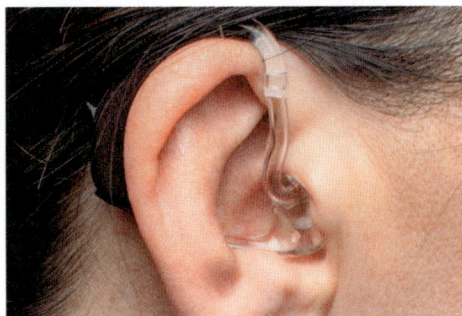

耳后助听器

者 RIC 助听器演化而来。普通助听器的耳塞会造成堵耳效应，使用者感到自己说话的声音大、有回音或者像在桶里说话一样。将柔软精巧的圆顶形开放耳塞放置在耳道内，使耳道基本处于开放状态，可以避免堵耳效应。通常用于轻度听力减退和轻度至中度高频听力减退的人，或者用于那些在低频有正常听力或接近正常听力的人。

由于佩戴开放式助听器后大部分耳道是开放的，人们就可以用剩余听力听低频的声音，这些声音可以直接传到鼓膜上，而助听器则有选择地放大高频的声音。

优点：外壳可以安装在耳后，再加上细导管或金属导线的使用，对那些注重助听器外观的人来说，开放式助听器更有吸引力。而且佩戴助听器后仍然开放的耳道会让使用者自己的声音听起来更自然。

缺点：听力减退比较严重的人不能使用开放式助听器，因为它不能提供足够的音量，而且可能会引起反馈问题。

骨导助听器

如果患者耳朵发育不良或有其他耳部疾病，例如耳畸形或慢性中耳炎经常流脓，传统的助听器就无法应用了。

在这样的情况下，可以使用绕过外耳和中耳而直接刺激内耳的设备来应对传导性听力减退。这些设备也可用于单侧听力减退的人群，即一只耳朵有严重的感音神经性听力减退，另

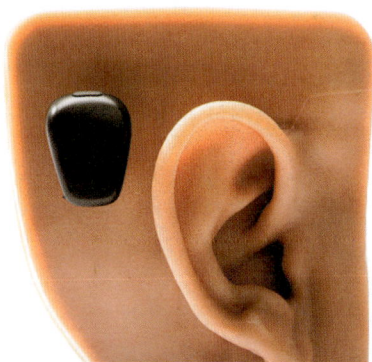

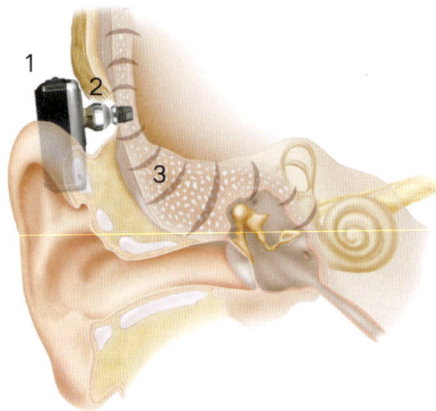

骨导助听器的工作原理：1. 外部处理器接收声波并将其转化为振动；2. 声音处理器的振动会传到钛钉植入体；3. 钛钉通过骨传导将声音振动传递到正常工作的耳蜗

骨传导装置

以下是骨传导装置的例子，以及它们的工作细节。

骨锚式助听器

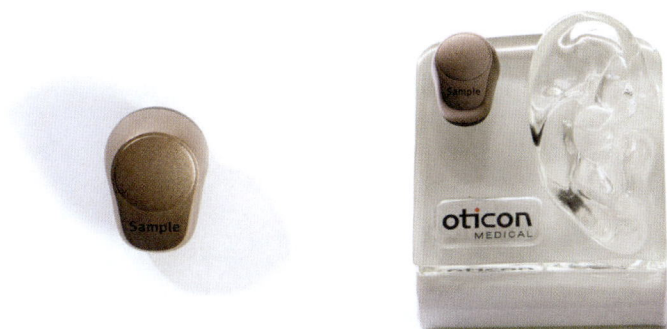

骨锚式助听器包含麦克风和声音放大器，其原理是将声音转变为内耳能接收到的振动，通过颅骨振动传至内耳。这种设备可以通过手术或非手术方式放置。

粘贴式骨导助听器

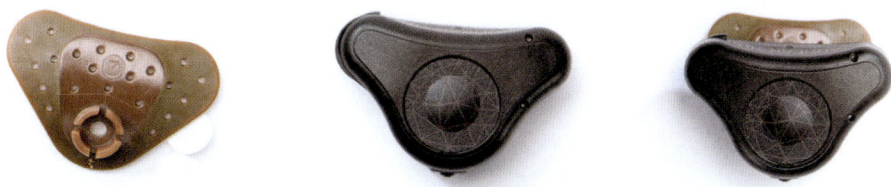

固定贴片   骨导助听器主机部分   粘贴式骨导助听器

使用这种新型的设备，需要将一个一次性的固定贴片放置在耳后的皮肤上，并连接到头上的骨导声音处理器。这种固定贴片可以让处理器保持在原位，而不会对头部施加压力。处理器将声音转换成振动，透过皮肤传递，然后声音就通过颅骨振动传到内耳。这种设备不需要手术，适用于治疗任何年龄的传导性听力减退和单侧听力减退患者。固定贴片的使用寿命为 3~7 天。

骨传导装置（续）

振动骨桥

这种骨导植入体被植入在头皮下面，配合体外的一个音频处理器（下图）一起工作，音频处理器吸在头皮上，并且可以隐藏在头发下面。在听觉困难的环境中，例如在路上或者嘈杂的餐馆，音频处理器会自动改变设置，使你能听到声音。这种类型的设备适用于患有混合性、传导性听力减退或单侧听力减退的成人和 12 岁以上的儿童。

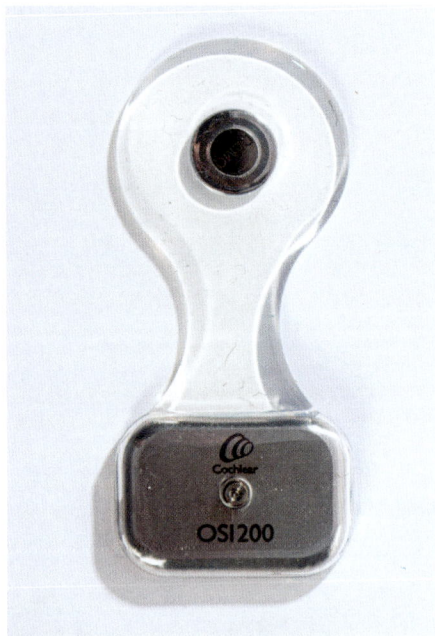

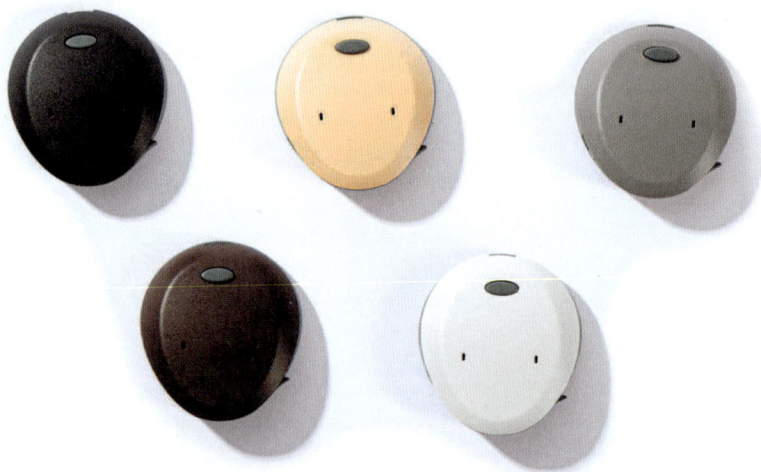

一只耳朵有正常听力或接近正常听力的人。

骨导助听器通过一个带有麦克风和放大器的外部装置刺激内耳，这个装置将声音转变为内耳能接收到的振动。这种装置有时被称为骨锚式助听器（BAHA）或骨传导系统。

这种类型的设备可以通过手术或非手术的方式植入。手术植入的设备可以附着在耳朵后面的钛钉或植入物上，非手术方式植入的设备是通过弹性或金属头带或者固定贴片来安装的。

优点：当传统的气传导助听器无法使用时，可以使用骨传导装置。通过手术或固定贴片放置的设备通常比用头带固定的设备更舒适。

缺点：骨传导装置不能在手术后立即开机，需要等待几周到几个月不等。对用头带固定的设备来说，反馈问题可能更大。而且，骨传导装置维修的费用可能会很高。

其他植入式助听器

其他的植入式助听器也可以是内耳损伤导致中度至重度听力减退的人的一种选择。

这些设备通过使用一个附着在中耳听小骨上的微型电磁铁来放大到达耳蜗的声波，它们可以被完全或部分植入，这意味着声音处理器要么被植入皮下，要么附着在头的外部。这种类型的助听器并不常见，目前仍需进行研究以确定其整体效果。

其他考虑因素

在选择助听器时，你可能会考虑它的款式、尺寸和电路特性，还需要考虑是一个助听器对听力改善得更明显，还是两个助听器对听力帮助更大。这个选择的过程可能会让人感到困惑，因为关于款式、尺寸和芯片处理器的选择在某种程度上是不能兼顾的。

例如，你可能听说过数字助听器能提供最好的声音。目前需要明确的是，数字助听器指的是芯片处理器，而不是特定类型的助听器，现在所有的助听器都是数字化的。款式、芯片以及尺寸是不同的问题。任何芯片处理器都可以放置在任何款式或大小的助听器上。以下是更多选择助听器时需要考虑的因素。

电子部件

助听器的电路是指在外壳内的电

子部件，助听器的电子部件可以根据你的听力测试结果特定地放大某些音频。且助听器一直在监测周围的声音环境，这些电子部件被编程以适应不同的环境。

现在的助听器都是数字化的，因为它们都有一个小的电脑芯片。传入的声音被转换成数字代码，这些数字代码会根据使用者听力减退的情况和对听力的需求进行分析和调整，然后代码被转换成声波并传送到耳道。芯片可以使声音放大得更精确，它们还提供了处理声音的附加选项，以提高设备在各种环境中使用的舒适感。

电脑芯片可以让听力师对助听器进行编程，以解决不同的听力减退问题和满足个人偏好。例如，这种芯片允许听力师在不同频率或音量下按照患者听力减退的类型和严重程度把声音调整到需要的大小。

此外，电脑芯片可以允许几种不同的放大设置。有些助听器会根据环境的变化自动做出一些改变，听力师可以进行不同设置使其分别用于安静的环境和嘈杂的环境（例如在餐馆或聚会时）。大多数助听器可以通过按动助听器外面的一个小按钮来选择不同的设置，在某些情况下，也可以通过手机或遥控器来选择。

在某些特定的设置中，助听器的特殊功能会被激活。例如，在嘈杂的环境中，助听器中的定向麦克风会被激活，这样可以减少背景噪声。一些助听器可能会有特殊的内置降噪芯片。在大多数助听器中，电脑芯片的设置会根据噪声的多少、噪声的来源以及声音的响度自动调整。一些新型芯片可用于患有严重高频听力减退的人，而传统的助听器对此则无能为力。这些新型助听器芯片可以将高频声音转换为中低频声音，患者的中低频听力更好，从而保证他们也能"听到"高频声音。

一些助听器芯片允许佩戴在右耳和左耳的设备相互通信，以联合进行设置调整。一些助听器芯片有无线技术，这使得助听器与手机、其他电子设备或蓝牙设备之间的交流更加方便。

数字助听器的成本各不相同，主要取决于放大的功率，以及电脑芯片上包含了多少特殊功能。

更昂贵的助听器通常有更多的频段或通道，通道的数量决定了助听器对听力减退的调节效果，以及对降噪、反馈和其他参数的控制。

对许多人来说，价格便宜的助听器就可以提供足够的功能来应对听力减退带来的影响和新的生活方式。但是其他一些用户可能想要拥有助听器所有可能的功能，并且愿意为之付费。所以要根据自己的需求和偏好来做出选择。

特殊选择

以下是你在选择助听器时可以考虑的一些特殊选项。

定向麦克风

一个助听器可能有很多麦克风，可以让助听器在环绕声和定向声模式之间切换。事实上，目前最先进的助听器中的电路可以随着声音环境的变化而自动切换，除了 CIC 助听器和一些 ITC 助听器外，所有的助听器都可以安装定向麦克风。

相较其他方向，大多数定向麦克风都更倾向于接收正前方的声音，这有助于助听器接收更少的背景噪声，提高你面对面听别人说话的能力。

一些新型的助听器电路可以通过编程关注来自其他方向的声音。例如，当你开车时，助听器可以聚焦你右侧的声音，这样你就可以听到坐在你旁边的乘客的声音；当你坐在副驾驶座位上时，它可以聚焦你左侧的声音；当你开车而乘客在后座时，它也可以聚焦你后方的声音。

可充电电池

有些助听器使用可充电电池。一种类型的助听器使用者可以自己更换电池，可以换成充电电池，也可以换成标准的助听器电池。另一种类型的助听器使用锂离子电池，电池被密封在助听器内，必须返给制造商更换电池。

可充电助听器电池可用于 BTE 助听器、ITC 助听器、ITE 助听器和半耳甲腔式（半壳式）助听器。可充电助听器通常附带一个可以连接此助听器的充电器，充电器可直接连接助

什么是反馈

当麦克风无意中接收到自身发出的放大的声音，然后再次放大时，就会发出尖锐的哨声或啸叫声，这类似于扬声器音量设置过高时你听到的噪声。新技术正在帮助减少助听器的反馈问题。

听器或者感应充电。电池带电时长取决于助听器的功率大小和使用方式，锂离子电池的充电时间一般在 16~20 小时，充满电后通常可以持续 3 年左右。

电感线圈

许多 BTE 助听器，以及一些 ITE 助听器和 ITC 助听器，都有一个内置的电感线圈。电感线圈是一根小金属棒，周围绕着一圈铜线。它可以从与助听器兼容的电话和公共广播系统（如会议室、音乐厅、博物馆和地铁的广播系统）中接收电磁信号，并

电感线圈是如何工作的

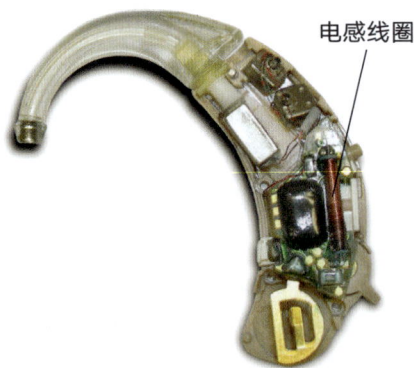

电感线圈

电感线圈直接从电话听筒中接收电磁信号，让你听到来电者的声音。

将这种电磁信号转化为声音。它能让你清楚地听到电话里的人说的话。

电感线圈可以通过一个开关手动激活，但现在许多助听器都有一个内部开关，当与助听器兼容的电话被举到助听器旁时，助听器会自动接收电磁信号。当电感线圈被打开时，助听器中的麦克风可以被关闭，这时只有电感线圈接收的信号被放大。这就避免了在麦克风开着的情况下，电话靠近助听器时经常出现的反馈。

除了电话之外，电感线圈还可以用于辅助听力系统（见第 11 章）。目前的手机一般都具有电感线圈的兼容性评级，数字越高，手机与助听器的兼容性越好，目前最高的评级为 T4。

无线连接

许多助听器可以直接与其他设备连接，最常见的连接方式是通过蓝牙连接，可以连接的设备包括手机、平板电脑和智能电视等。

远程麦克风

一些助听器公司提供了一种可以与某些助听器一起使用的远程麦克风，这些麦克风小巧便携，你可以把它交给正与你交谈的人。

把麦克风靠近说话者的嘴巴，就能加强说话者的声音，并显著减少环境噪声，特别是在嘈杂的地方或有回声的地方，这样做非常有帮助。

遥控器

有些助听器可以用遥控器操作，用户可以用遥控器打开或者关闭助听器，并调整设置，而无须触摸助听器或找助听器上的小按钮或旋钮。现在

与助听器配套使用的设备

许多助听器通过蓝牙可以直接连接到其他设备。一些助听器有一种音频转换器，它可以作为助听器和蓝牙设备（如手机或其他电子设备）之间的无线接口。示例如下。

电视流媒体设备

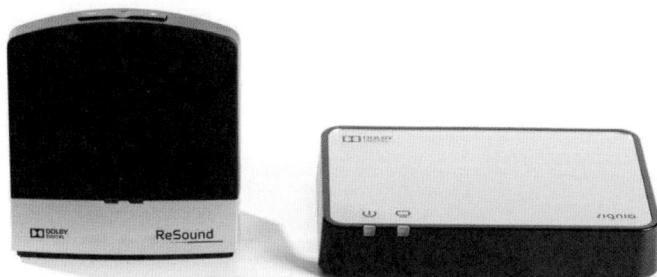

只要电视在你清晰的视线范围内，这种设备就可以让你在远处以舒适的音量听到电视的声音。它也可以用于音响和电脑。

远程麦克风

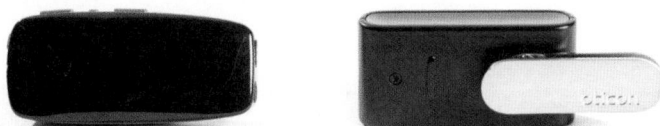

远程麦克风可以让你从远处或在具有挑战性的环境中听到声音，例如讲座、礼拜场所、商业演出和嘈杂的餐馆等。你只需把麦克风放在平面上，比如桌面，它就能接收声音，这样你不必把这种装置挂在脖子上就能听到声音。你可以把远程麦克风交给你想听他说话的人，比如正在演讲的人，或者和你一起在餐馆吃饭的朋友。这个设备还可以将电话里面的声音从智能手机直接传输到助听器上。

大多数公司都会开发一款智能手机应用程序，使其可以作为遥控器使用。

蓝牙接口

一些助听器带有流媒体接收器，它可以作为助听器和无线蓝牙设备（如手机或其他电子设备）之间的无线接口。流媒体接收器从无线蓝牙设备同步接收信号，然后将其发送到助听器。流媒体接收器需要放在助听器

与助听器配套使用的设备（续）

音频流媒体设备

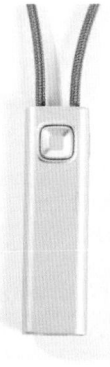

这种戴在脖子上的免提设备可以将与你交谈的人或任何蓝牙设备发出的声音传递给你的助听器。

助听器遥控器和音频流媒体装置

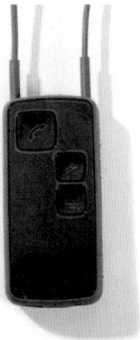

助听器遥控器

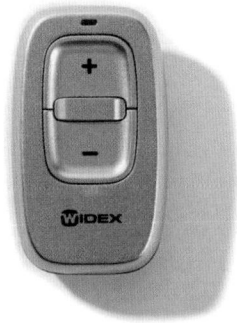

有些助听器可以用遥控器操作。该功能使用户无须触摸助听器或试图找到助听器上相应的小按钮或旋钮，就可以打开或关闭助听器，并调整设置。

你可以将此设备（左图）连接到一系列其他设备上，从而帮助你听到电视的声音或通过蓝牙手机与别人交流。该设备也可以作为遥控器调整助听器的音量和编程。

附近，可以用夹子或细绳将它们戴在脖子上，有些流媒体接收器还可以用作遥控器。

音频输入

助听器上的音频输入插孔可以让你直接通过电线将其连接到电视机、立体音响、独立麦克风或辅助听力装置上。一些 BTE 助听器上有这个设置，而 ITC 助听器则没有。

耳级调频系统

调频系统对克服背景噪声、混响和距离的影响特别有帮助（见第 11 章）。一些 BTE 助听器会将常规电路与调频接收器结合在一起。

购买助听器

如果你打算使用助听器，最好与听力师或助听器验配师进行沟通。

在美国，听力师需要获得听力学硕士或博士学位才能进入临床工作，所有州都要求有执照才能执业，并且需要得到专业组织的认证，这些组织包括美国言语语言听力协会、美国听力学会等。许多耳鼻喉专家的执业机构中都有听力师，他们会提供听力测试和听力康复服务并负责配发助听器。

在美国，不是听力师的助听器验配师不需要大学学历，但很多助听器验配师还是完成了这个领域的许多课程，并且在他们工作的州注册了助听器验配师的资质。 在大多数州，助听

要问的问题

当听力师或助听器验配师向你推荐一种特定的助听器时，请询问他们以了解为什么这种助听器会比另一种助听器更适合你。

以下是你要问听力师或助听器验配师的几个问题。

- 为什么推荐这种类型的助听器？
- 相比另一种助听器，这种助听器有什么优点？
- 为什么推荐这种款式的助听器？
- 退货政策是什么？
- 保修政策是什么？
- 如果退回助听器，是否需要付退货费？

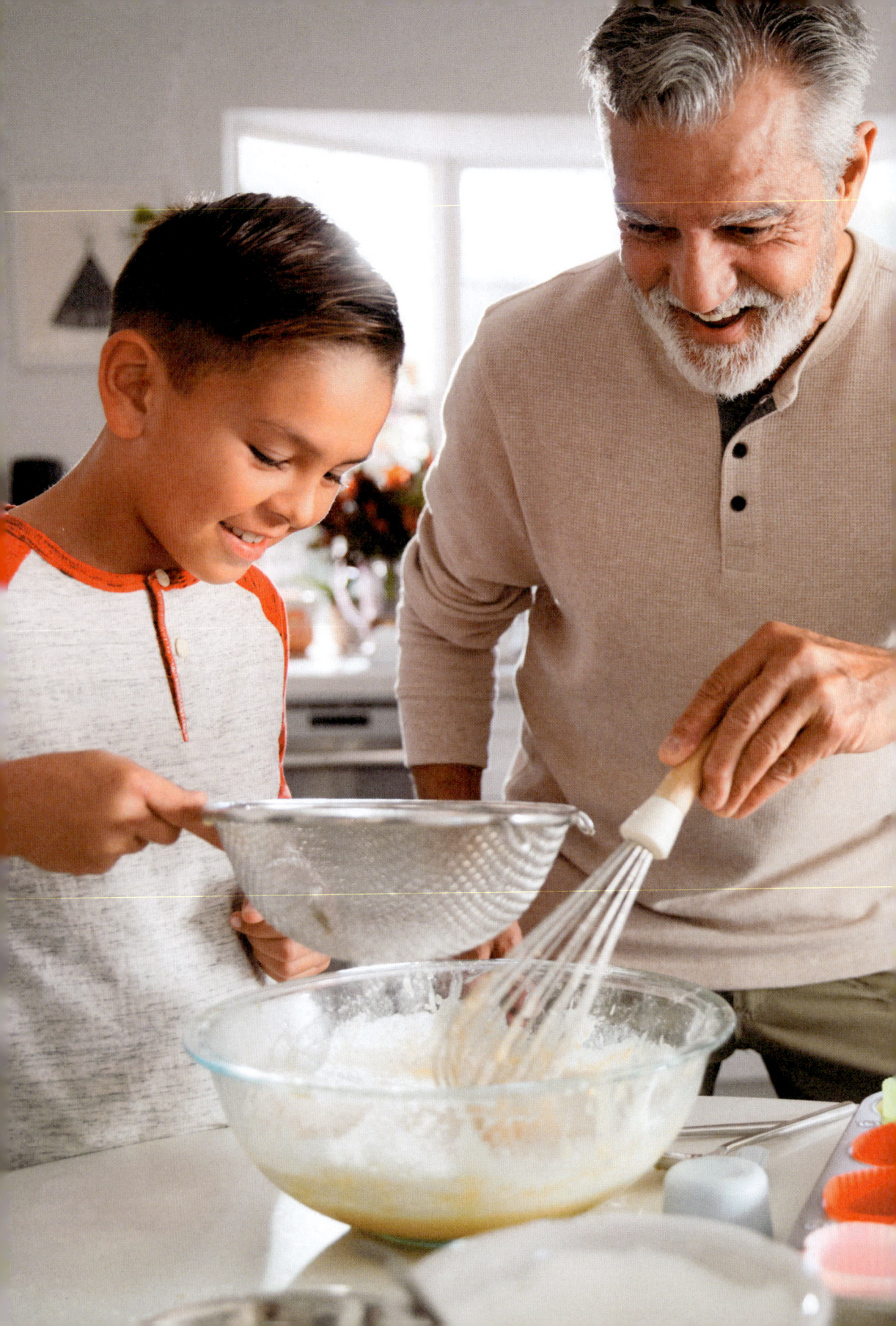

器验配师都有执照，这意味着他们已经通过了美国国家级的考试，助听器验配师通常是由美国国家听力仪器科学认证委员会认证的。如果你想要找一个信誉良好的听力师或助听器验配师，可以请你的医生推荐。

不要通过邮寄或互联网购买助听器，网络商家通常都宣传患者不需要亲自见听力师或助听器验配师。但是正确的听力测试、助听器验配和调整始终是购买助听器的重要部分。

购买流程

你可以单侧耳佩戴助听器，也可以选择双侧耳都佩戴助听器。通常，双侧耳都佩戴助听器时，听力会得到最大的改善。

如果要购买助听器，你要先请听力师给你做一个全面的听力评估，这个听力评估可以帮助你确定是否需要

助听器选购小贴士

选择助听器时，请牢记以下建议。

- 考虑所有可尝试的选择。适合你的助听器不止一种，如果一种助听器不适合你，就换另一种。
- 不要以为最新、最贵的型号就是最适合你的。价格较低的助听器也可能会改善你的听力，而且可能更适合你和你的生活方式。
- 谨慎对待只销售一个品牌助听器的"免费"咨询师和助听器验配师，我们应该选择一个提供不同制造商生产的助听器的验配师。
- 警惕误导性的说法。警惕那些声称助听器可以消除背景噪声或恢复正常听力的广告，大多数助听器对使用者都能有一定程度的帮助，但没有任何一种助听器能完全从其他声音中过滤出一种声音或完全恢复听力。
- 询问助听器的费用包括什么。所有的费用可能会一起收，既包括助听器本身的费用，还包括后续随访、保修或者备用电池的费用，也有可能助听器的费用和其他费用会分成两笔收。
- 以书面形式了解试用期和保修的条款。这些条款通常包括退货政策、可以退款的金额、保修期多长（最好至少一年），特别需要关注的还有什么零件可以保修。保修通常包括零件和人工的费用，许多保修还可以更换损坏或者丢失的助听器。
- 在试用期间，将你喜欢或不喜欢助听器的地方详细列出来。当你回到听力师或助听器验配师那里时，请带上这份清单。

在购买助听器之前去看医生。

在购买助听器之前，你可能需要向医生咨询，以下是一些原因。

- 确认除了佩戴助听器以外，还有没有其他方法能改善你的听力。
- 确定是否有某种情况使你无法使用助听器。
- 请医生开具获得助听器的医疗证明，一些健康保险计划在支付助听器费用前需要这个医疗证明。

与听力师或助听器验配师讨论你的需求和期望。讨论生活中哪些情况对你来说是最困难的。目标是使助听器尽可能地匹配你的生活方式和沟通需求。

在对你的听力减退进行评估和考虑你的生活方式的需求后，听力师或助听器验配师通常会提供几种选择和建议。请确定你了解为什么他们推荐特定类型的助听器，在第133页可以找到要问听力师或助听器验配师的问题。

在做出最后的决定之前，你要了解你想选择的这种助听器的所有功能，以及它的费用、试用期条款和退货政策。助听器通常会有试用期和退货政策，试用期是指给你时间来适应该设备，确定它是否足以帮助你改善听力。在做出选择后，听力师或助听器验配师会根据你的各项数据来验配助听器。某些款式的助听器需要先用类似黏土的材料取你的耳印模，制造商会根据耳印模定制耳模或助听器，定制出的助听器会非常适合你的耳朵，戴起来也会很舒适。

1~3周后，你将回到听力师或验配师的办公室，继续验配助听器。这次，你要戴上助听器。听力师或助听器验配师通常会对助听器进行编程或调整，以确保助听器为你提供最大的帮助。具体做法是：用扬声器播放语音或其他声音，然后用几个麦克风和

购买非处方助听器

非处方助听器是一种新的类别的助听器，适合轻中度听力减退的人群，整个购买过程可能很快。最近美国新出台的一项法律，允许美国食品药品监督管理局通过这一新类别的助听器，以便更多的成年人有机会获得助听器。注意，重度听力减退患者和听力减退的儿童不适合使用非处方助听器。

格蕾塔的故事：保持积极的态度

格蕾塔 8 岁在学校体检时没有通过听力筛查。当时她的听力减退是轻度的，但是到她 13 岁时，她的双耳还是都戴上了助听器。

现在作为一个成年人，格蕾塔有着多年患双侧感音神经性听力减退的经历。对于听力减退，她还有另一重体验——作为 Mayo Clinic 的听力师，她每天都在诊断听力减退并帮助人们应对听力减退。

虽然你可能会觉得患听力减退意味着错失了很多其他人都能经历的事情，但格蕾塔觉得不必把它看成一件坏事。格蕾塔说，听力减退的患者经常觉得他们与别人不一样，或者并不想让别人看见他们佩戴了助听器，但其实听力减退只是意味着你可能需要不同的条件才能达到与其他人相同的表现。她还补充说，听力减退比人们了解到的要普遍得多。

考虑到这一点，你的态度会让一切变得不同。然而，如果用看待眼镜的方式来看待助听器，你很可能会感到沮丧。"助听器是一种辅助工具。"格蕾塔说，"它有帮助，也可以提供很多好处，但在它下面，仍然有一个受损的听觉系统。你有时会遇到一些困难。当你需要改变环境或使用助听设备的时候，有一个积极的态度和一套可以使用的沟通策略，将帮助你最大限度地提高听觉能力。"

格蕾塔说："在患听力减退之后，听力师是你最有价值的资源之一。"她亲身经历了这一点，她的第一位听力师不太适合她，也没有给她提供她需要的鼓励，后来她找到一个新的听力师之后，一切都变得不同了。

"我的新听力师在解决我的听力问题的过程中为我做了详细的解释，让我觉得自己是决策中不可或缺的那一部分，让我感觉到了被重视，并且我是解决方案的一部分。"格蕾塔说。

现在，作为一名听力师，格蕾塔努力（甚至带着一点兴奋）给她的患者同样的鼓励和支持。

格蕾塔说："当我把患者带回来的时候，会问他们：'今天拿到了新的助听器，你兴奋吗？'我会尽可能让这件事变得有趣。"

虽然格蕾塔明白人们可能不会为获得助听器而欢呼雀跃，但她觉得确实有理由感到兴奋。她说："许多人第一次复诊时会说：'天哪，我为什么没早点戴助听器呢？'"

格蕾塔认为关键是找到一个真正可以与之合作的听力师。

格蕾塔说："你需要把听力师看作你的啦啦队队长、教练和队友。你要让他们知道什么对你最重要。你想通过什么方式获得更好的听力？你在哪方面遇到了困难？什么对你来说是重要的？拥有这种关系和安全的环境是非常非常关键的。"

一根放在耳道里的管子测量助听器发出的声音。这种测量被称为真耳分析，因为它实际上是在测量助听器对耳内声音的影响。

一旦助听器安装好并且编程完毕，听力师或助听器验配师通常会教你如何使用和维护它，包括如何佩戴和移除设备、如何检查电池、如何调整控制按钮，以及如何保持清洁和正常运转。

你可能会签署一份购买协议，在签署前一定要仔细阅读协议，并把所有可能的问题问清楚。

关于试用期

试用期是用来适应助听器的时间，在试用的几周内你需要进行1~2次复诊。如果你感到耳朵疼痛或不舒服，或者不能使用助听器，你可以打电话到听力师或助听器验配师的办公室，问问是否应该早点复诊。

在你复诊之前，把你所有的问题和担心的事情写下来，复诊的时候带过去。

如果在试用期间，你不能适应助听器或者觉得助听器不能帮助你更好地听到声音，请告知你的听力师或助听器验配师。购买协议里面通常会注明如何退货，以及试用期的相关费用。

费用

助听器的销售价格差别很大。大多数数字助听器的价格为每台1500~3000美元。如果需要2台助听器，费用大约会翻倍。

虽然助听器好像很贵，但只有你自己才能评判购买助听器是否值得，如果它能帮助你提高听力，并提高你的生活质量，那这个投资就是相当值得的。

在美国，医疗保险和许多私人保险政策并不包括助听器的费用。但是近年来，越来越多的由雇主和工会赞助的保险政策可以部分或者全部报销助听器的费用了。

美国退伍军人可以通过美国退伍军人事务部获得免费助听器和相关服务，以及电池和其他配件。一些美国兄弟会和慈善组织也会为符合贫困条件认证的人提供购买助听器的经济援助。

戴助听器

在戴助听器的第一天，你可能会

立即注意到助听器带来的改变，随着对助听器的慢慢习惯，你会发现助听器带来的更多好处。

适应助听器需要耐心和练习，大脑需要时间来重新适应那些很长时间没有听到过的声音，有些声音被助听器放大之后，可能会变得和原来不一样。

为了最大限度地利用助听器，你需要了解其工作原理，学会正确地佩戴并定期使用它，而且要以积极的心态看待佩戴助听器这件事。

安排复诊。佩戴助听器1~2周后，你可能想根据日常经验对助听器进行微调，以更好地控制它和佩戴得更舒适，听力师或助听器验配师会帮助你达到最佳的适配和最大的效益。

在佩戴助听器之后，听力师或助听器验配师会继续帮助你调整和维护助听器。

当你和听力师或助听器验配师在一起时，可以练习使用助听器。如果佩戴2个助听器，需要练习插入和取出两侧的助听器。通常，两侧耳朵的

给朋友和家人的小贴士

沟通是双向的，听力正常的人可以通过使用以下这些技巧与有听力减退的人进行良好的沟通。

- 说话前要引起对方的注意。
- 面向对方。
- 距离对方近一点。
- 用你正常的音量说话，或者稍微大声一点，不要很大声地喊叫。
- 说话要比平时慢一点。
- 减少背景噪声，如关掉电视或收音机。
- 要有明亮的灯光，以便你们能看到彼此的脸。
- 与对方一对一地交谈，而不是在集体场合交谈。
- 重复你所说的话，然后用稍微不同的方式再重复一遍这句话。不同的表达方式会有助于语义的理解。
- 说话过程中停顿一下，问问对方是否能听到你的声音。
- 在谈话结束时复述一下谈话中的要点。
- 让对方知道你什么时候要改变话题。
- 把对方难以理解的事情写下来。
- 征求对方的意见和建议，积极参与谈话，促进彼此沟通。

助听器和耳模用红色、蓝色两个颜色来分辨，一般来说，右耳用红色，左耳用蓝色。你需要练习如何调整按钮、如何清洗助听器和如何更换电池，练习使用和维护助听器的次数越多，这些事情就会变得越容易。

调机和适应

当你第一次使用助听器时，有些声音可能听起来不太自然。随着佩戴助听器的时间越来越长，你可能会听到内容更多、音量更大的声音。

许多第一次使用助听器的人说，人们的声音，包括他们自己的声音，听起来很奇怪。

你听到的声音是被助听器的麦克风接收并放大的。根据你听力减退的情况，助听器被编程为能放大某些特定频率的声音，所以你有可能会听到已经很久没听到的声音。佩戴助听器的次数越多、时间越长，通过助听器听到的声音对你来说就越自然。

多年来的听力减退，可能已经让你习惯了安静的生活。许多常见的环境声音，如电器发动机的声音、时钟的嘀嗒声、水龙头滴水的声音、汽车的引擎声、脚步声，甚至自己的咀嚼声和呼吸声，在没有佩戴助听器的时候，都是很小的声音。

在戴助听器的最初几天，你可能会再次注意到这些声音。因为你有一段时间没有听到它们了，所以大脑可能会对这些声音更敏感，这种改变一开始可能非常令人讨厌，但是几周或几个月之后，大脑可能会将这些声音转移到它们所属的背景音中，你就不会对这些声音敏感了。

大多数听力专家建议，刚开始使用助听器时，在你醒着的时候应尽量多用。如果在适应助听器方面有困难，你可以每天只在家里佩戴几个小时，因为家里比较容易控制噪声水平，你也可以在安静的地方与1~2个人交谈，然后逐步增加使用助听器的时间。

随着佩戴助听器舒适度的提高，你可以让自己接触不同的听力环境，直到你能够在任何环境中全天使用助听器。适应新的声音和最大限度地利用助听器，可能需要几个月的时间。

不管遇到什么问题，你都可以与你的听力师或助听器验配师商讨。你也可能有机会参加针对助听器新用户的小组指导课程，这个课程会提供有关听力减退和助听器使用的信息。

改善沟通的技巧

助听器是用来改善听力和沟通能力的，而不是给你一个全新的耳朵或20岁时的正常听力，你会发现助听器不能给你所有你想要的好处。

在这种情况下，你可能需要依靠其他方法来改善沟通。在需要时，你可以考虑以下策略。

不要和在另一个房间的人说话

距离和墙壁等障碍物会减小到达你耳朵的声音的音量。

面对面交谈

当与别人交谈时，确保你能看到他的脸和嘴。最好是与别人一对一地交谈，或者在小群体中交谈，而不是在大群体中与很多人交谈。

控制背景噪声

在背景噪声最少的地方交谈。避开喧闹的餐馆，或者在非高峰时间去餐馆，你也可以找一个在角落里、安静且光线好的位置。在会议室和演讲厅里时，你可以选择坐在前排。在家里打电话或者与家人面对面交流时，你可以关掉电视或音响。

请求他人帮助

如果别人了解你的需求，通常会很乐意满足你。让别人知道如何帮助你。要告诉别人，眼前这种情况使你的听力变得很困难，请他们与你面对面交谈，还可以让他们尽量说得清楚一点，但要提醒他们不用大喊大叫。

了解其他辅助工具，包括设备和听力系统

诸如电话放大器、调频系统、蓝牙技术、电感线圈或隐藏式字幕服务等资源可能能够在困难的听力环境中发挥作用。你将在第11章中了解它们。

常见问题

与所有复杂的设备一样，助听器也会出问题，不过大多数问题都很小，容易纠正。

及时把相关问题告诉听力师或者助听器验配师是非常重要的，不过，你在打电话之前，先检查以下问题，看看问题是不是你自己就可以轻易解决的。

- 助听器是否打开了？
- 所有开关或控制器是否处于正确

位置？

● 电池是否有电并正确安装？

● 声音出口是否被耵聍或杂物堵塞？

● 麦克风开口是否被堵住了？

● 如果你的助听器有配套远程遥控器，它能正常工作吗？

以下是助听器一些最常见的问题的提示。

被耵聍堵塞

助听器失效最常见的原因是耵聍的堆积。不戴助听器的人耵聍也会堆积，但不戴助听器的话，耵聍会逐渐松动，最后移动到耳道边缘并脱落。

如果戴上助听器或将耳模放在耳朵里，会刺激耳朵产生更多的耵聍。助听器或耳模会压迫耵聍，使其留在耳道中，这会堵塞助听器位于耳道内的部件，阻挡声音。

防止助听器被耵聍堵塞的最好方法是定期请医生清理耳道，不要用棉签掏耳朵，用棉签可能会将耵聍推进耳道的更深部，进而损伤鼓膜。你可以向听力师或助听器验配师咨询如何防止耵聍堵塞助听器，他们会告诉你清除助听器上的耵聍的最好方法，例如使用耵聍防护器。最好每天都检查一下助听器的发声部分，看看是否被耵聍堵塞。

电池基础知识

- 只使用听力师或助听器验配师推荐的电池尺寸和类型。

- 大多数助听器电池是锌空气电池。当一个黏性标签被移除，空气进入电池时，助听器就会被激活。所以将电池插入助听器之前，千万不要取下标签。

- 锌空气电池具有极长的保质期，所以可以一次性多买一些留存备用。

- 将电池存放在室温下，不要放在冰箱里。

- 电池的寿命取决于助听器的款式和电路、电池的大小以及助听器每天使用多少小时。大多数助听器电池的持续时间为 5~7 天，小型电池的持续时间只有 2~4 天。在初次安装电池的时候，可以与听力师或助听器验配师讨论制订一个电池更换时间表。

- 可以在药店、杂货店和互联网上的电子用品商店，或从听力师或助听器验配师那里购买电池。

- 将电池放在儿童和宠物够不着的地方，并妥善处理废旧电池，可以向听力师咨询电池回收的规则和法规。

电池失效或有故障

助听器故障的第二个最常见的原因是电池电压不足或者是电池失效。微弱的声音、失真、反馈增加以及其他奇怪或不寻常的声音，如噼啪作响的静电声或颤动声，都是电池可能出现故障的一些常见迹象。

如果你的助听器出现了这些迹象，你可以考虑换一个新电池，或者给电池或助听器充电。在更换电池时，需要确保电池放置正确，电池正极朝向正确的方向。大多数助听器在电池需要更换或充电时，都会发出警示音。

反馈

助听器发生反馈声通常是由助听器不合适、设备插入不当或耳朵被耵聍塞住造成的。助听器功率越大，其与佩戴者的适配度对接收和放大声音就越重要。

当你感受到反馈时，请检查以下内容。

- 确保助听器正确地插入你的耳朵。
- 确保助听器的音量没有被设置得太高。
- 让听力师或医生检查你的耳朵里面是否有耵聍堆积。

耳朵不适

BTE 助听器的耳模或定制助听器的外壳通常会紧贴耳朵，但耳朵不会感觉不舒服。佩戴初期耳模或助听器可能会让耳朵感到轻微不适，但它不会引起酸痛、红肿或刺激。这种较为严重的不适可能是由耳模或助听器与耳朵不适配造成的，也可能是由助听器在耳道内放置的位置不正确造成的，在初次使用助听器的人当中，助听器放置不当是非常常见的问题。

如果你佩戴助听器时经常感到不适，请停止使用，并与你的听力师或助听器验配师讨论这个问题，耳模或助听器可能需要进行调整或重新制作。

湿气

水分经常聚集在助听器的耳模和耳后外壳之间的管道里。当来自耳朵内部的暖空气进入较冷的管道时，就会使水蒸气凝结并聚集在管道中。

这通常不会造成大问题，除非管道被堵塞了。湿气，如耳后皮肤上的汗水，会影响 BTE 助听器和 ITE 助听器的功能。将助听器放在除湿器包中对助听器保持干燥会有所帮助，你也可以使用电子干燥器。

保养

正确保养是保持助听器良好工作状态的关键，以下有几条建议。

保持助听器清洁干燥

每次从耳朵里取出助听器时，要用纸巾或软布擦拭。每天早上佩戴之前先用软刷子轻轻刷一下，这时助听器上的耵聍是干燥的，更容易碎裂和脱落。

保持助听器电量充足

如果是带有可充电电池的助听器，应每晚将其放入充电器中，放进充电器的时候，不需要关闭助听器。

检查助听器或定制耳模尖端的小孔

用一把小刷子、一根绕在塑料片末端的电线（蜡圈）或一个小挖勺仔细清理助听器上的耵聍。大多数贴合耳朵的定制助听器都有一个内置的耵聍防护器，RIC助听器在耳道中也有耵聍防护器，耵聍防护器可以在家里或者助听器验配师的办公室里更换。

将助听器放在安全、干燥、无尘的地方

你可能需要买一个除湿容器用于在晚上存放助听器，可以请你的助听器验配师给你推荐一款。

定期检修助听器

切勿尝试自己修理助听器。你可能会损坏助听器并使保修服务失效。如果助听器损坏或无法正常工作，请联系听力师或助听器验配师，请他们帮忙解决。最好每年检修一次助听器以确保其正常工作。

不要使助听器摔落

养成在表面柔软的地方（如床、沙发）插入和取出助听器的习惯，取出助听器后，将其放在桌子上的毛巾上，不要把助听器放在可能被碰到并跌落到地板上的地方。

不要在洗澡、淋浴或游泳时佩戴助听器

要远离有蒸汽的厨房或有人刚刚洗过澡的浴室，喷发胶时，也请摘下助听器。

不要把助听器暴露在高温中

不要将助听器放在温暖或高温的物体表面，不要在车停在阳光下时将其留在车内，也不要用烤箱或微波炉烘干你的助听器。

对于使用普通助听器电池的助听器，在不使用时，请将电池仓打开

打开电池仓可以确保助听器处于关闭状态，还可以让干燥的空气进入、湿气排出，延长电池寿命。

将电池放在远离儿童和宠物的地方

将助听器和电池放在远离儿童和宠物的地方，因为他们有可能会误食，从而被助听器噎住或者吞下电池。电池如果不慎被儿童或宠物吞入体内，会损害身体，特别是消化系统的某些部分会受到损伤。如果你认为家里的孩子或者宠物可能误食了助听器电池，请尽快就医。

照片测验：你的得分如何

当你翻看这一章的照片时，你认为有多少人戴着助听器？如果你的答案是照片里的所有人都戴着助听器，那么你是正确的！

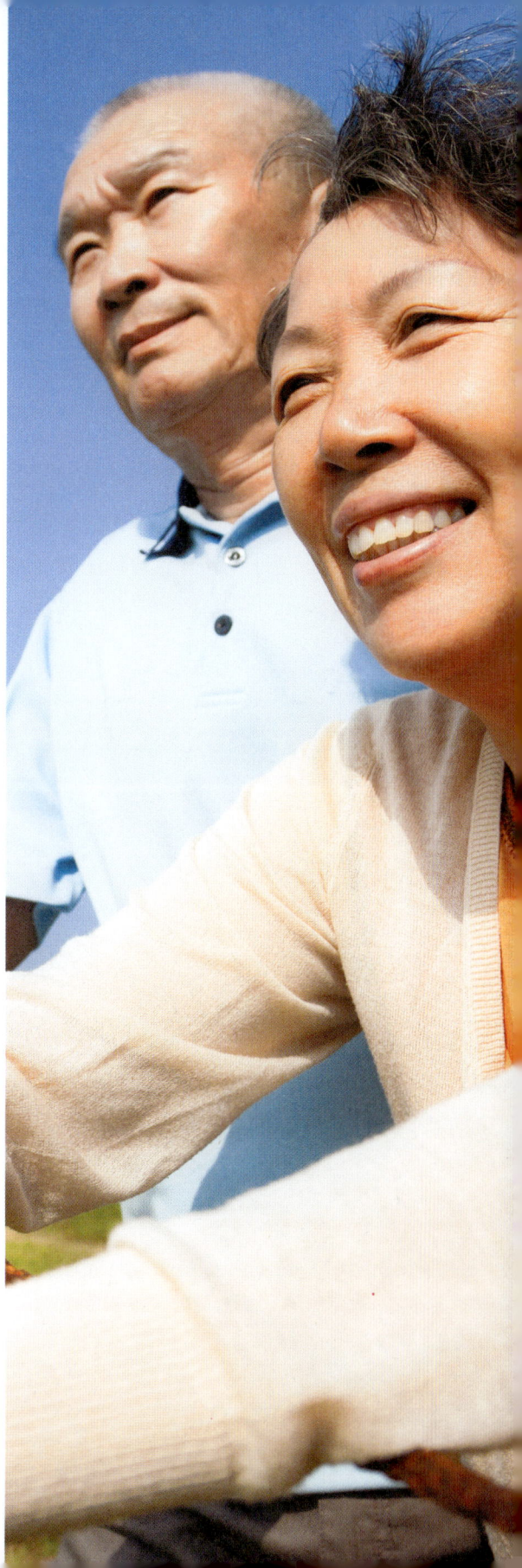

养成习惯

养成每次摘下助听器时都将其放在同一位置的习惯。这将有助于减少误放或丢失助听器的可能性。

改善听力之外的好处

助听器可以改善听力，但它的作用远远不止于此。有一些研究表明，助听器还有助于缓解听力减退时经常伴随患者的抑郁、苦恼和焦虑。

而且戴助听器的听力减退者比不戴助听器的人有更少的孤独感和更高的社交积极性。

如果你考虑使用助听器，或者正在适应使用助听器的生活，请记住助听器会带来的好处。这些好处会给你所需要的鼓励，还会使助听器逐渐成为你生活的一部分。

第 10 章 /

人工耳蜗植入

10

当朱迪斯 50 岁时，她的听力开始减退。在去看了一位听力专家后，她开始佩戴助听器。起初助听器还有所帮助，但随着时间的推移，即使是戴着助听器，她的听力也变得更差了。也就是在那时，她的耳鼻喉科医生建议她做人工耳蜗植入术。

起初，朱迪斯担心这会使她失去她目前的剩余听力。"我担心如果人工耳蜗不起作用，我的左耳会完全失去听力。"她说。

在接下来的几年里，朱迪斯的听力持续恶化。"我正在失去我的生活。"她说。朱迪斯经过深思熟虑并

与她的医疗团队进行了多次商谈后，她决定接受人工耳蜗植入术。朱迪斯的手术很顺利，1 个月后，她的左耳听力恢复到了正常听力的 70%。

"我又恢复了自我，"她说，"这真是太棒了。"

感音神经性听力减退是由内耳和向大脑传递信号的听神经受损造成的。这种损害通常是永久性的，听力减退是不可逆的。

目前，对中度到重度感音神经性听力减退和言语理解不良的成人和儿童来说，最有效的治疗方法是人工耳蜗植入。人工耳蜗是一种通过刺激听

神经产生对声音的感知的电子设备。这可以帮助那些佩戴助听器效果不好的患者。

人工耳蜗就像一个人造内耳，代替了耳蜗的工作。健康的耳蜗会将声波转化为神经冲动，然后通过听神经传送这些神经冲动。如果耳蜗受损，可以通过手术将植入物放置在内耳，从而直接刺激听神经。人工耳蜗的外部设备收集声音并将其传输到内部设备。

对人工耳蜗的研究始于 20 世纪 50 年代，科学家们希望帮助患有感音神经性听力减退的患者，于是开始尝试用各种方法来补偿内耳受损的毛细胞。1985 年，第一批人工耳蜗设备被批准用于成人，1990 年人工耳蜗设备被批准用于儿童。

人工耳蜗植入术自问世以来，已经取得了巨大的进步，并且也即将迎来新的发展。世界各地有数十万成年人和儿童都从这一手术中受益，并在日常生活中使用这种设备。

虽然人工耳蜗不能修复受损的听力，但它可以极大地提高听力和言语理解力。使用人工耳蜗的好处因人而异，但一些使用者发现，人工耳蜗使得他们可以做到许多以前难以做到的任务，比如打电话和在教室里听讲。

植入人工耳蜗后的听力与正常的听力不同，大脑需要一些时间去识别人工耳蜗所接收的信息。持续使用一段时间后，识别能力可能会提高。在使用人工耳蜗几个月后，患者通常会发现听到的声音开始变得更加自然。对从出生起或很小就患有听力减退的儿童来说，人工耳蜗提供了足够的听觉输入来刺激言语的发生。

许多植入人工耳蜗的患者的生活质量都得到了提升。这种新的听觉有助于减少他们的孤独感，并对他们参与社交活动有帮助。他们能够享受令人愉悦的声音，比如婴儿的笑声，随着时间的推移，有时甚至还能享受歌曲的和声。他们也更有安全感，因为他们能听到火灾警报、警告信号和交通噪声。因为能够听到电话铃声和计时器的哔哔声，他们可以更好地完成自己的工作，以及参加更多的一对一会议或小组会议。

人工耳蜗 vs 助听器

人工耳蜗与助听器有很大的不同。助听器可以放大声音，使声波传到耳朵时变得更强。这种扩音器有助于让更多的声音被人耳接收到,声音更响亮、内容更容易被理解。

人工耳蜗会绕过内耳受损或不起作用的部分,直接刺激听神经,而不是放大声音。植入物从周围的环境中收集声音信息,并将其转换为大脑可以理解的形式。

通常,内耳的感音毛细胞会将来自中耳的声音振动转化为神经冲动。这些冲动被传入大脑,大脑解释这些冲动,并以声音的形式赋予它们意义。

为了让人正确地听到声音,内耳中必须有成千上万个微小的毛细胞同时发挥作用从而感受到声音的振动。一个听力正常的人每只耳朵通常会有大约 16 000 个健康、灵活的毛细胞。

在大多数感音神经性听力减退患者中,一些毛细胞受损且功能不正常,它们无法有效地刺激听神经。尽管许多神经纤维完好无损,能够传递神经冲动,但由于毛细胞受损,这些神经纤维无法发挥作用。

轻度听力减退的人通常仍然有足够多的健康毛细胞来听声音。未受损的毛细胞仍然可以处理经助听器放大的声音,并将其转换为神经冲动,然后发送到大脑,就像拥有正常听力的耳朵一样。

但是,如果患者有中度到重度的感音神经性听力减退,无论助听器将声音放大多少,可能都会因为毛细胞受损太严重以至于听觉系统无法处理声音。

人工耳蜗有助于解决这一问题,因为它能够直接刺激完好无损的神经纤维。这使得患者能够直接将听觉信息传递给大脑从而感知到声音。

人工耳蜗的工作原理

美国食品药品监督管理局已经批准了几个人工耳蜗植入系统,并正在测试其他系统。它们的工作原理都是将声音转换成神经冲动,然后传入患者的大脑。

人工耳蜗由植入体和体外机构成。体外机由麦克风、语音处理器、发射器和连接线组成。植入体包括接收刺激器和电极。下面介绍人工耳蜗的各个部分是如何协同工作的。

(1)麦克风位于体外机中,通常挂在耳朵上,类似于耳后助听器。麦克风负责从环境中收集声音。

(2)语音处理器接收麦克风收集到的

声音，并将其转换为电冲动。语音处理器通常戴在耳朵后面，就像助听器一样。它也可以夹在衬衫、臂章或帽子上。一种较新的款式将麦克风、语音处理器和发射器整合到一个单独的外壳中，戴在植入体接收刺激器对应的头部皮肤表面。

（3）来自语音处理器的电冲动被发送到发射器（有时被称为发射线圈）。一块磁铁将发射器固定在耳朵后面，位于植入头皮下的接收刺激器的正上方。

（4）接收刺激器从发射器接收射频波形式的电冲动。它将电冲动作为电信号通过电极传递到内耳。电极通过一束微小的绝缘线直接插进了耳蜗。

（5）电极刺激耳蜗中完好无损的神经纤维，触发了神经冲动的产生。神经冲动沿着听神经传递到大脑。只有神经冲动到达大脑，我们所听到的声音才能被理解。

虽然这个过程看起来很复杂，但从开始到结束只需要几分之一秒。

什么样的患者应该选择人工耳蜗

目前对人工耳蜗的研究仍在持续进行中。尽管人工耳蜗对许多人来说效果很好，但对有些患者来说效果却不是很好，有些人即使在使用和康复几年后还依然有语音识别方面的问题。

研究人员正在研究这一问题，以期找出人工耳蜗效果不好的原因，以及如何改进这些设备。研究人员感兴趣的是，在一个人接受人工耳蜗植入术之前，如何准确地找出决定人工耳蜗植入术后效果的关键因素。

人工耳蜗不是助听器的替代品。当助听器效果不好或者无效时，人工耳蜗是最适合患者的选择。

申请人工耳蜗植入的患者通常有中度到重度的双耳感音神经性听力减退，或者有很严重的言语理解困难。然而，人工耳蜗植入的标准多年来发生了显著变化。

以前，最适合植入人工耳蜗的是那些由于内耳（感音神经）受损而导致双耳重度至极重度听力减退的人。但人工耳蜗技术的进步使这些设备也适合高频听力减退但仍能听到低频声音的人。目前甚至有了结合了人工耳蜗技术和助听器的一体化设备。

尽相同。虽然美国食品药品监督管理局批准可以为 9~12 个月大的患儿植入人工耳蜗，但美国一些大型医学中

儿童植入人工耳蜗的最小年龄不

人工耳蜗

发射器

接收刺激器

耳蜗

电极

发射器

麦克风
语音处理器

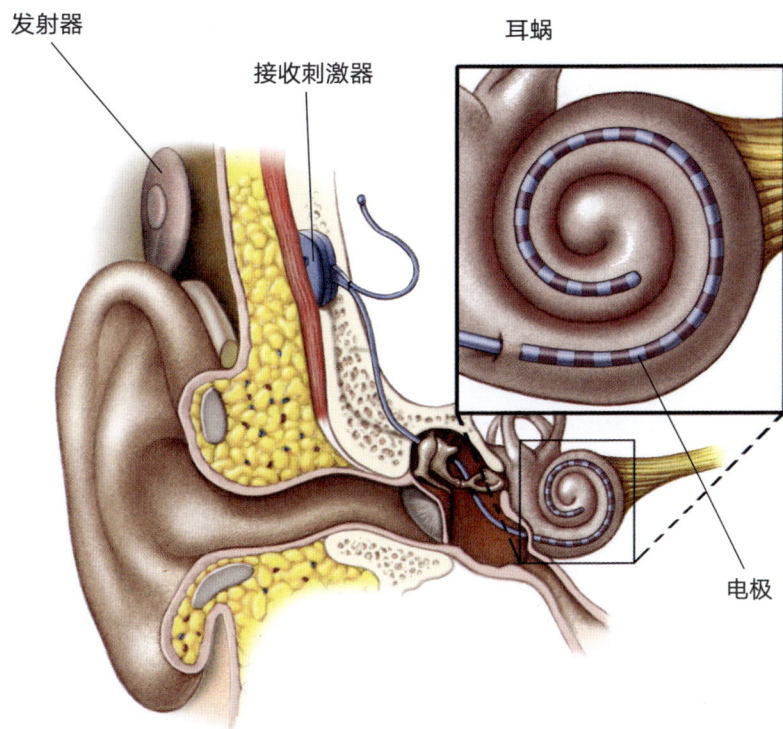

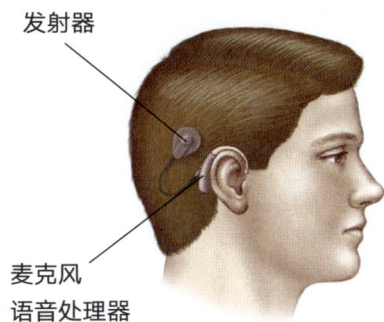

人工耳蜗的体外机需要佩戴在耳后，由麦克风、语音处理器、发射器和连接线组成。发射器发出射频信号给植入体内的接收刺激器，接收刺激器再把电信号通过插入耳蜗内的电极传输给耳蜗中的神经纤维。

心已经为 6 个月大的患儿行人工耳蜗植入术。

　　一般来说，植入时婴儿的年龄越小，就越少发生言语和语言发育的迟缓，这需要在手术后给患儿提供适当的康复治疗和教育。研究表明，通常儿童在 2 岁之前植入人工耳蜗的效果最好。

人工耳蜗的类型

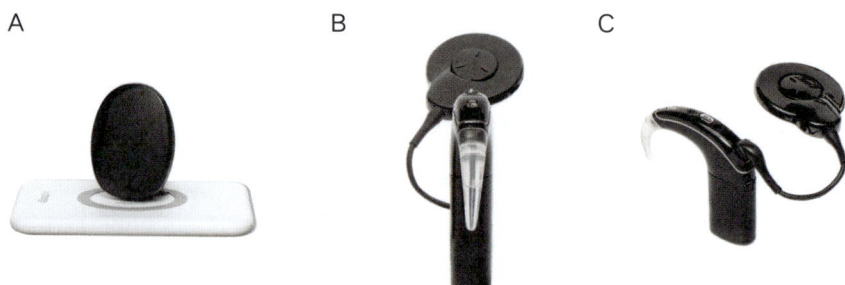

A　　　　B　　　　C

　　上图显示了两种不同类型的人工耳蜗体外机。一种体外机是将语音处理器和助听器一样佩戴在耳后，也可以别在衬衫、臂章或者帽子上（图 B、C）。还有一种是一体式体外机，将麦克风、语音处理器和发射器做成一个组件，通过磁铁吸附在头颅侧面植入体接收刺激器的上方（图 A）。

　　下图是最常见的接收刺激器类型。发射器发出射频信号传给植入体内的接收刺激器，接收刺激器再把电信号通过插入耳蜗内的电极传输给耳蜗内的神经纤维。

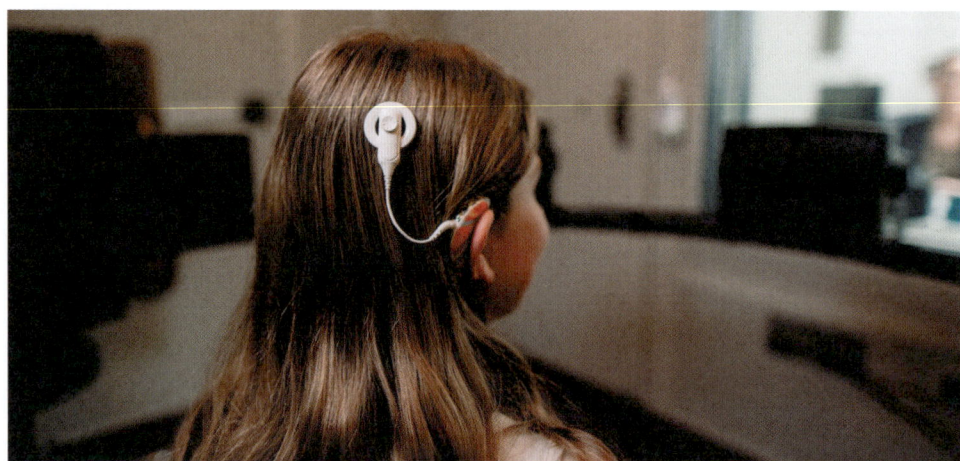

成年人植入人工耳蜗的年龄没有上限，即使是90多岁的人也可以植入人工耳蜗。研究表明，65岁以上的人植入人工耳蜗后可以体验到极好的效果，对与人沟通和感知环境都有显著的好处。

行人工耳蜗植入术需要慎重考虑。除伴有听力减退外，患者还必须符合以下条件。

● 对人工耳蜗有比较现实的期望值——清楚地了解人工耳蜗的好处和局限性。

● 愿意配合人工耳蜗植入前的评估和手术后的随访。

● 在家人和朋友的支持下，有愿意改变的决心。

只有在与人工耳蜗听力师和有经验的人工耳蜗外科医生讨论后，才能决定是否接受人工耳蜗植入。他们都是最有能力帮助我们做出决定的专家。

人工耳蜗植入与美国聋人社区

美国的聋人社区是一种充满活力的文化形式，包括有共同的语言（美国手语）、生活方式和社会习俗，以及共同的教育、经济、艺术和娱乐等的机构和组织。聋人社区的成员并不认为听力减退是一种应该被治愈的疾病，而认为这是另一种生活状态，应该得到文化认同，这也是他们自我认同的重要部分。正因为如此，聋人社区中的许多人都不支持使用人工耳蜗，特别是不支持儿童使用人工耳蜗。

然而，并不是所有的聋人都加入了聋人社区并认同这种文化。事实上，大多数有重度听力减退的儿童都是听力正常的父母所生。对天生耳聋的父母来说，这一直是一个有争议的问题，因为孩子通常在很小的年龄就接受人工耳蜗植入，一些父母甚至因为给孩子选择植入人工耳蜗而不是融入聋人社区文化而受到了负面影响。

两种观点都是合理的，许多人也认识到了同时掌握听觉和聋人文化的价值。聋人和听力受损的人可以继续作为聋人社区的成员，但植入人工耳蜗可以让他们更多地参与到社会生活中。一些聋人发现，植入人工耳蜗可以帮助他们增强环境危险意识，比如听到警报和孩子哭声的能力。

如果我们的孩子或家人有严重的听力减退，那么我们可能会发现与持有不同观点的人交流是有帮助的。通过与那些使用人工耳蜗的人、使用手语或是口语的人交流，以及与那些反对人工耳蜗植入的人交流对我们都是有帮助的。这些交流可以帮助我们更好地从不同的视角去看问题，从而做出最佳选择。

影响因素

虽然没有办法预测植入人工耳蜗后的效果如何，但许多因素都可以影响其效果。

听力减退的时间

对中度到重度听力减退的患者来说，患听力减退的时间越短，通常就越容易适应人工耳蜗。而那些从出生起或从很小的时候起就有严重听力减退的人通常较难适应。一般来说，听力减退的持续时间越短，植入人工耳蜗的效果就越好。有一些剩余听力或患进行性（而不是突发性）听力减退的患者往往在人工耳蜗植入术后收到更好的效果。

听神经

拥有更多功能正常的耳蜗神经纤维的人可能会从人工耳蜗植入术中获益更多。没有哪种检查可以确定功能正常的神经纤维的确切数量或位置，但 MRI 和 CT 等影像学检查可能会为人工耳蜗外科医生提供有价值的线索。

有时，电刺激测试可以检查听神经，看看它是否会对微小的电信号做出反应。

手术动机

人工耳蜗植入术的成功很大程度上取决于患者使用的意愿和对人工耳蜗的认同。这要求患者持续使用人工耳蜗，对其进行维护，保持后续随访，并坚持康复锻炼。

咨询是这一过程中重要的一部分。人工耳蜗是一种工具，而不是灵丹妙药。它不会让你恢复自然听力，但会给你提供让你听到声音的方法。咨询可以为患者提供对手术较现实的期望。

社会家庭支持

拥有强大社会家庭支持的人往往比没有的人能更好地适应植入人工耳蜗后的生活。

人工耳蜗的优势

根据新用户的报告，植入人工耳蜗后听到的声音可能是"尖细的"和"像电脑一样的"，也可能几乎和正常声音一样。

一般来说，人工耳蜗植入者的听力在使用该设备的第一年会有最明显的改善，在手术之后的很多年里依然会有持续的改善。

人工耳蜗的成年使用者通常可以

更有效、更省力地进行交流。大多数重度听力减退的患者能够感受到包括耳语在内的柔和的声音，并能识别出许多日常噪声。对部分人来说，效果甚至会更好，可能能听到隔壁房间的声音，接打电话和听音乐也都是有可能的。

对许多儿童来说，植入人工耳蜗会提高他们学习口语的能力。许多人可以在不使用手语或其他语言表达方法的情况下接受大部分教育。

成年患者接受人工耳蜗植入术后，其言语理解能力会有显著提升。术后每个人的听力改善程度可能会有所不同；专家们仍在研究为什么人们在言语理解方面存在差异。总体而言，预计手术后的几个月内患者就会有合理的言语理解能力。当使用者在熟悉的语境中或是个人谈话时，其言语理解水平甚至更高，特别是当对话是直接的和面对面的。

人工耳蜗植入过程

对患者佩戴和不佩戴助听器时的听力进行全面评估是人工耳蜗植入的第一步。这将指导患者和医生做出许多后续的决定。在人工耳蜗设备被植

成本和收益

植入人工耳蜗的费用包括植入前评估、手术和住院的费用，医务人员的费用，植入的硬件的费用，以及手术后调试和培训的费用，可能高达数万美元。

但与助听器不同的是，在美国，人工耳蜗的费用通常可由私人保险计划以及联邦医疗保险和医疗补助计划覆盖。在美国的一些州，人工耳蜗的费用可以由儿童特殊服务机构、保健计划或州职业康复机构提供。还有许多人得到了社区或慈善组织的帮助，如国际狮子会、吉瓦尼斯俱乐部、塞托马国际和青年商会等社会组织，这些组织会定期举办特别的筹款活动。

人工耳蜗植入中心可能会有保险专家或报销专家，他们可以帮助患者确定其健康计划提供的保险，并帮助患者获得保险的预授权。重要的是，我们要尽早开始这一过程，让保险公司有足够的时间审查患者的信息。

许多研究人工耳蜗植入性价比的人员发现，这些设备极大地改善了重度听力减退患者的生活质量。他们建议，对于人工耳蜗，不仅要考虑其成本，还要考虑它能帮助患者改善沟通和提升整体幸福感的程度。人工耳蜗还可以帮助患者减少对特殊资源和支持服务的依赖。

入并激活后，医生需要进行一系列的后续随访，以对该设备进行微调和对患者进行言语感知测试。

这一过程需要由专业的团队来完成。手术通常由耳鼻喉科医生或曾接受过耳外科培训的神经耳科医生操作

人工耳蜗与单侧耳聋

多年以来，人们一直认为单侧耳聋的患者不能从人工耳蜗植入术中受益。单侧耳聋是指一侧耳有严重的听力减退，而另一侧耳的听力正常。专家们曾认为，大脑在同时处理正常听力和人工耳蜗植入后产生的听力时会有困难。

然而，过去10多年的研究表明，用人工耳蜗植入术治疗单侧耳聋是有好处的。2019年，美国食品药品监督管理局首次批准使用人工耳蜗来治疗单侧耳的听力减退。

单侧耳聋可能由多种原因引起，包括肿瘤、头部创伤、细菌和病毒感染，以及耳部结构问题等。或者，诱发因素也可能是未知的。这种形式的听力减退会造成听力不平衡，如果有背景噪声，患者就会很难理解所听到的话，也很难确定声音来自哪个方向。许多单侧耳聋的人也会出现耳鸣或耳部其他噪声。

可以理解的是，单侧耳聋可能是具有挑战性的和令人沮丧的，它会导致患者出现社会孤立和生活质量减退。对儿童来说，单侧耳聋会影响其发育，使儿童更有可能在学习上遇到困难，从而需要学业干预。

一直以来，单侧耳聋的治疗方案包括两种特殊的助听器系统，一种是使用麦克风将声音从听力受损的耳朵传导到听力正常的耳朵，这项技术被称为对侧信息路由（CROS）。一种是骨传导设备（BCDs），其可通过振动将信号传导到听力正常的耳朵。然而，这两种方法都有缺点，包括耐受性差以及一些人的听力改善的效果并不令人满意。

最近关于植入人工耳蜗对单侧耳聋患者的影响的研究发现，植入人工耳蜗后，单侧耳聋患者的听力在许多不同的领域都有改善，包括确定声音来自哪里，在背景噪声下的言语理解以及听力质量。同样需要注意的是，没有证据表明拥有正常听力的耳朵和植入了人工耳蜗的耳朵不能一起工作。

使用人工耳蜗以后，患者的精神健康方面也有所改善，包括较少的耳鸣压力以及较少的情绪和认知痛苦。研究发现，接受人工耳蜗植入的患者在有压力的情况下，有更好的应对机制。

然而，人工耳蜗植入并不能帮助所有人。一些参与研究的患者说，他们的耳鸣症状恶化了。对那些确实从该手术中受益的人来说，这些改善能持续多久还是个未知数，因为研究的随访期通常很短—— 一般为6个月。我们仍然需要更多的研究来观察人工耳蜗能在多长时间内保持听力的改善，以及听力是否会持续改善。

（并不是所有的耳鼻喉科医生都会做
这个手术）。

团队其他成员通常包括一名听力
师、一名言语语言病理学家、一名教
育顾问和一名心理学家。

医生可能推荐患者去人工耳蜗中
心进行评估。这些中心的测试可能会
帮助患者解决在进行植入时需要考虑
的许多问题。

手术前

在做人工耳蜗植入术前，医生会
对患者进行一个完整的评估。如果结
果显示患者不适合进行手术，患者或
植入中心可以随时结束此过程。这项
评估通常包括以下内容。

医学评估

耳鼻喉科医生将检查患者耳部的
健康状况和功能（耳科检查）。这样
做是为了确保患者没有活动性感染或
无法使用植入物的情况。患者还需要
做一个全身检查，以确保能安全地接
受全身麻醉。

影像学检查

医生会给患者做颞骨 CT 检查、
颅脑和内耳 MRI 检查。这些检查会
显示患者的耳蜗、听神经和大脑的状
况。患者耳部的健康状况和结构对人
工耳蜗的效果有重要的影响。

听力学评估

听力师会进行一系列的听力测
试，以确定患者在戴和不戴助听器时
的听力状况。听力师还将帮助患者了
解人工耳蜗的好处和局限性。

平衡测试

因为听力和平衡能力紧密地联系
在一起，患者需要接受测试来评估其
平衡能力。在人工耳蜗植入术后，患
者的一侧平衡可能会受到影响。

言语语言评估

标准的言语语言测试是用来评估
患者对语言的运用和理解程度的。医
生需要对患者手术前和手术后的言语
语言状况进行对比，以了解人工耳蜗
对患者的效果如何。

心理健康评估

患者可能会进行心理测试来评
估其学习使用人工耳蜗的能力，以及
如何很好地应对手术后生活方式的
变化。

如果以上这些评估的结果表明该患者可以接受人工耳蜗植入，就可以安排手术了。患者和手术医生将共同决定哪只耳朵最适合植入人工耳蜗。

外科医生可能会推荐双侧人工耳蜗植入。双耳同时植入人工耳蜗在儿童和部分成年人中越来越常见。有证据表明，双侧植入人工耳蜗可以帮助患者识别声音来源，并提高患者对言语的理解能力。

手术前，人工耳蜗植入团队将与患者或者患儿家长讨论人工耳蜗的优势和局限性、设备的护理和使用、手术本身的相关问题，以及手术后的随访。如果患者或其家人在这一过程中有什么疑虑，他们可以随时提问。

虽然人工耳蜗手术总体上是安全的，但它确实存在一些风险，以下是植入人工耳蜗后可能出现的一些问题。

- 丧失剩余听力。植入人工耳蜗可能会导致患者失去剩余的自然听力。
- 患脑膜炎。通常医生会在手术前给成人和儿童接种疫苗，以降低患者患脑膜炎的风险。
- 出现设备故障。如果在使用一段时间后，植入体内的设备无法工作，

患者可能需要第二次手术来修复或更换设备。

手术

人工耳蜗手术是在患者被全身麻醉的情况下进行的，手术时间是2~4小时。

在给药使患者进入麻醉状态后，外科医生会在患者耳朵后面切开一个口子，暴露患者乳突，并在乳突上打开一个小洞，这是放置人工耳蜗植入体的位置。然后外科医生会在患者耳蜗上开一个小口，插入电极。有时候，外科医生通过一个叫作圆窗的自然开口插入电极。然后外科医生会进行电子测试，以确保刺激器与神经纤维能一起正常工作。最后，外科医生缝合切口。

当患者从麻醉中醒来时，头上会缠上一圈绷带。这有助于减少切口周围的肿胀。

手术后患者可能会感到有些疼痛和恶心，但可以通过服用药物来缓解这两种不适。在手术结束的当天，大多数人都能下床散步。

手术后3~5天，患者头部的绷带将被拆除。医生会告诉患者在切口愈合过程中该做什么、不该做什么。

人工耳蜗手术的并发症很少见。有些患者说，手术后他们的嘴里有苦味或金属味，或者他们的味觉有其他异样。通常情况下，这些问题最终会消失。

因为手术涉及内耳，患者的平衡系统可能会被打乱。这会导致患者出现头晕或眩晕，但通常会在术后的3~4天内改善，随后几周患者会出现轻微的不稳定。通过缓慢增加活动量，即使患者可能仍会有轻微的头晕，患者的平衡能力也会逐渐恢复到手术前的状态。

控制面部表情的神经（面神经）贯穿手术区域。少数情况下，患者的面神经功能在手术后可能会因为暂时的肿胀而减弱。患者可能会注意到自己的笑容不太自然，或者闭眼有些困难。这种情况通常发生在手术后的头2周内。这可能是短期的，也可能是长期的，手术医生会根据术中情况与患者讨论最佳治疗方案。

手术后患者的切口需要长达4周的时间才能愈合。大多数接受人工耳蜗植入的患者在手术后几天到2周就可以恢复正常活动。患者的切口愈合后，植入物在皮肤表面只是能触摸到的一个轻微的隆起。

人工耳蜗体外机的护理

患者的人工耳蜗植入团队成员将为养护人工耳蜗的体外机提供详细的指导。以下这些建议也可能会有帮助。

- 尽量避免极端高温和可能导致体外机损坏的情况。
- 在参加可能会产生较强静电的活动（如使用蹦床或塑料滑梯）之前，请移除体外机。像其他电子设备一样，语音处理器也可能被静电损坏。
- 患者可以在参加大多数运动时戴上体外机。虽然不需要特别的防护措施，但在骑自行车、轮滑、踢足球和滑雪等推荐戴头盔的活动中，戴上防护头盔会有一定的保护。
- 在更换电池、更换电线或插入其他设备之前，先关掉语音处理器。
- 不要把电池放在冰箱里。将冰冷的电池放入语音处理器可能会导致冷凝问题。
- 不使用时，请将麦克风和语音处理器放在防潮箱（有时也被称为烘干盒）中。
- 当前大多数的控制器和语音处理器都是防水的，所以在参与水上活动之前可能不需要拆卸体外机。但最好与患者的人工耳蜗植入团队确认一下洗澡和游泳时应该注意些什么。

激活

人工耳蜗植入时和患者康复期间，人工耳蜗是未被激活的。由手术医生和听力师共同决定何时激活该设备。

大多数医学中心需要让患者等待几周到1个月的时间才能激活人工耳蜗。这让患者的切口有足够的时间愈合，并让患者从麻醉中彻底恢复过来。

然后，患者将多次与听力师会面，听力师会帮助患者佩戴体外机以及对语音处理器进行编程（映射），也就是俗称的"调机"。

对一些成年患者来说，手术后不久就激活人工耳蜗可能也是一种选择。但与此同时，早期激活可能会让患者感到不舒服，对设备进行编程也不够精确。

通常，在第一次激活人工耳蜗和调机的过程中，包含麦克风的耳机或语音处理器会被放在患者的头上。语音处理器会连接到听力师的电脑和编程设备中。发射器也会由与植入接收器中的磁铁耦合的磁铁固定在适当的位置。然后将确定部分或全部电极产生听力反应所需的电刺激量。患者会被要求在每次听到声音时做出回应，并在对每种声音的响度感到最舒适的时候发出信号。

听力师会将患者提供的信息输入专门的电脑软件中，该软件会对患者的语音处理器进行编程。语音处理器根据患者对声音的反应，为每个电极设置一定的刺激量。

编程完成后，听力师会将语音处理器与电脑断开连接。在体外机中放好电池，患者就可以把整个系统带回家了。之后听力师将安排较多的随访，对语音处理器进行微调。反复调整是必要的，因为患者的听神经需要时间来适应来自电极的信号，患者的大脑也需要时间来解释这些信号。调整编程的时间视情况而定，在使用的第一年，语音处理器经常需要被重新编程，患者可能需要6次或更多的随访。之后，随访次数就会变少，有经验的用户通常1年只随访1次。

适应人工耳蜗

每个接受人工耳蜗植入的患者都有不同的体验。有些人很快就能欣赏他们多年未听到过的声音，有些人则需要一段时间逐渐适应。

患者第一次使用人工耳蜗时可能会觉得听到的声音很不自然。通常情况下，通过人工耳蜗听到的言语会不清楚并难以理解。随着时间的推移，患者对这些声音会变得越来越熟悉，因为患者的大脑会重新学习如何用人工耳蜗来听声音。

适应人工耳蜗的过程通常是缓慢的，可能需要几周到几年的时间。患听力减退的时间较短的患者通常不需要读唇就能快速理解所听到的言语。而那些之前从未听过声音的患者通常需要更长的时间来适应他们所听到的声音。

学习听到并理解声音需要坚持不懈的努力和持续接触声音。如果患者全天都持续佩戴人工耳蜗，患者适应人工耳蜗将会更容易，也会收获

斯科特的故事："这是我做过的最棒的事情"

斯科特生来就患有听力减退，并且随着年龄的增长其听力逐渐恶化。上小学时，他开始佩戴助听器，但效果并不理想。斯科特难以识别和理解别人所说的话，众所周知，这会让他面临言语歧视。

尽管斯科特自诩为读唇专家，他感觉他可以应付自己的听力减退，但他还是遇到了许多困难。他与家人沟通并不容易，当他听错了什么时，他发现自己会陷于非常困难的境地。

经过多年的评估，斯科特获得接受人工耳蜗植入术的机会，但他并没有立即抓住这个机会。在与听力减退做了多年的斗争后，他觉得生活还可以，直到有人问了他这样一个问题："你难道就不想知道这扇紧闭之门的另一边发生了什么吗？"他开始重新考虑手术。

之后斯科特接受了人工耳蜗植入术，并取得了成功。一切都很顺利，斯科特没有任何并发症。

接下来斯科特却面临一个新的挑战：学会听声音。

斯科特说："重新学习听声音最困难的事情可能是，所有的东西都必须被描绘出来。你听到的每一个以前从未听到过的新声音，你都必须去学习。你听到了声音，但你必须理解那是什么声音。"

例如，有一天斯科特在厨房里，他听到了一个他不了解的声音。而事后发现，那是他的狗从碗里喝水的声音。日复一日，斯科特一直在积累他的声音库，一个接一个地学习辨认各种声音，并将它们存储在他的大脑中，这样他就可以在下一次听到它们时知道这声音是什么。

回顾自己那些听力不佳的岁月，斯科特庆幸自己接受了人工耳蜗植入术。

"这是我做过的最棒的事情。"斯科特说。

更多。

患者最好从较轻松的倾听环境开始适应人工耳蜗，比如在安静的环境中与一个人交谈。随着时间的推移，患者可以在更具挑战性的情况下，比如小组对话中或背景噪声较大的地方倾听。当然患者也要练习听广播和看电视。

成年患者可以从各种支持服务中获益。通过与听力师、言语语言病理学家或听力康复师合作，患者可以练习辨认各种声音、言语理解和使用读唇。言语训练可以帮助患者说得更清楚，且声音质量更好。

患者的训练也可能只是练习听声音或练习使用电话。患者还会得到关于如何在家继续进行听力训练的指导。互联网上的许多网络培训课程都是免费的，或者只需支付很少的费用。

康复训练和教育对接受人工耳蜗植入的儿童来说是必不可少的。只有经过训练，孩子才能充分受益于这款设备。孩子必须学会将所有听到的新的、不熟悉的声音与其意义联系起来，还必须学会理解声音并将它们融入自己的语言。

言语语言病理学家、教育工作者和家庭成员都可以帮助孩子强化正在学习的技能。这个过程需要时间、奉献精神和艰苦的努力。但童年的持续训练通常会使效果不断提升。

此外，听力专家或言语语言病理学家可能会提供其他策略来改善患者的沟通能力和处理患者听力困难的情况（见第 8 章）。

保持积极的态度

人工耳蜗是一种可以帮助患者获得更好听力的设备。当然，它们也能帮助患者更充分地参与那些需要能够清楚听到声音的活动。

如果一位患者选择了人工耳蜗，那么他能获得良好的效果与否很大程度上取决于他自己。在手术前，确保患者了解后续需要花多少时间在听力和言语康复上。患者应该与护理团队沟通所遇到的任何问题。尽可能多地使用人工耳蜗，并参加后续所有的随访，尽可能多地做听力练习，这些都会增大从人工耳蜗中获得良好效果的概率。

第 11 章 /

其他增进交流的听力辅助设备

当出现听力减退时，助听器和人工耳蜗是我们常用的助听设备。但其他选择，比如特殊的听力辅助设备、无线设备，甚至我们日常生活中使用的手机，都能在特定的情境中帮助我们听得更好。

这些听力辅助设备能解决我们日常生活中常见的难题，让我们的生活更便捷、更安全。它们可以提醒我们门铃响了，让我们用合适的音量看电视，同时还可以让我们通过电话进行交流。这些都可以使我们更好地参与日常社会活动。

听力辅助设备不是助听器和人工耳蜗的替代品。相反，它们作为辅助措施，可以在我们单独使用助听器或人工耳蜗助听有困难时，比如在嘈杂的餐馆和有回响的报告厅，帮助我们听得更好，令我们的生活更独立和更自由。

这些设备在不戴助听器时尤其有用，比如在睡觉或洗澡的时候，它们能提醒我们注意一些需要特别注意的声音，例如闹钟、烟雾警报和安全警报的声音。

很多听力辅助设备可以在家里和公共场所使用。在办公室、餐馆、医院、教堂和其他公共场所也有提供助听服务的信息，这些信息多可在它们的网站上查找。

根据《美国残疾人法案》和其他法律规定，公共场所必须为失聪或有听力减退的人提供合理的帮助。

其中"合理"的含义可能有所不同，它包括但不限于提供听力辅助设备、字幕服务和警报服务。其中具体场所的帮助措施我们在本书的第8章有所提及。

为什么需要听力辅助设备

日常生活中的很多情境都会干扰我们的听力，其中主要的3个影响因素分别为噪声、距离和回声。

噪声

空气通风系统的嗡嗡声、交通噪声或者椅子摩擦地面的声音都可能让你听不清别人说的话。再加上在人群中或者餐馆中其他人说话的背景噪声，会让你更难听清别人说的话。

距离

离说话者越远，你就越难听到对方说话的声音。最佳的听力距离是0.9~1.8 m。即使你佩戴助听设备，下列情形也会使你很难听清声音。

- 背景噪声嘈杂的场所，比如餐馆、咖啡厅、大堂、商场、地铁和机场。办公室有时也会成为环境嘈杂的场所，比如会有脚步声、谈话声、各种设备的运行声、电话声和广播声。

- 很多人同时说话的场所，如聚会等社交场合。

- 你离说话人特别远的场所，如教堂、教室、剧院和体育场。

- 有回声的场所，如教室、走廊、地下室、开放式办公室、礼拜堂、竞技场和仓库。

- 有持续的强背景噪声的场所，如开着电风扇、空调的场所，马路上或有大风的场所。在乘坐汽车或火车时车辆行驶也会产生这种类型的噪声。

- 在声波比较分散的户外场所参加活动，如体育赛事、节日庆典、游行和烧烤时。

- 当你打电话时，特别是线路连接不好时，因为此时你没有办法通过视觉线索理解他人讲话的意图。

回声

当声音在密闭的空间里接触到坚硬固体的表面（如混凝土墙壁或者未铺地毯的地面）时会发出回声。因为这些物体的表面会多次反射声波，即使在声源被切断后，声音也会持续存在。这些回声会让我们听声音变得困难。

这些有回声的环境在日常生活中难以避免。针对这些回声环境开发出的听力辅助设备可以帮助我们在这些环境中听得更清晰。

听力辅助设备旨在在助听器或人工耳蜗难以满足听力需求的情况下帮助我们获得更好的听力。它们在社交、教育、工作、娱乐及家庭生活中都能发挥重要作用。

听力辅助设备是如何工作的

听力辅助设备可以在嘈杂的房间和小组多人对话中帮助你听得更清晰。它们可以使你通过电话交流变得更简单。此外，它们还能在你和朋友一对一对话时使用，或在你独自看电视或听广播进行放松时使用。当你在

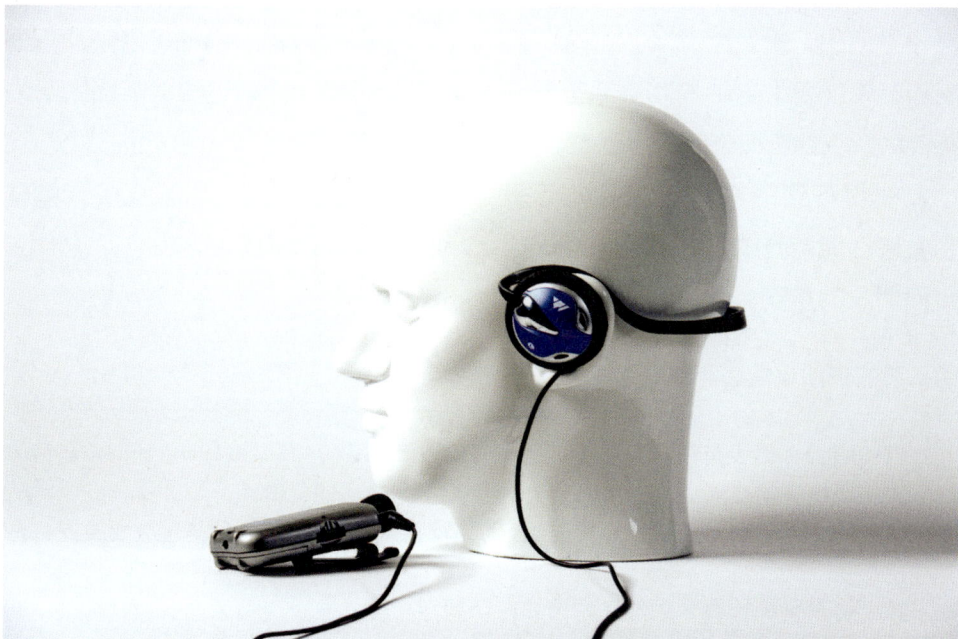

个人声音放大器是一种听力辅助设备，用于增大面对面交流和多人对话时讲话者的音量。这个小盒子上有麦克风和连接线。在交流时，讲话者和听者使用相同的设备

公司开小组会议时，它们也可发挥重要作用。

　　一些听力辅助设备专门为空旷的空间设计。在一些空旷的空间中，听力减退的人群很难听清远处讲台上演讲人的声音或舞台上扬声器的声音。通常听众面临的听力问题，不单由距离远造成，还同环境中的回声和背景噪声相关。

　　单纯提高音量会使你更容易听到声音，但不会让你更好地理解听到的内容。例如，当学生在教室中听课时，老师经常会从教室的一边走向另一边或者背对学生说话，这些都会使老师讲话的音量发生波动。在这些情况下，单纯要求老师提高讲话音量可能无法解决你所面临的听力问题。

　　你想听到的声音可能是电话里别人说话的声音或是在嘈杂的餐厅里对面朋友的声音。听力辅助设备可以消除噪声，让你想听到的声音更加清晰。

　　听力辅助设备通常可以放大声音，但它的主要目的并不是让声音变得更大。实际上，它是通过把麦克风放在声源附近，让你想听到的声音更清晰和更响亮。

　　听力辅助设备由两个基础组件构成：发射器和接收器。发射器通常靠近说话的人，通过麦克风接收声音并将其转变为可传播信号，然后发射信号给接收器，也就是听者佩戴的耳机。多个听者可以佩戴各自的接收器接收由同一个发射器发出的信号。

　　一些听力辅助设备可用于助听器和人工耳蜗。许多连接助听器的听力辅助设备要求助听器有远程线圈（T线圈）、电话开关、用于直接音频输入的端口或内置蓝牙等功能。

购买听力辅助设备和其他辅助交流工具

　　许多听力辅助设备在公共场所是免费提供的。如果你打算购买听力辅助设备或其他个人使用的辅助交流工具，请同听力师讨论不同产品的优缺点。相关设备在当地的听力学中心、语言听力中心、大学或社区机构都会展出，它们的网站也会提供产品的详细信息。

　　这些设备的价格各不相同，所以明智的做法是请熟悉这项技术的人进行比较。购买前，你需要查看保修和退货政策，一些产品有长达 5 年的保修期。工作人员会为你提供使用听力辅助设备的培训，包括检查设备和充电的方法。

电话设备

对听力减退的人群来说，打电话也是巨大的挑战。一方面，对听力减退的人群来说，传统电话声音不够大；另一方面，因为听力减退的人看不到讲话人，这意味着没有视觉线索来帮助他们理解所听到的声音。

在这种情况下，我们可以使用电话放大器。电话放大器是最常见的听力辅助设备，它可以应用于手机、有线或无线电话中。电话放大器可以用来调整电话音量，帮助我们听到电话中比较柔和的声音。即使听力正常的人也可以在打电话时使用电话放大器。

现在很多制造商在生产新型手机时会配置内置放大器。内置放大器可以安装在电话或手机主体中，也可安装在电话听筒、话筒或者电话按键中。电话放大器也可作为一个外设装置安装在电话和墙上插座之间。

电话放大器可以安装在一些公共场所的公用电话中，如机场、火车站、博物馆、画廊及酒店大堂的公共电话。在提供音量放大服务的电话的听筒上会有特殊标志，用于识别此类电话。

便携卡扣式放大器是一种可以放在钱包或公文包中的小型带电池的

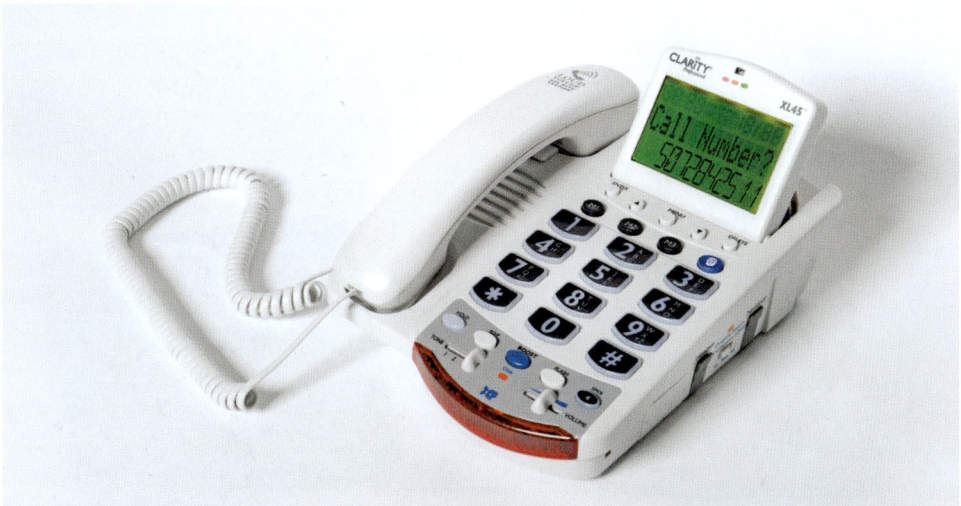

有电话放大器的电话的机身底部有音量调整按钮，使用者可以根据个人的情况调整音量。此类电话机身上有标签，提示这款电话可以放大扬声器的声音

设备。当你找不到带有电话放大器的电话时，可以将它置于电话的听筒上。这些便携式放大器在外出时特别有用。

此外，便携式电话适配器还可以和助听器或人工耳蜗配合使用。它不是放大声音，而是根据接收到的声波产生一个电磁场。助听器或者人工耳蜗接收电磁信号，并向听者传递。便携式放大器不能起作用的时候，可以使用便携式电话适配器。

当你购买新手机时，请务必与供应商核实手机是否与便携式电话放大器兼容。

有些电话还有特殊的响铃装置，可以发出特别响亮的铃声或可变的铃声。也有手机通过闪光灯来通知你有来电。扬声电话在某些情况下也很有用，因为它可以让听力减退人群用双耳听声音。

电信中继服务

听力严重减退或者失聪的人不

听力障碍人群使用的电话

如果你有重度或极重度的听力减退，使用文本语音转换或字幕形式的文本转接服务时，你需要一个有文本显示屏的特殊电话。

带有字幕的电话可以让你在听到声音的同时看到对方所说的内容。通信助理会将内容输入到显示屏上。当你正常拨打电话时，电话就会自动连接到字幕服务。

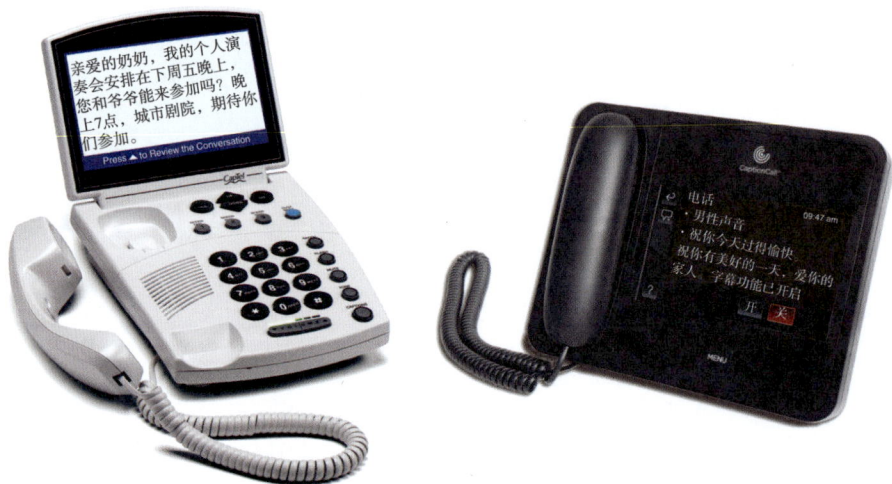

能使用电话通话，但是他们可以使用电信中继服务。在美国，电信中继服务是一项免费的公共服务。《美国残疾人法案》要求美国电话公司在全国范围内免费提供这项服务。美国的州政府或联邦政府会给电话公司提供补贴。电信中继服务有英语版本，也有西班牙语和法语等版本。

使用电信中继服务需要听力减退人群拥有一部配有键盘和文字显示屏的听障人士专用电话。这类服务也可以在电脑上实现。

电信公司配有通信助理，相当于一个打字员，在全国各地的电信中继服务中心提供 24 小时服务。你可以通过讲话或键盘输入的方式向通信助理提供要呼叫的电话号码。通信助理拨打电话，然后在你和通话人之间传递语音或文字信息。

通信助理可以迅速地将你表达的信息转化为语音或文字，他在通信过程中尽量不引人关注，并保证迅速准确地传达你要表达的信息。所有通过电信中继服务的通话内容都是严格保密的。

电信中继服务很容易使用。在美国，任何人都可以通过拨打美国联邦政府为其预留的号码来使用这项服务。使用者只需支付标准电话费。听力减退患者也可使用文本电话设备来获得这项服务。

根据你的听力减退程度和个人偏好，你可以选择以下几种形式的电信中继服务。

文本语音转换

这是电信中继服务的标准模式。通信助理承担电话交谈中语音与文字的转化服务，将谈话中的语音转化为文本，并同时将文本转化为语音。这种形式的电信中继服务可以让听力减退的人直接同他人对话。

字幕服务

这种形式的电信中继服务使用语音识别技术将通信助理的语音直接转换为书面文本，传输到你的手机显示屏上。

互联网协议中继服务

有了这种以互联网为基础的电信中继服务，通话可以直接从电脑端传到互联网中继中心，通信助理通过普通电话网用语音形式传递你的信息。

你不需要拥有文本或字幕电话就可以使用这项服务。你可以通过电脑或其他可以联网的设备使用这项服务。这项服务将即时通信和无线文本服务联系到一起。

互联网协议字幕电话将互联网系统同字幕电话显示器结合到一起。使用者可以直接与被呼叫方通话并可以听到对方的回应。与此同时，语音识别技术可以让你在电脑显示器上看到文本信息。

视频中继服务

还有一种基于互联网的电信中继服务是将使用手语的用户同使用口语的用户连接在一起。通信助理通过电脑显示器或视频设备同手语用户交流。在美国，并非所有的州都提供这项服务。

随着现代通信设备的出现，电信中继设备几乎已经成为过去。现在人们经常使用带有键盘或屏幕键盘的设备，如笔记本电脑、手机等拨打电话。随着短信的普及，许多人不再使用电信中继服务。

除了短信外，很多社交媒体应用程序也提供了传递消息的功能。社交媒体账户通常是免费设立的，人们可以通过手机、电脑访问这些媒体账户。

多功能通信设备

电脑硬件设备及电子技术的不断进步，让我们可以不断创造出体积更小、适应性更强的通信设备。这使我们的辅助通信设备更加便携、灵活和方便。

一个通信设备通常具有多种功能。例如，助听器也可以作为一个连接互联网、语音信箱等的无线电话使用。

无线技术进一步推动了多功能通信设备的发展。无线网络技术使用低功率无线电波替代电线和电缆将电脑和其他设备连接在一起。通常情况下，这些设备需相隔较近。

蓝牙技术可以同时将多达8个设备连接在一起。这意味着，只要所有设备都启用蓝牙，你的助听器、电脑、电话和音乐播放器就可以同时进行信息交互。

听力辅助系统

听力辅助系统可以改善公共广播系统的音质和音量，为听力减退患者提供帮助。大多数公共场所通常安装了以下三种系统之一：调频系统、红外系统和感应回路系统。

调频系统

在公共演讲活动中，你可能不

是直接坐在演讲者对面，而是坐在离演讲者较远的地方，音响系统的质量可能很差，同时观众可能会不断地走动和交谈，这些都会影响听声音的效果。通过使用特殊的听力系统，如调频系统，你在面临这些挑战时能够更清楚地听到演讲者的声音。

你可能对"调频"这个词特别熟悉，调频在日常生活中指将收音机调到特定的频率，收听你喜欢的音乐或脱口秀等。调频系统通过无线电波传播声音，就像一个局域广播电台或者多人对讲机一样。调频系统使用符合法规的特定频率，通常安装在观众聚集的地方，如礼堂、会议中心、礼拜场所和剧院等。

调频系统主要由两个部件组成：发射器和接收器。发射器可以通过麦克风、收音机、电视或立体声音响播放声音。它将调频信号发送到一个小型便携式接收器上，该接收器将声音调节到正常的调频频率。

接收器有几种不同的形式。一种是具有音量控制功能的接收器，并通

助听器和手机

为了让手机更容易使用，美国联邦通信委员会（FCC）制定了一些规定，让人们更容易选择与助听器和人工耳蜗配合使用的手机。要想找到一部能很好地与助听器配合使用的手机，请寻找 M3 或 M4 评级的手机。

当你购买手机时，也要看看它的 T 评级。T 评级指的是当把助听器设置为电感线圈模式时手机的工作情况。如果你使用的助听器或人工耳蜗带有电感线圈，请寻找评级为 T3 或 T4 的手机。

在你购买与助听器兼容的手机时，请在以下这些地方寻找评级。

- 显示器旁的卡片上。
- 手机包装盒上。
- 用户手册中。

如果包装上没有标明这些评级，请向服务提供商或设备制造商询问评级信息。大多数情况下，如果你找不到这个标签，手机就不兼容助听器。[①]

你可能希望手机拥有的其他功能包括振动警报、屏幕闪烁、短信服务、听障人士电信设备模式、语音转文本和视频功能。许多手机经销商会允许你在购买手机之前先在商店试用。当你购买新手机时一定要带上助听器，这样你就能够看到哪些功能适合你。

---

① 在中国销售的部分手机也有相关功能，可在购买时向手机经销商咨询。

听力辅助系统

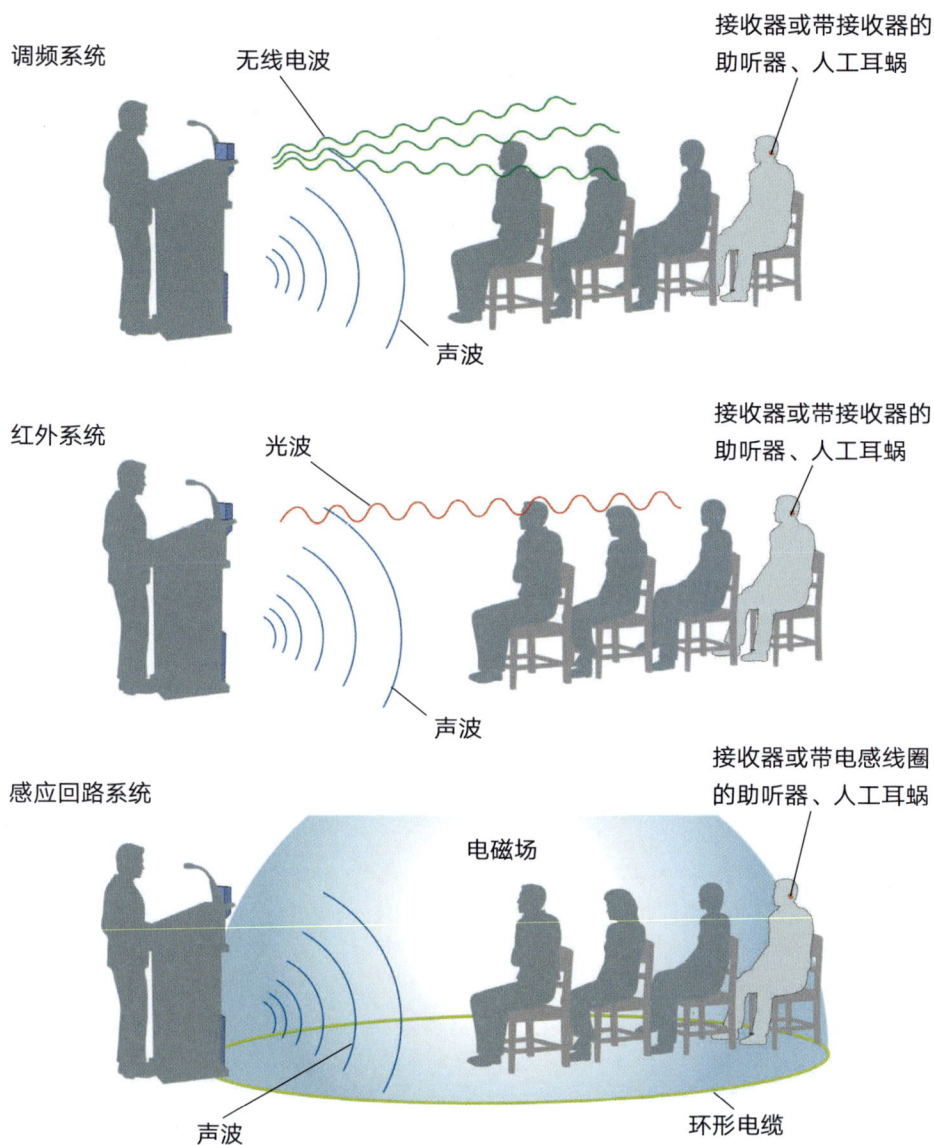

调频系统 无线电波 接收器或带接收器的 助听器、人工耳蜗

声波

红外系统 光波 接收器或带接收器的 助听器、人工耳蜗

声波

感应回路系统 接收器或带电感线圈 的助听器、人工耳蜗

电磁场

声波 环形电缆

过耳机将接收信号转换为声音。另一种是将接收器连接到电感线圈中，将调频信号转换为电磁波，这些电磁波被助听器或人工耳蜗中的电感线圈采集并转换为声音。

一些接收器也可以连接到小的适配器上，该适配器可以连接到助听器或人工耳蜗上，将信号直接发送至助听器或人工耳蜗中，这种形式被称为直接音频输入。

个人调频系统也可用于一对一的交流。它由一个小型便携式麦克风、接收器及放大器组成，多用于在嘈杂的餐厅或高混响的礼堂等听声音困难的环境中进行私人对话。只要调到正确的频率，你就可以在走路或开车时收听广播。

越来越多的公共建筑、政府设施和商务办公场所配备调频系统，为听力减退的人群提供帮助。很多学校也使用调频系统帮助听力减退的学生。调频系统的新版本——动态调频系统，可以进一步过滤信号，并使用定向麦克风来降低噪声。

红外系统

一些辅助听力系统通过使用无线电波来传递声音。还有一些系统，比如红外系统，则利用光波将声音传递给听力受损的患者佩戴的接收器。

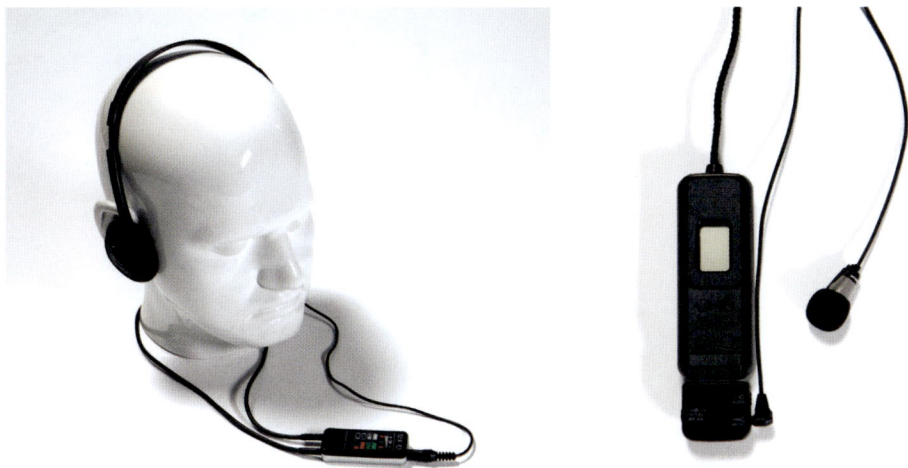

在有很多听众的环境中，例如在教室中，带发射器和麦克风的调频系统（右）可以直接把说话者的声音发送到听众的耳机（左）或者助听器中

与调频系统一样，红外系统适用于声音嘈杂或有大量人群聚集的环境。红外系统也适用于在家中观看电视。

当在礼堂中使用红外系统时，我们将红外光波发射器插入公共广播系统或音响系统中，红外光波将声音传递给听众。接收器可以将接收到的红外光波传递给听众佩戴的耳机、助听器或人工耳蜗并转化为声音。

在观看电视时使用红外系统，可以让我们把电视音量设置得更低，增加其他听众的舒适感。红外发射器可以将电视信号发送到个人接收器，我们可以根据需求调整音量，我们的调整不会影响到房间里其他人听到的音量。

与调频系统不同，红外系统必须在发射器的直接传播路径上安装接收器才能正常工作。阳光会干扰红外信号，所以在户外使用红外系统不是很好的选择。由于红外系统是沿着有限路径传播而不是向所有方向都发射信号，相比于调频系统，红外系统可以更好地保护隐私。

红外系统经常用于法庭、政府办公室，以及剧院和礼堂的现场表演中。

感应回路系统

感应回路系统，也称为音频感应回路系统，感应回路系统可以永久安

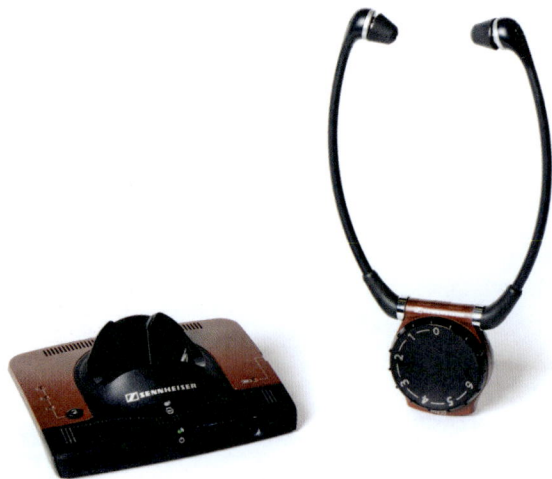

红外系统将电视节目中的声音从电视上的一个装置（左）中直接发送给听者。听者戴着一个轻便的耳机（右），可以将声音调整到自己所需要的音量。与此同时，其他观看者可以使用正常的电视音量，避免调高音量带来的不适

装在礼堂或会议室的地板上。电感线圈产生电磁场传递声音信号，助听器和人工耳蜗的电感线圈（T线圈）可以接收这些电磁信号。使用的助听器或人工耳蜗中没有电感线圈功能的人群，可以使用单独的接收器接收电磁信号。

感应回路系统接收声音信号的功能容易受到电信号的干扰，同时对个人用户来说，它的使用不像调频系统和红外系统那样灵活。

语音识别系统

语音识别系统可以捕获麦克风发出的声音，并将所说的内容转换为文字显示到显示屏上。语音识别系统使用的麦克风可以是外置微型麦克风甚至是你手机的麦克风，显示器则可使用电脑、平板电脑或手机的屏幕。语音识别系统对听力减退的人群非常有用。

学习使用语音识别系统需要训练和耐心。此外，它也不适用于复杂的听力环境。例如，你不可能在一个嘈杂的聚会中将手机直接对着说话者的方向并在手机屏幕上立刻读取说话者所说的内容。

视觉通信系统

视觉通信系统对使用手语作为主要交流方式的人意义重大。视频聊天应用程序允许人们通过电话线或互联网应用手语进行交流。

此外，手机应用程序可以将口语或文字翻译为手语。也有系统配有随时在线的口译员进行手语翻译。

使用助听器的电感线圈

许多耳后和耳内助听器都配备了电感线圈。电感线圈对使用电话很有帮助。通常，助听器对所有声波都很敏感。但当电感线圈打开时，助听器只放大来自电话接收器的电磁波。这意味着电话信号被直接传输到助听器中，而噪声不被放大。

大多数手机都与助听器兼容，当你购买手机时，一定要询问手机与助听器的兼容性。如果销售人员不知道，你可以在购买手机之前先试用一下。兼容助听器的手机底部应该有"HAC"标签。想要了解与助听器相兼容的手机的更多信息，请看第171页。

电感线圈也可用于调频系统和感应回路系统。带电感线圈的助听器可以给你的交流带来更多的选择。如果你的助听器有电感线圈，而你不知道如何使用，请向听力师或助听器经销商咨询。

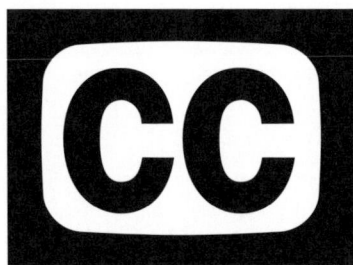

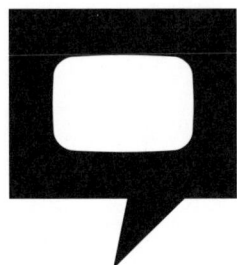

这些符号都表示电视节目有隐藏字幕

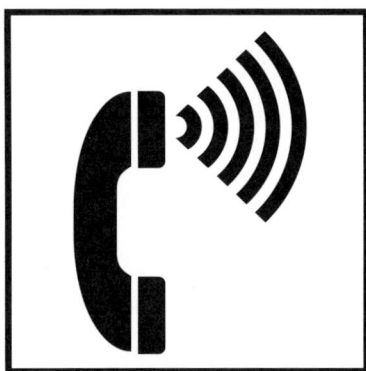

带有声音放大器的电话

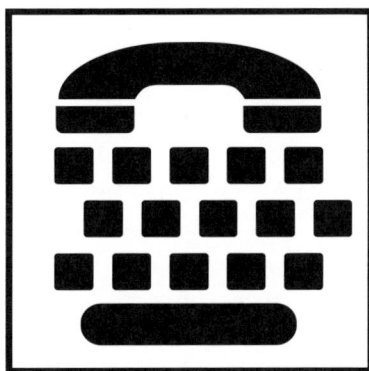

文本电话

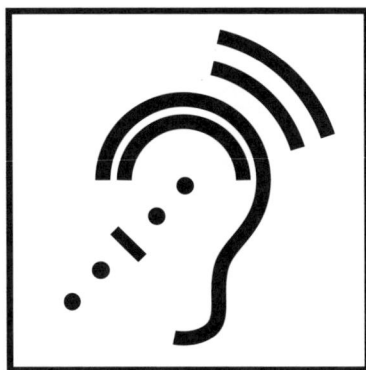

听力辅助系统

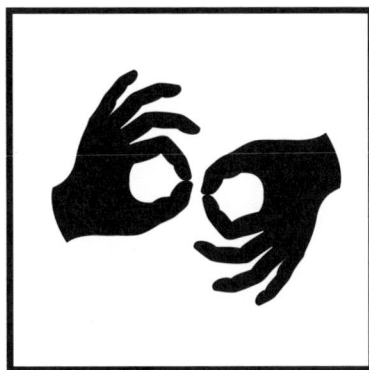

手语

这些标识出现在公共建筑中，意味着这些建筑中安装了为听力减退人群服务的设施

字幕

直到 20 世纪 70 年代初，美国许多听力减退的患者都无法充分享受美国人最喜欢的娱乐活动之一——看电视。1972 年，美国第一次在全国性电视节目的播放中添加了字幕，这个电视节目是朱莉娅·查尔德主演的烹饪类电视节目《法国大厨》。

自那之后，字幕为聋人和听力减退的人群打开了电视世界的大门。网络、公共电视、有线电视和流媒体服务每周都会为数百个小时的娱乐、新闻、公共事务和体育节目配上字幕。

与普通字幕不同的是，为听障人士设置的电视字幕除了显示对话的文字信息，还显示掌声、音乐响起、笑声等声音信息。字幕被小心地放置在屏幕的不同位置以显示谁在说话。字幕被编码成电视信号数据以便即时播放。

我们可以通过是否有字母"CC"判断某个节目是否有字幕，"CC"通常出现在一个电视形状的符号中，有时也表现为有一个小尾巴的电视符号（见第 176 页）。许多流媒体服务也提供字幕。

字幕的其他用途

许多光盘和媒体上的电影都包含字幕。许多教育和培训视频也包含字幕。许多现场活动（如音乐和戏剧表演、讲座、政府活动或面对面及线上会议）也提供字幕。博物馆和科学中心也会在表演、自制电影和演示中使用字幕。

一些电影院也提供一种名为后窗字幕的字幕系统。后窗字幕将一个可调节的透明塑料板放置在观众的座位上，并在这个透明塑料板上显示字幕。

警报装置

听力辅助技术可以提醒你关注环境中许多特殊的声音。关注到这些声音对你保持安全独立的生活方式十分重要。这些声音包括电话铃声、闹钟铃声、厨房计时器铃声、门铃声、敲门声、婴儿的哭声，以及烟雾报警器和安全报警器的铃声。

警报装置可能会使用以下三种类型的信号中的一种或多种来提醒你——响亮的声音、闪烁的灯光或振动。

例如，闹钟可以连接一个震动附

件，我们将这个附件放置于枕头下，在设定的时间，你会被轻轻震醒。我们也可以将一个带闪光灯的附件连接到普通闹钟中。

像震动寻呼机、手表、健身追踪器等设备，甚至是手机上的震动设备，都可以在回应寻呼系统、到规定时间时，以及收到电子邮件、电话或短信时提醒我们。

警报系统可以是简单的，也可以是复杂的。一些多功能警报器可以使用不同代码来指示不同的声音，例如电话铃声可能是闪烁一次，门铃可能是闪烁三次，烟雾警报可能是连续闪烁。一些警报系统可以通过有线连接在多个房间中使用，也可以从一个房间传递到另一个房间。一些特殊的警报装置也可以在车辆中使用，如警笛警报可以让你知道附近有没有急救车通过。

听力减退患者的多种选择

过去，助听器几乎是听力减退患者的唯一选择。现在，随着技术的进步和设备的改进，听力减退患者有了

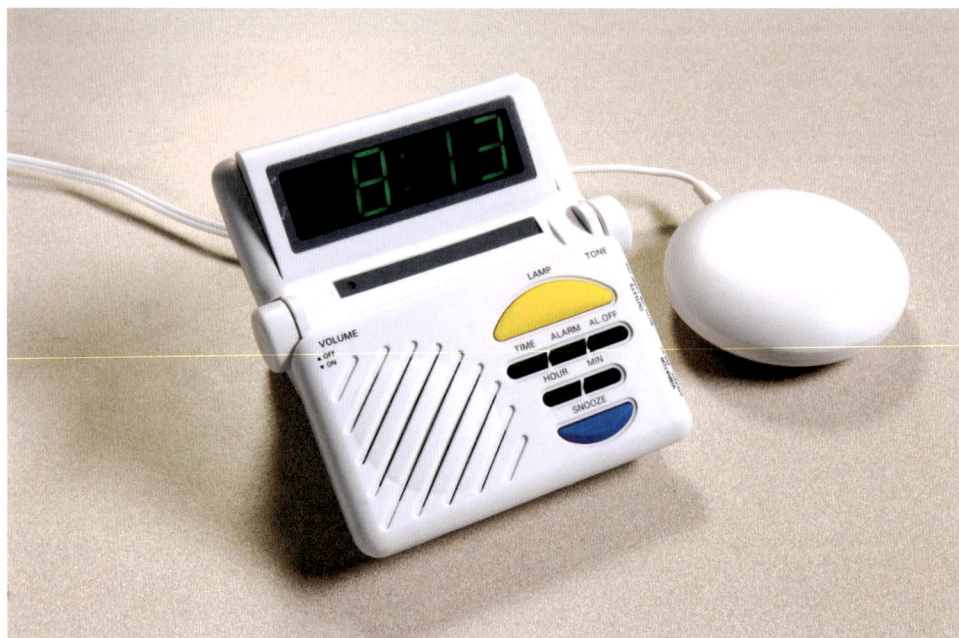

这款闹钟可以使用三种方式叫醒你：响亮的声音、闪烁的灯光和可以放在枕头下的震动附件

很多新的选择。研究人员也在不断寻找改善听力减退患者生活质量的新方法。

许多听力减退患者还不知道新技术和电脑软件的进步可以让沟通变得更容易。听力辅助设备和其他辅助设备在减少由听力减退导致的不便中发挥着重要作用。我们鼓励每个听力减退患者探索和尝试新方法、新技术。

当然，各种各样的听力辅助设备会令人难以抉择。你可以咨询听力健康专家，如听力师或耳鼻喉科专家。

听力辅助设备：下一步

把对你来说最重要的听力情境写在下面，以灰色示例作为指导，然后和听力师探讨对你最有助益的方法。

场景	交流需求			
	面对面交流	媒体	电话	警报
家庭	一对一、小组对话	电视、电脑、收音机	固定电话、手机	门铃、电话、闹钟
工作场所	一对一、小组对话	电视、电脑、收音机	电话或视频会议	火警警报、敲门声
旅游休闲场所	餐馆、汽车、商场、景点	电影院、音乐会	酒店电话、语音信箱	酒店警报
学校	一对一、小组对话、在会议大厅的讲座	电视、电脑、录像带	固定电话、手机	火警警报、铃声、计时器

12

第 12 章 /

儿童听力健康

莱克西是一名因听神经病变导致听力减退的先天性耳聋患者。听神经发生病变时，患者内耳可以感受到声音，但无法将声音信号传递给大脑。因为听力问题，她在 4 岁半时被植入了第一个人工耳蜗。

尽管在听力受损的情况下长大很具有挑战性，但听力减退不一定会阻碍孩子茁壮成长。莱克西就是很好的例子。作为一名大学毕业生，莱克西很享受她的职业生涯。她还通过在社区中帮助听力减退的人群找到了自己的生活目标。

莱克西说："毫无疑问，如果不是耳聋，我就不会成为今天的我。我比听力正常的人更加坚强和自信。我相信，一个人的真实性格可以从他对逆境的应对态度中看出。我从未让残疾定义过自己，我努力成为一个不给人生设限的人。"

在本章中，你将了解儿童相关听力测试，还将了解到儿童不同类型的听力减退和如何帮助儿童改善听力。

定期做听力检查

婴幼儿听力减退很常见，在美国，每 1000 名新生儿中就有 3 名新生儿有听力减退，因此美国大多数医院会进行新生儿听力筛查。大多数州还有早期听力检测和干预计划，这个计划可以使人们尽早发现有听力减退的婴幼儿并提供干预措施。如果不能早期发现婴幼儿的听力减退并进行干预，可能会导致婴幼儿言语和语言发育迟缓、社交行为异常及学习障碍等。

有些听力减退未被察觉的儿童在学校的表现往往不如同龄人。他们有可能会留级或辍学。因为患儿的听力减退不明显，他们可能会被误认为学习不专心或者缺乏学习动力。早期听力干预可以帮助患儿预防许多由听力减退引起的问题，并帮助患儿正常学习和生活。

有些听力减退在患儿出生几个月或几年后才会发生，因而我们建议应定期进行听力测试。

孩子们什么时候进行听力测试

在儿童整个生长发育时期都应进行听力测试，具体测试时间如下。

婴幼儿时期

● 1 月龄：新生儿听力筛查，通常在出生后 48 小时内进行。

● 3 月龄：如果新生儿听力筛查显示存在听力减退，则需做更多的测试来确诊。

● 6 月龄之前：对患有听力减退的患儿进行听力干预，并监测患儿听力。

● 9 月龄：对通过听力筛查但有听力减退高风险因素的婴幼儿进行听力测试。对有更高的听力减退风险或者表现出听力问题迹象的婴幼儿的听力测试要更加频繁。

学龄儿童

● 入学时。

● 从幼儿园到三年级，每年 1 次。

● 七年级时。

● 十一年级时。

● 进入特殊教育学校时。

● 留级时。

● 转入新学校，发现缺乏既往听力测试记录的时候。

● 当父母或看护人、医疗机构或学校发现有听力减退高危因素时。

此外，具有以下听力减退高危因素的婴幼儿应定期接受听力测试。

● 早产。

● 出生时或出生后严重缺氧。

- 有过宫内感染，如风疹或梅毒。
- 出生时感染疱疹。
- 患有脑膜炎。
- 有严重黄疸。
- 有头部外伤。
- 有新生儿溶血。
- 母亲患有糖尿病。
- 母亲在怀孕期间有物质滥用行为。
- 有慢性中耳炎。
- 有与听力减退相关的神经系统疾病。
- 有儿童听力减退家族史。
- 头部CT检查发现有内耳结构问题，如先天性耳蜗畸形或大前庭导水管综合征。
- 有巨细胞病毒感染。
- 接受过化疗。

儿童听力测试

客观听力测试适用于所有年龄段的儿童，包括新生儿，因为在测试中孩子可以安静地睡觉或坐着。同时，听力师也可以通过同年龄相关的行为测试来检测听力。听力师通常通过耳机、骨传导设备或扬声器发出各种声音来检测听力。

婴幼儿常见的听力测试有5种。以下是每种测试的详细信息及工作原理。

听性脑干反应

听性脑干反应适用于任何年龄的人，但在新生儿和幼儿听力测试中作用较大。在测试时，听力师会在被测试者头部及耳后放置记录电极。接着听力师会在被测试者耳机播放不同音量和频率的声音，并通过电极记录被测试者听神经的反应。

耳声发射

耳声发射可用于任何年龄的被测试者，但最常应用于婴幼儿。在进行耳声发射测试时，听力师会将一个小的探头置入被测试者耳中，通过此探头播放一系列刺激的声音，并用电脑记录被测试者的耳朵对这些声音的反应。

除了听性脑干反应和耳声发射，以下3种行为测听也常用于儿童听力测试。

行为观察测听

这种听力测试通常用于从刚出生到6月龄大的婴儿。此测试是观察孩子在听到不同声音后的行为变化，如睁大眼睛、其他受惊吓动作及吮吸行为等。由于这个年龄段的婴儿不能做出准确的反应，因此对该项检查的结果要谨慎解读。

视觉强化测听

视觉强化测听通常用于 6 个月 ~

2 岁的婴幼儿。听力师通常用动画或玩具作为"强化物",使被测试者在听到声音时做出眼球移动或转头的反应。测试时使用的声音多为测试人员

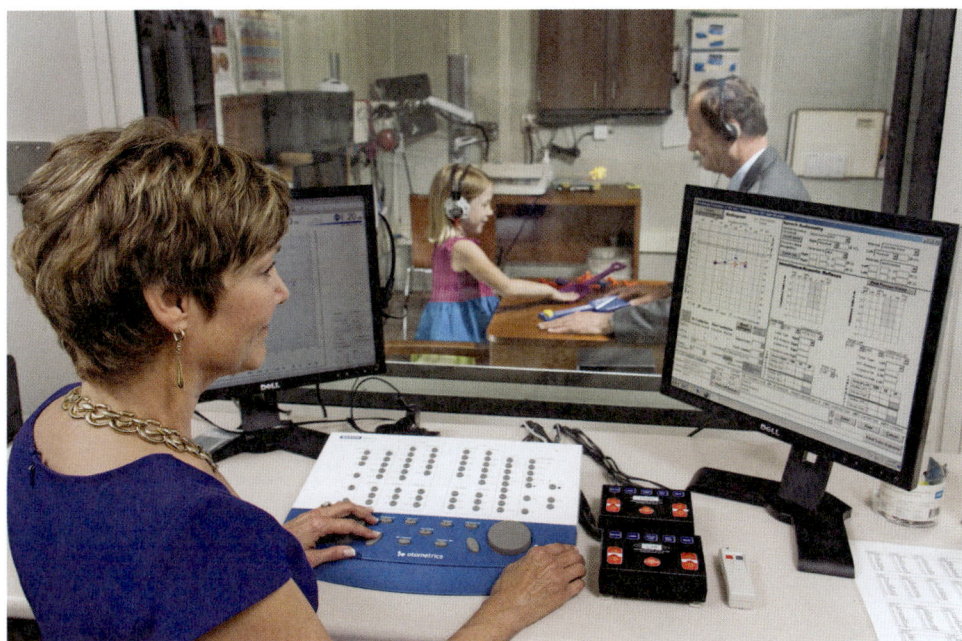

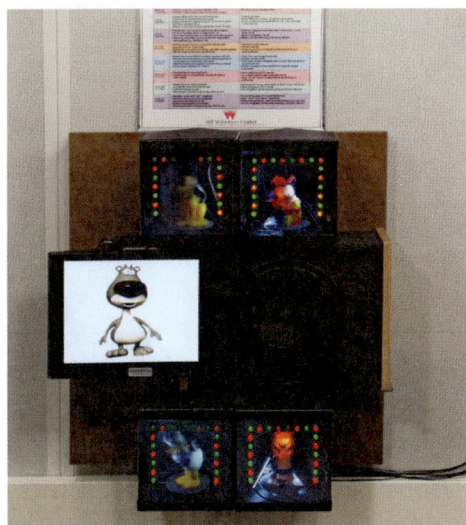

条件游戏测听法（上图）试图通过游戏来观察儿童的反应。尽管这些游戏看起来很简单，但它们可以帮助听力师了解儿童每只耳朵的听力

视觉强化测听法（左图）结合了特殊的动画灯和玩具，训练儿童对各种声音形成眼球转动或头部转动的条件反射，以此观察儿童是否听到了相应的声音

发出的声音或几个特定的高频或低频的声音。

条件游戏测听

条件游戏测听多用于2岁半至5岁的儿童。它通过游戏来强化孩子的反应。孩子被要求每次听到声音时就把积木或玩具扔到桶里，或敲击塑料玩具小铲子的末端。虽然这些行为看似简单，但它们可以帮助听力师有效地了解孩子的听力，听力师通常会对孩子两侧耳朵的听力都进行测试。

先天性听力减退

有一些先天性听力减退是家族遗传性听力减退，还有一些是在子宫内或在母亲分娩过程中因一些状况而出现的听力减退。

儿童听力减退的表现形式各异，引起儿童听力减退的原因也多种多样。一些孩子出生时就表现出听力减退，而另一些孩子则有迟发性听力减退。虽然我们目前还不清楚所有导致儿童听力减退的因素，但多达1/4的患儿的听力减退可追溯到环境因素，比如母亲在怀孕期间的感染或新生儿并发症。但是最常见的先天性听力减退的原因是遗传因素（基因突变）。在某些情况下，基因突变和环境因素会共同诱发听力减退。

基因储存在DNA中，指导细胞正常工作。如果基因发生突变，细胞无法发挥正常功能，进而引起健康问题。对于隐性基因突变，当父母都含有致病突变基因并把它遗传给孩子时，孩子才会患病。对于显性基因突变，当父母有一方含致病突变基因并把它遗传给孩子时，孩子就会患病。

遗传性听力减退分为综合征型和非综合征型。在综合征型遗传性听力减退中，听力减退只是其中的一个临床表现。如患瓦登伯格综合征的儿童，除有听力减退外，还有皮肤和眼睛颜色的异常。目前已知有400多种遗传性综合征的临床表现中有听力减退。

大多数遗传性听力减退为非综合征型，对这些孩子来说，听力减退是他们唯一的症状。

许多基因突变都可导致非综合征型听力减退，其中常见的有以下几种。

- *GJB2* 基因突变可导致重度、极重度的听力减退。*GJB2* 基因可编码间隙连接蛋白26，此蛋白主要在耳蜗中发挥作用。

- STRC 基因突变可导致轻中度听力减退。该基因主要编码合成静纤毛蛋白。静纤毛蛋白主要在耳蜗毛细胞中发挥作用。

- TECTA 基因突变会导致中频听力减退，此基因编码的蛋白的功能主要是促进内耳毛细胞运动。

艾达的故事：一个小奇迹

艾达是个早产儿，她出生后没有通过新生儿听力筛查。在第二次听力检测没有通过后，医生将艾达耳聋的噩耗告诉了她的父母。医生认为瓦登伯格综合征可能是导致艾达耳聋的原因。瓦登伯格综合征是一种罕见的遗传病，会导致耳聋、头发及眼睛颜色的异常。

艾达的妈妈梅琳达说："当你第一次听到这个噩耗的时候，你会说：'这不是真的。''我们能做些什么来帮助她？我们能做些什么来让她听到？'我想我还没有做好这种准备。"

瓦登伯格综合征可引起内耳病变，从而导致听力损伤。据统计，2%~5% 的新生儿的耳聋是由瓦登伯格综合征引起的。

因为助听器对艾达帮助不大，她的父母选择给她植入人工耳蜗。艾达在 7 个月大的时候就在双耳植入了人工耳蜗。

梅琳达表示，艾达已经很好地适应了人工耳蜗，她佩戴着头戴式体外机。梅琳达还说："当艾达早上看到自己的头戴式体外机时，她会很兴奋。""听到声音使她变得更加活跃和专注。"

言语康复老师帮助艾达进行治疗。艾达还定期去找听力师对人工耳蜗进行重新编程以提高听力。

虽然艾达在治疗和康复的过程中遇到了一些挑战，例如在没有人工耳蜗时独自睡觉让她害怕，但艾达的家人一直努力帮助她克服恐惧，并帮助她了解周围的世界。

现在，3 岁的艾达可以熟练地使用人工耳蜗。她知道如何佩戴体外机。当人工耳蜗关机时，她也可以很好地使用和理解口语。她学会了读唇，当人工耳蜗关闭时，她也可以进行言语交流。"我们都非常非常震惊。"梅琳达说，"通常情况下，当人工耳蜗关机时，她听不到任何单词。"

能够通过人工耳蜗听到声音对艾达的社交也有帮助。她可以用自己的话解释什么是人工耳蜗。和别人听到一样的声音丰富了她的人际关系。例如，当艾达的哥哥说听到了鸟叫声或消防车警报声，艾达也能听到时，她会很兴奋，因为她和哥哥有同样的经历。

梅琳达说："这些简单的事情对艾达来说意义重大，她的经历真是个小奇迹。"

这些基因突变往往会在婴幼儿时期或孩子学会说话前引起听力减退。根据导致听力减退的原因，听力减退可能是渐进性的，这意味着随着时间的推移，患儿听力减退的程度会逐渐加重，但也有一些患儿听力减退的程度不会随着时间的推移而加重。

新生儿听力筛查可以在婴儿出院前明确其是否有听力减退。但此筛查不能明确听力减退是否是由基因突变或者其他疾病引起的。我们需要进一步进行基因检测，寻找可能导致听力减退的原因。

了解患病的遗传因素有助于医生预测患儿听力减退的发展情况及是否会出现其他症状。这可以帮助父母了解孩子后续生长发育的情况。

需要注意的是，我们应该认识到目前的检测都具有局限性。例如，我们并不知道所有可导致听力减退的基因，因而基因检测也有可能无法揭示病因。在一些情况下，我们也不能明确某些基因突变是否是导致听力减退的真正原因。

正如前文所介绍的，大多数新生儿在出院前都会接受听力筛查。即使新生儿通过了听力筛查，随着孩子的成长，我们也要继续关注其听力情

况。听力筛查有助于尽早发现儿童的听力问题。一旦发现孩子听力减退，我们应该利用助听器或人工耳蜗对其进行干预。尽早进行听力干预对儿童的言语和语言发展至关重要。

儿童获得性耳聋

很多听力问题在新生儿出生时就已经出现，也有一些听力问题在儿童成长过程中才显现出来。至少有1/5的儿童的听力减退是在出生后发生的。听力筛查有助于我们尽早发现儿童的听力问题并进行相关治疗。

儿童时期的疾病或外伤可导致听力减退。暴露于噪声中也是导致儿童听力减退的常见原因之一。获得性听力减退可能由以下原因引起。

- 噪声暴露。
- 耳部感染。
- 耳毒性药物。
- 脑膜炎。
- 麻疹。
- 脑炎。
- 水痘。
- 流感。
- 腮腺炎。

● 头部外伤。

越来越多的孩子因暴露于噪声中而出现听力减退。研究结果表明，超过 1/10 的青少年和儿童因暴露于噪声中而出现听力减退。我们应该向孩子强调噪声会引起听力减退，并告诉他们何时应该佩戴听力保护装置（在第 4 章中有详细介绍）。目前大多数便携式电子设备上配有音量限制器，它有助于防止因噪声过大引起的听力减退。

对听力减退儿童的相关支持

对听力减退儿童的早诊断和早治疗至关重要。及时有效的治疗有助于患儿的身体健康、在校表现、言语应用、思维决策、自信心建立，以及同他人的交往。越早对患儿进行听力干预，越有助于患儿的茁壮成长。

对于听力减退的儿童及其家庭，国家和社会也提供了很多支持和帮助。你可咨询听力师了解你所在的地区有哪些可用资源。美国的《障碍者教育法》（IDEA）保障了听力减退儿童从出生到 21 岁都能接受听力干预和教育。

前几章介绍的很多技术都可以对听力减退儿童进行有效干预。此外，在患儿使用助听器或人工耳蜗的同时，父母使用某些特定技巧可加强患儿言语使用及言语理解的能力。

言语训练主要以家庭为主。听力减退儿童可使用的言语训练方法包括以下几种。

● 手语：教婴幼儿使用视觉言语系统。
● 听觉口语：教婴幼儿使用他们的剩余听力、唇语及手势。
● 听觉语言：教人工耳蜗植入术后的婴幼儿学习听声音及说话。
● 双语：教婴幼儿手语和家庭成员之间日常使用的语言。
● 线索语：一种与语音配合的手势，帮助儿童理解口语。
● 全面沟通：教婴幼儿使用多种技巧进行沟通。可以让婴幼儿同时使用口语和手语。

此外，同帮助患听力减退的成年人一样，我们也可以使用很多方式帮助患听力减退的儿童。比如，我们可以限制背景噪声、说话更加清晰或者与患儿面对面说话。我们也可以使用听力辅助设备（如电视听筒）来帮助患儿。

在专家团队的支持和帮助下，父母可以选择其中一个或几个项目帮助孩子更好地进行交流。关键是找到能帮助孩子提高听力的设备、治疗方法和支持项目的最佳组合。父母应该寻找合适的医疗团队、社区和学校的支持资源，为患儿制订最佳治疗方案。

第五部分 /

平衡问题入门

5

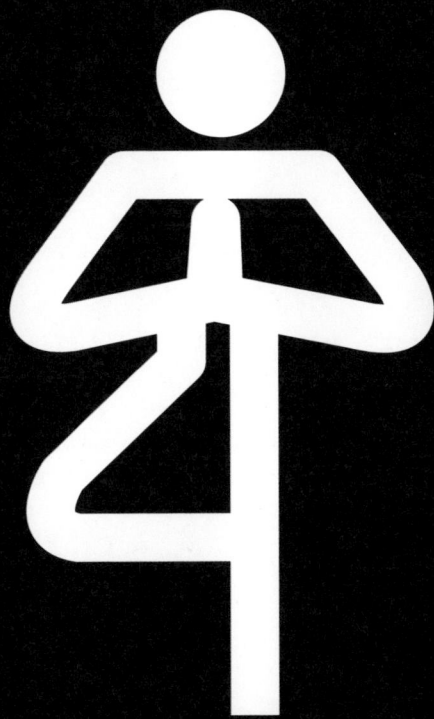

第 13 章

走进平衡检查室

13

对于头晕，相信大家都不陌生，它是一系列感觉的集合体：错误的动作感觉、头晕目眩、乏力、头晕脑涨、失去平衡感，以及站立不稳。你可能还会感觉到自身在旋转或者周围物体在围绕自己快速旋转，这就是我们常说的眩晕。

引起头晕的原因很复杂，这些原因能够扰乱我们身体的平衡系统。在平衡系统中，前庭迷路起到关键的作用，它是平衡系统的主要器官，与前文提到的耳蜗一样位于内耳当中。通过在前文了解到的知识，我们不难理解某些内耳疾病可以同时引发头晕和

听力减退。

头晕和眩晕往往由前庭系统疾病引起。这类疾病发作时，患者还会伴有恶心、呕吐、心跳及血压的变化、焦虑甚至恐慌。这些不适会使人感到疲劳、抑郁，以及注意力不集中。

对大多数患者来说，头晕的症状和体征的持续时间是短暂的，寻求医生的帮助可以找出导致头晕的病因。即使没有找到引起患者头晕的确切原因或者患者头晕持续不缓解，医生也可以通过对症治疗来缓解患者的症状。

在这一章中，我们将探索身体如

何保持平衡，以及在遇到平衡系统疾患时我们将会接受哪些检查。

身体保持平衡的那些事儿

当我们走路、运动或者改变姿势时，平衡系统能够使我们保持稳定。平衡系统还能让我们在头部运动的情况下仍保持视野清晰，并准确定位头部相对于地面的位置。

为了维持身体平衡，我们的大脑必须统一协调来自眼睛、内耳、足底以及大关节（如踝关节、膝关节及颈部的关节）的感觉传入信息。接着，大脑会告诉相应的肌肉如何做出反应以维持身体平衡。

这些信息还会帮助我们感受我们在空间中的朝向、我们的运动方向和运动速度，这一切都有赖于平衡系统各器官之间的密切协作。

眼睛

无论你处在什么位置——坐着、站着、躺着或者运动中，视觉信号都能够帮助你判断自己在空间中的位置。当光线到达视网膜时，视网膜会将光信号转换为电信号，并将电信号通过视神经传入大脑。

大脑会将这些信号解释为图像，并利用这些图像去计算你的座位距离地面的高度、你与面前飞驰而过的汽车的距离，或者你移动的速度相对于你身边其他人的速度有多快。

神经系统

在我们的皮肤、肌肉以及关节中分布着数百万个神经细胞。当这些神经细胞感知到触摸、压力以及运动等刺激时，它们会以发送电冲动的形式告诉大脑身体在做什么，例如，是躺在一个柔软的床垫上还是在梯子上攀爬。

颈部及踝关节的运动信息对于维持平衡尤为重要，因为颈部的运动可以告诉大脑头部转动的方式，而踝关节的运动可以反馈给大脑关于站立的信息。

前庭迷路

前庭迷路是平衡系统的主要器官。大脑通过这一位于内耳的器官判断头相对于重力空间的位置，以及头部和身体的位置变化。

尽管生活中前庭迷路的存在感远远不如眼睛强，但是大脑随时依赖它传入信号以维持平衡，尤其是当来自眼睛、关节或者足底的信号出现偏差的时候。

一个复杂的系统

头晕和平衡问题可能由平衡感受系统的任何部位导致。为了在日常活动中保持平衡，至少要保证眼睛、神经系统、前庭迷路三者中的两个功能正常。例如，在淋浴时你的眼睛闭上了，但你不会失去平衡，这是因为来自内耳和肌肉骨骼神经的信号可以让你维持站立姿势。一旦你的中枢神经系统无法正确处理信号，或者你的前庭迷路没有正常工作，你就会在淋浴时感到头晕并摔倒。

前庭平衡功能检查

如果你反复出现头晕，症状持续时间长或症状严重，请找医生进行咨

前庭平衡系统的组成

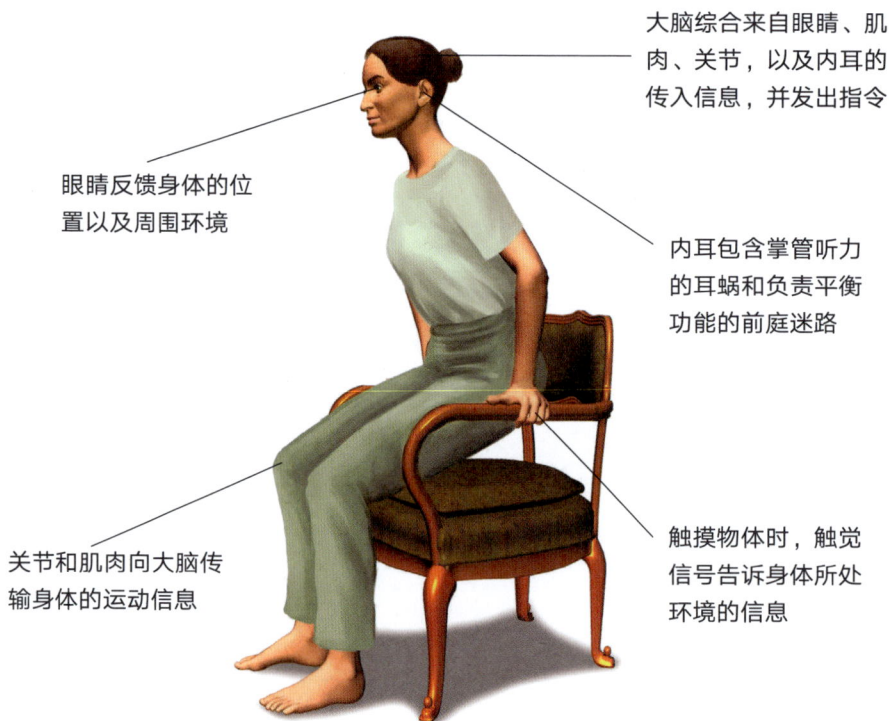

大脑综合来自眼睛、肌肉、关节，以及内耳的传入信息，并发出指令

眼睛反馈身体的位置以及周围环境

内耳包含掌管听力的耳蜗和负责平衡功能的前庭迷路

关节和肌肉向大脑传输身体的运动信息

触摸物体时，触觉信号告诉身体所处环境的信息

询。你可能需要做一些检查来评估你的平衡系统的健康状况。通常是由听力师来做这些检查。

前庭平衡功能检查的结果可以帮助确定你发生病变的耳朵的侧别，以及你的内耳、眼睛、肌肉和关节的功能是否协调。通过这些检查还可以判断你目前的治疗是否恰当和有效。

在进行前庭平衡功能检查前 24 小时内建议不要饮酒，也不要服用某些镇静剂或安眠药。检查前 2 小时内不建议进食。对于需要使用安全带的检查，建议穿着舒适的衣服，比如运动裤。

大多数人认为诊断头晕的检查简单且无创。但实际上，检查时可能会诱发头晕、恶心呕吐或焦虑。在检查前、检查中和检查后建议你与听力师充分沟通交流。

前庭平衡功能检查可能包括以下一项或多项内容。

听力测试

由于耳蜗和前庭迷路都位于内耳，一个结构的问题通常会伴随着另一个结构的问题。因此，听力测试通常是前庭平衡功能相关检查的常见内容。可以在第 7 章了解有关听力测试的内容。

眼震图检查

眼震图检查是评估内耳和眼睛肌肉是否协同工作的一系列检查。眼震电图使用电极收集信息，视频眼震图

前庭平衡功能检查注意事项

在进行前庭平衡功能检查时，听力师会询问你的症状，让你填写调查问卷，并判断你需要接受哪些检查。

对检查过程感到焦虑或者担忧也很常见。有些患者甚至担心头晕、恶心的症状加重。事实上，大多数患者在接受检查后表示，检查过程并不像他们想象的那么可怕。

在检查的过程中，你可能会感到头晕或站不稳，甚至感到焦虑或恐惧，这是很常见的情况。这些感觉通常只持续几分钟，然后就会消失。

在进行检查之前，告诉听力师你是否容易晕车。如果在检查期间感到不舒服、害怕或想要结束检查，一定要及时告知听力师。这种反馈很重要，有助于听力师判断你头晕的原因。如果在检查前、检查中或检查后有疑问，应及时与听力师沟通。

在检查后，最好让别人开车送你回家。你可能会感到疲倦和有点站不稳，但这些感觉会随着时间的推移而缓解。

使用微型摄像头收集信息。这些检查用于诊断眩晕和头晕。

眼震电图和视频眼震图检查可以发现无法控制的眼球运动，也就是眼震。每当你转头时，内耳就会向大脑传达转头动作的信息。同时，大脑会通过前庭眼反射将信号传至眼肌，眼睛就会向与转头相反的方向移动，这样就可以保证视野的稳定。出现眼震意味着可能有某种障碍或损伤干扰了前庭眼反射。进行眼震电图检查时，需要在眼睛周围粘贴电极，来记录眼球的活动。

当你进行视频眼震图检查时，你需要戴着配备了微型红外摄像头的特殊护目镜。这些摄像头不断跟踪眼睛的运动（如下图所示）。如果在没有任何刺激的情况下（例如，没有改变头部的位置时）记录到眼球运动，就表明出现了眼震。

为了测试眼睛对来自内耳的信号的反应能力，检查中听力师会要求你持续盯着一个固定的光点、眼睛跟随这个光点移动、眼睛跟随旋转的光点旋转，或者以不同的姿势躺下，并记录你眼球的运动。

还有一项名为"冷热试验"的眼球运动跟踪试验。在这个试验中，温水和凉水（或冷空气）会通过放置在耳道中的软管循环流动。不同温度的水刺激你的内耳时，听力师会观察你的眼球的运动。

视频头脉冲试验

视频头脉冲试验（vHIT）是一种较新的视频眼震图形式。它用于检

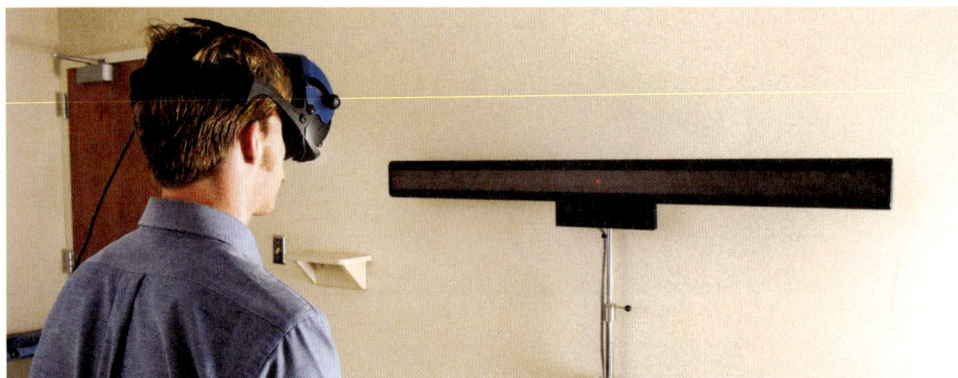

视频眼震图检查的其中一项是让患者用眼睛追踪一个在水平电子屏幕上移动的光点。这项检查可以评估前庭平衡系统控制眼球运动的功能是否正常

查眼睛对短暂而快速的头部运动的反应。在这个检查中，你将戴着轻便而贴合的护目镜，并保持颈部放松。

在检查过程中，听力师会让你盯着一个目标，来回移动头部。电脑会跟踪你的视线，观察当你的头部运动时，你的视线是否固定在目标上。这个快速且舒适的检查通常与其他检查一起进行，以全面评估内耳功能。

旋转试验

旋转试验需要使用昂贵的大型检查设备，因此并不常见。

旋转试验对内耳问题比较敏感。例如，它可以显示你的平衡障碍是否是由你正在服用的药物引起的。在旋转试验中，听力师可能会使用电极或配备红外摄像头的护目镜，监测你在不同方向和不同速度下随着身体的旋转发生的眼球运动。为了安全起见，听力师会使用安全带将你固定在椅子上，并用头枕固定头部。通常情况下，旋转试验会在暗室中进行，听力师坐在门外的电脑控制台旁。你可以通过麦克风和耳机与听力师交流。测试椅会慢慢地在一个完整的圆圈中移动，当速度加快时，它会在幅度非常小的弧线上前后移动，与此同时，听

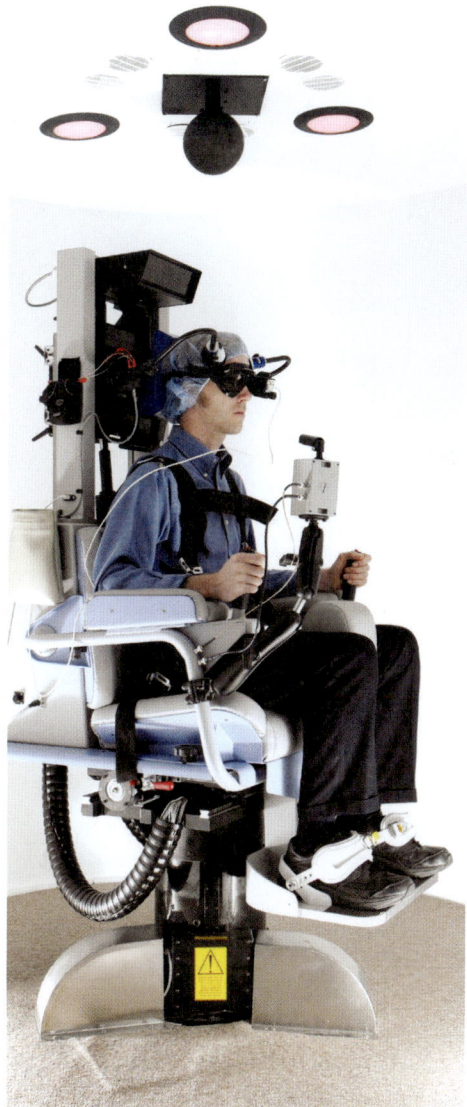

图中显示的是在暗室中进行的旋转试验，患者坐在旋转椅上，听力师会观察患者身体在电脑控制的旋转椅上以不同方向以及不同速度运动时的眼球运动

力师会记录你的眼球运动。

除了让你坐在椅子上旋转，听力师还会让你集中注意力，从一边向另一边或从上到下地移动头部。还有时，为简化检查，听力师可能会用手移动你的头部或让你坐在旋转椅上缓慢旋转，同时观察你的眼球运动。

Dix-Hallpike 试验

Dix-Hallpike 试验是通过观察头部运动是否会诱发眼震来诊断耳石症的常用方法。耳石症表现为突然的、短暂的眩晕发作（见第 15 章）。

进行这个试验时，你可以坐在检查床上，听力师用肉眼观察你是否出现了眼震。或者你可以戴上配有摄像头的护目镜，这样听力师就可以在电脑屏幕上观察你是否出现了眼震。

接下来，将进行以下步骤。

- 听力师将以约 45° 的角度向左或向右转动你的头部。
- 你将从坐姿转换为仰卧的姿势，头部在检查床的边缘后仰，听力师会扶着你的头部。
- 听力师会观察你是否出现了眼震。如果出现眼震，它将提示眩晕的病变部位。

这个试验将针对左右两侧的耳朵

你应该担心头晕吗

通常情况下，任何无法解释的、反复的或严重的头晕都需要看医生。尽管头晕不一定代表有严重的疾病，但如果你感到头晕或眩晕的同时，出现以下任何症状之一，请立即到神经科就诊。

- 新出现的、与以往不同的或严重的头痛。
- 视力模糊或出现复视。
- 听力减退。
- 言语障碍。
- 腿部或手臂无力。
- 意识丧失。
- 行走困难或跌倒。
- 麻木或有刺痛感。
- 胸痛、心动过速或过缓。

这些迹象和症状可能表明有更严重的问题发生。

进行。如果你患有耳石症，当改变体位 2~10 秒后，你就可能感到眩晕。这种感觉可能会持续 30~60 秒。眼震的方向将告诉听力师你哪一侧的耳朵有耳石脱落。

姿势描记法

姿势描记法用于测试你对来自平衡系统不同部分的感觉信息的整合能力：眼睛、内耳的前庭系统、肌肉、关节，以及足底。测试结果揭示了上述各个系统的功能是否正常，以及这些系统相互协调的功能是否正常。

在进行此项测试时，你将穿上安全背带站在一个带有图案的屏幕前的平台上，所以建议你穿着舒适的衣服。在测试过程中，电脑会跟踪你保持平衡的情况。如果需要，听力师会帮助你保持稳定。

前庭诱发肌源性电位

前庭诱发肌源性电位收集了有关帮助你保持平衡的两个内耳区域的信息。在测试中，你需要仰卧。听力师会在你的颈部两侧或眼睛下方放置电极。这个测试的其中一种类型是颈部前庭诱发肌源性电位，在这种类型中，声音通过放置在你耳朵中的小耳机分别发送到两侧耳朵中。这时听力师会让你抬起头并向右或向左转动头部。电极从颈部接收信号，以察看反射是否正常。

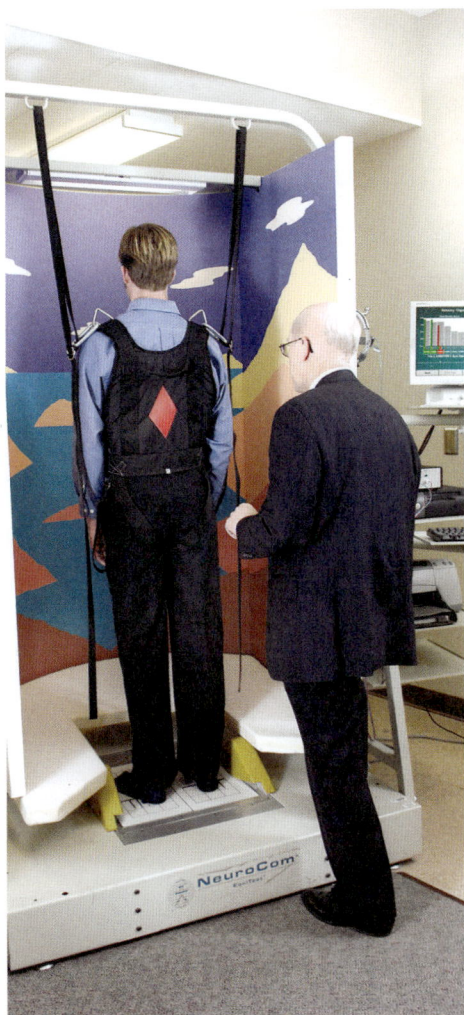

姿势描记法检查可以测试当你的感觉系统改变时你保持平衡的能力。你脚下的平台会检测你站立时体重分配的变化

还有一种类型是眼部前庭诱发肌源性电位，在这种类型中，你会使用相同的小耳机来听声音，或者听力师会在你的耳后放置一个小装置来振动骨头。听力师会研究你的眼肌对刺激的反应。

这两种类型的测试可以检查平衡系统不同部位的功能，并有助于诊断不同类型的前庭疾病。

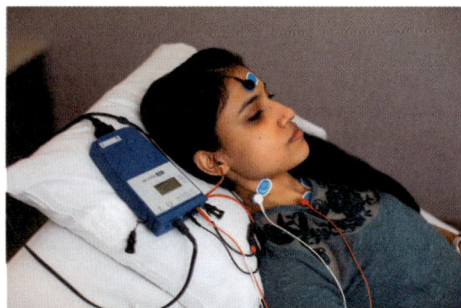

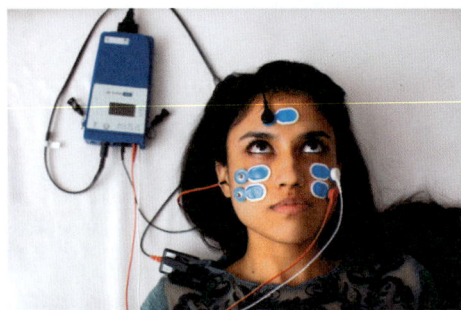

其他辅助检查

MRI 检查可以显示多种可能影响大脑结构的疾病，如肿瘤。CT 检查可用于发现颅骨骨折或其他颅骨问题。你还可以进行血液检查以发现潜在的感染。由于血压和血液循环的问题可能会导致头晕，你还可能需要评估心脏和血管的健康状况。

前庭平衡功能检查后

在进行了前庭平衡功能检查后，听力师可以确定导致你头晕的原因，并据此进行治疗。在下一章中，你将了解主要的前庭平衡障碍的疾病类型及治疗方法。

在前庭诱发肌源性电位检查中，听力师会要求你收缩颈部肌肉或者眼睛向上看，然后通过电极记录电生理反应

第 14 章 /

平衡障碍和头晕

14

通常情况下，人们在保持身体平衡时，不需要思考如何保持平衡，保持平衡是通过平时的经验积累及感觉信息传入大脑产生的下意识反应。人的一生中，通常会经历一次或两次短暂的头晕，这种头晕多由突然且快速的环境变化引起。

当大脑接收到不同寻常的感觉刺激时，人就会感到头晕目眩，例如当你第一次坐在颠簸的船上时。另一个例子是，当你从跑步机上下来时，你需要调整一会儿才能适应在平地上行走。

相互矛盾的感觉信号也会导致头

晕。例如，当你在电影院看到从飞驰火车的车窗里拍外面风景的镜头时，你的眼睛传入的信号告诉大脑身体处在运动状态，而你的肌肉、神经和前庭系统的感觉信息却告诉大脑身体处在静止状态，这种感觉信号的矛盾就会使你感到头晕。

快速旋转或突然的运动也会引起头晕。当你停止运动，内耳中的液体由于惯性在短时间内仍会保持运动，这时你就会感到头晕。当内耳中的液体恢复平静后，头晕也随之消失。

不必对以上这些由环境变化引起的头晕感到紧张，但是突发的、严重的或持续性的头晕、昏厥、头晕目眩，以及眩晕可能预示着疾病的发生。这些症状可能是由前庭系统紊乱引起的。

下面列举了可引起平衡障碍和头晕的非耳科因素。

低血压

当我们站起身的动作过猛时，较低的血压会使我们感到头晕、头痛及晕厥，这种情况就是医学上所说的体位性低血压。

脑供血不足

当大脑得不到足够的血液供给时，我们就会产生头晕目眩的感觉。而内耳的血供不足则会引起眩晕。供血不足往往由心脏疾病引起，例如动脉的堵塞或心律不齐。

多种感觉传入异常

当丧失了眼睛、神经、肌肉，以及关节的感觉信息传入，我们就会感到身体难以保持平衡。相关疾病有视觉异常、四肢的神经损伤（周围神经病）、骨关节炎、肌无力等。

焦虑症

这类疾病包括惊恐发作以及广场恐怖症（害怕离开家或者处于空旷的环境）。这些情绪和情感的障碍会使人感到精神恍惚、头晕目眩。对某些人来说，即使是轻度的情境性焦虑也能诱发头晕。

过度通气

过度通气常见于急促的呼吸后出现的头晕，这类患者多伴有焦虑症。

中枢神经系统疾患

该类疾患包括帕金森病、多发性硬化症、肿瘤、脑卒中等疾病。

偏头痛

不管是否伴有头痛，偏头痛的发作都被认为是头晕的常见病因。

药物不良反应

某些药物可以损伤内耳的听觉及平衡系统，因此，这类药物被称为耳毒性药物。我们在第4章中罗列了常见的耳毒性药物。这类药物吃得越多，出现与药物相关的听觉和平衡系统疾患的风险越高。

这些药物的耳毒性从轻度到重度

不等，这取决于你的用药剂量、服用时间以及肝肾功能。

药物耳毒性反应的临床表现包括以下几种。

- 出现单耳或双耳的耳鸣。
- 原有的耳鸣加重。
- 出现单耳或双耳的闷堵感。
- 听力减退或原有的听力减退加重。
- 头部运动时出现视物模糊。
- 失去平衡。

就诊时，你应该尽可能详尽地描述相关症状，确保医生重视你的平衡和头晕问题。一旦使用某些药物后出现了头晕，你一定要反馈给医生，这样能够避免耳毒性药物的损伤。

某些药物可能会导致持续存在的不平衡感，这种情况可以通过前庭的康复训练来调整和应对。

酒精的摄入也会引起眩晕和眼球震颤，但是酒精引起的这些不适是暂时的，随着酒精的代谢，症状会逐渐消失。酒精的作用会持续24小时甚至更长。长期饮酒可能会损伤部分脑区，导致不可逆的前庭平衡系统损伤。

前庭疾病

如果你的前庭功能检查结果提示是由前庭疾病引起的头晕，你可能会被诊断为有内耳疾病，如梅尼埃病、迷路炎、前庭神经炎，以及听神经瘤等。第4章中已经介绍了这些疾病，它们都可以引起头晕。

还有其他的一些疾病也可以引起头晕，下面介绍一下最常见的几种前庭疾病。

前庭性偏头痛

良性阵发性位置性眩晕，也就是我们平时听到的"耳石症"，是最常见的引起眩晕的病因。关于耳石症的内容将会在第15章叙述。

前庭性偏头痛是成人眩晕的第二大常见病因。偏头痛一直被认为与头晕相关。偏头痛引起的头晕表现为天旋地转、不稳感、头晕目眩，可以是自发的，也可以由运动诱发。

也就是说，无法通过头晕的表现来判断头晕是否由偏头痛引起。偏头痛引起的头晕是发作性的，而且每次头晕发作时不一定会伴有头痛的症状。

前庭性偏头痛的患者往往之前就有数年的偏头痛病史，但是头晕与偏头痛之间的关系尚不明确。

如今，很多同时有偏头痛及头晕症状的患者被诊断为有前庭性偏头痛。

尽管在前庭性偏头痛患者中，偏头痛是常见的症状，但是患者还会有以下表现。

- 感觉自身在运动（自动性眩晕）。
- 感觉周围物体在转动（他动性眩晕）。
- 对声音敏感。
- 晕车。

前庭性偏头痛可以持续几分钟或超过 24 小时，而它导致的不稳感可以持续 1 天甚至更长时间。

预防和治疗前庭性偏头痛的药物有很多。其他的治疗措施包括充足的睡眠、缓解压力、多喝水，以及避免饮食和生活方式的诱因。

持续性姿势 – 感知性头晕

还有一种引起头晕的常见原因是持续性姿势 – 感知性头晕。这种疾病常与前庭疾病、偏头痛、焦虑、惊恐发作，以及自主神经功能障碍有关。其引起的持续性头晕由运动诱发，而

前庭疾病的手术治疗

眩晕以及其他前庭系统疾病以药物治疗及前庭康复治疗为主，但有些情况需要手术的干预。治疗方式的选择取决于患者症状的发作频率及严重程度、患者的剩余听力、患者整体的健康状态和患者意愿。

常见的治疗前庭疾病的手术方式包括以下几种。

·外淋巴瘘修补术：修补位于前庭窗或蜗窗的瘘孔，封堵外淋巴的瘘口。

·前半规管裂修补术：在最上面的半规管的裂隙处放置自身组织进行封堵，或针对前半规管裂进行封堵。

·内淋巴囊引流术：将内淋巴囊内的多余液体进行引流，又称内淋巴囊减压术。

·前庭神经切除术：在前庭神经与听神经交会前的位置切断前庭神经。该术式可以在消除眩晕症状的同时保留听力。对于患有梅尼埃病的年轻患者，当他们症状严重且内科用药无效时，可以考虑该手术。

·迷路切除术：与前庭神经切除术相比，该术式相对简单，手术风险也相对低。由于手术破坏了内耳迷路，所以通常适用于患侧耳朵已无听力的患者。术后，大脑需要一段时间的调整，以适应一侧的前庭平衡系统的丧失，而利用健康的一侧进行代偿。

且当环境中有很多运动的物体时会加重头晕，例如在拥挤的人群中、超市、电影院或者机场。它会导致人们无法完成手眼协调的工作。过去，持续性姿势－感知性头晕被称为慢性主观性头晕综合征。

持续性姿势－感知性头晕是一种条件反应，它可能与焦虑有关。治疗焦虑或抑郁的药物、前庭功能康复训练可能对治疗持续性姿势－感知性头晕有效。

第三窗综合征

第三窗综合征是由内耳的骨性结构缺损引起的。这类疾病表现为强声刺激或压力变化引起的眩晕。第三窗综合征包括外淋巴瘘和前半规管裂。

外淋巴瘘

外淋巴瘘是由于内耳的缺损导致外淋巴液漏入中耳。

该病常由头部创伤或者在自由潜水时、乘坐飞机时大气压迅速变化引起，也可以因为极度用力引起，如提重物或者分娩。

该病的诊断尚存争议，因为瘘口或缺损非常小而很难被发现，使得诊断非常困难。

外淋巴瘘的主要症状和体征包括眩晕、不平衡感、恶心及呕吐。瘘管还可导致耳鸣及听力减退。

卧床休息或者避免突然的动作可以使瘘口自愈。如果效果不佳，可以通过手术修补小的缺损。

前半规管裂

前半规管裂是一种发生在内耳的

儿童头晕

各个年龄段的儿童都会出现头晕和平衡障碍。虽然儿童的头晕不如在成人中常见，但引起儿童头晕和平衡障碍的病因与成人类似。儿童最常见的头晕是与偏头痛相关的头晕。对年龄更小的儿童来说，耳部的感染也是头晕的常见原因。

儿童对头晕的描述以及家长的观察是评估的重要信息。所有用于评估成人头晕的检查都可以用于儿童，但是需要进行调整，例如在进行旋转试验时可以让儿童坐在家长的腿上。同时也需要完善听力的评估。

儿童头晕的治疗策略与成人类似。对于前庭性偏头痛，必要的时候可以给予药物干预，让孩子在安静且黑暗的房间休息也非常重要。

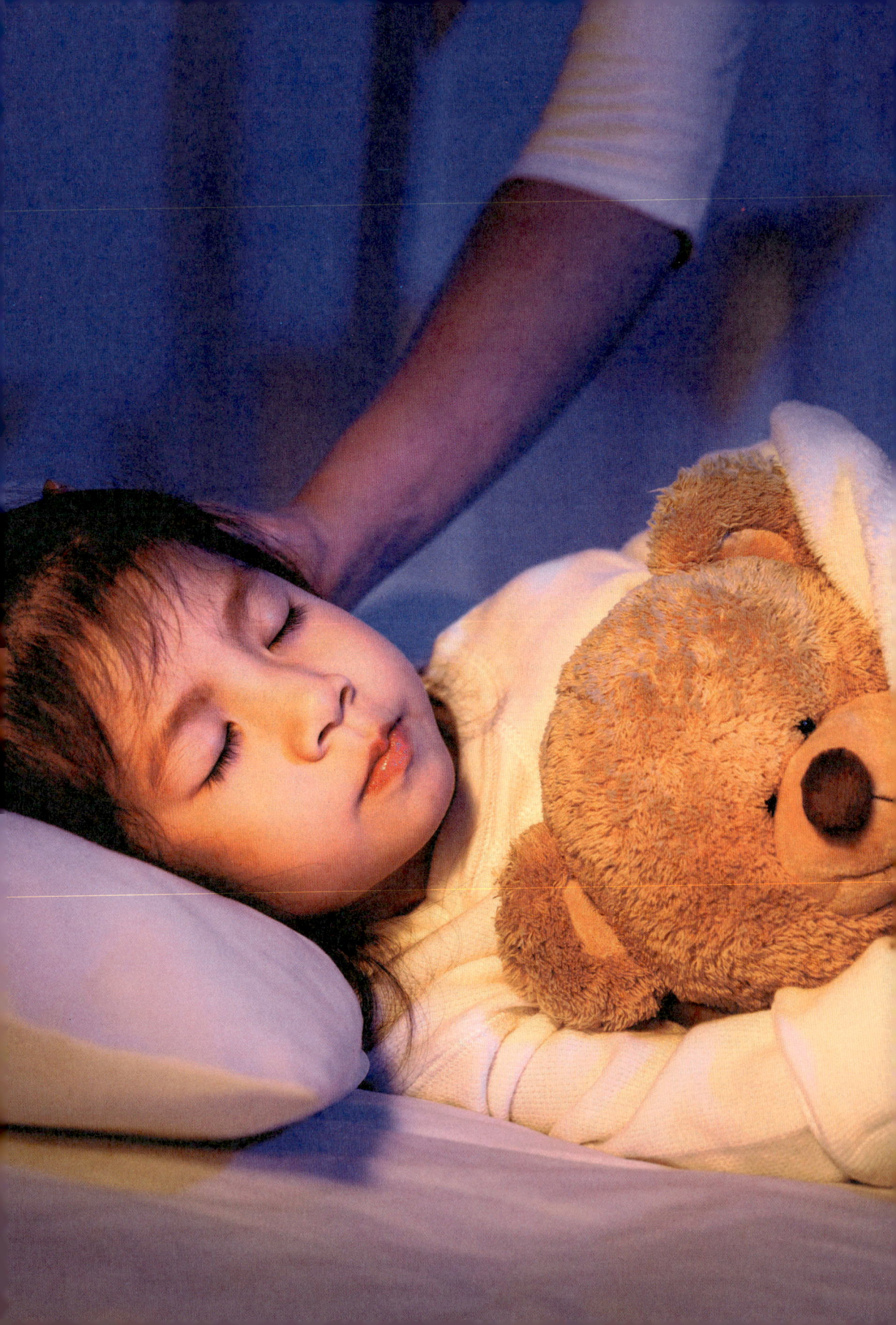

特殊缺损，好发于前庭迷路的最上面的半规管，此处缺少骨质的覆盖。

前半规管裂的主要表现为用力时出现头晕，例如提重物时，听到很大的声音时也会出现头晕，如听到犬吠时。有些患者甚至可以听到自己的心跳声或者眼球运动声。前半规管裂的患者可能还会出现听力减退。

前半规管裂的诊断相较于外淋巴瘘更明确，这是由于半规管的裂口可以通过 CT 检查或者特殊的听力学检查发现。手术可以修补前半规管的缺损，缓解头晕，并恢复一定的听力。

平衡障碍和头晕是可治的

绝大多数情况下，前庭疾病不是致命的，医生会给出相应的治疗方案。关键在于要通过医患的协同合作来找到最佳的治疗方案以控制症状。接下来，我们将介绍管理平衡障碍以及应对慢性头晕的策略。

第 15 章 /

耳石症

15

特蕾莎在帮她准备搬家的朋友收拾行李，她把手伸到一个橱柜里，一个接一个地拿下玻璃杯，把它们包起来并放进一个盒子里。"第二天早上，"特蕾莎说，"当我醒来时，我感到头晕目眩和恶心。只有当我侧身躺着的时候，恶心才能缓解。"

后来当特蕾莎帮助另一位朋友把照片挂在墙上时，也发生了类似的状况。挂照片时她的头在不停地上下活动。"又一次，"特蕾莎说，"第二天早上我感到头晕目眩和恶心。"

直到今天，只要特蕾莎低下头，这些症状就会发生。她还开始出现平衡问题。特蕾莎的医生诊断她患有良性阵发性位置性眩晕，也就是我们常听说的耳石症。耳石症是导致眩晕的平衡系统问题中的最常见原因。在所有因头晕而去就医的人中，近一半被诊断出患有耳石症。

在本章中，我们将深入介绍这种情况以及处理方法。

什么是耳石症

内耳有一个复杂的系统来保持人体的平衡。在本书前面的章节，我们介绍了内耳的平衡系统由 3 个半规管组成。半规管内含有感受头部旋转的液体。半规管附着在一个叫作椭圆囊的囊状结构上。

在椭圆囊内有一种叫作耳石的微小晶体。这些微小的晶体连接到感受器上，帮助我们感知垂直和水平运动。这些感受器通过前庭神经将信息发送到大脑。这个过程帮助我们保持平衡。

耳石症的成因，是帮助保持平衡的微小晶体移位了，它们从内耳中正常的位置转移到了其他位置。当这些微小的晶体移动到不合适的位置时，患者可能会觉得自己在旋转或移动，也可能会失去平衡，感觉不稳、恶心或呕吐。

耳石症的发作可能由头部位置的改变引发。这可能发生在患者上下床、在床上翻身、抬头、回头看或者坐起来的时候。这种感觉是突然的、短暂的，而且往往是严重的。一次发作可能持续几秒到几分钟。

近1/3的耳石症患者会复发。这种疾病在女性中的发病率是男性的2倍。耳石症通常在45~55岁发作，且随着年龄的增长，发作得会越来越频繁。

大约一半的耳石症患者会有平衡障碍。他们在平地上行走、上下楼梯或在不平坦的路面上行走时更有可能会遇到困难。

虽然耳石症是成人眩晕的最常见病因，但儿童也可能患有这种疾病。它通常与轻微创伤、激素变化或偏头痛有关。

危险因素

通常情况下，耳石症的病因并不清楚。在已知的病因中，耳石症通常与头部受到的创伤有关。

损害内耳的疾病、耳部手术或长时间仰卧时发生的损伤也会导致耳石症，例如，长时间坐在牙椅上或从疾病中恢复时（需久卧）。但这些因素都不是很常见。

一些研究表明，年龄在18~39岁的耳石症患者有几个共同的危险因素。这些因素包括做瑜伽或在硬质路面上跑步，在汽车下面工作，以及伸手去高处拿东西等。剧烈的有氧运动、慢跑、在跑步机上跑步和游泳也与这个年龄段的耳石症有关。

在40岁以上的耳石症患者中，头部创伤和其他耳科疾病（如前庭神经炎或迷路炎）比较常见。

虽然耳石症会令患者感觉很不舒服，但它很少会引起并发症。不过耳石症引起的头晕会让患者站立不稳，而这可能会让患者面临较大的跌倒风险。

可能需要做的检查

在就诊时，患者可能会被问到以下问题。

- 症状是什么？
- 第一次注意到该症状的发作是什么时候？
- 症状反复发作吗？多久出现一次？
- 症状会持续多久？
- 有没有什么特别的情况会引发该症状，比如某些类型的运动或活动？
- 症状包括视力问题吗？
- 有恶心或呕吐的症状吗？
- 症状包括头痛吗？
- 有没有听力减退？
- 有没有因为其他疾病而正在接受治疗？

如果医生认为该患者的症状可能是由耳石症引起的，那么医生可能会进行一系列的检查，从最基本的听力和平衡检查开始。

然后，医生可能会进行一些测试，以帮助患者明确以下问题。

- 头晕的症状和体征是否由眼睛或头部的运动引起，并且在不到 1 分钟的时间里就会减轻？
- 头晕是否与特定的眼球运动有关，例如当患者仰卧，头转向一侧，眼球也随之转动时，是否会出现眩晕？
- 眼球是否自行从一边移动到另一边？
- 控制眼球运动是否有困难？

如果这些检查不能明确病因，那么患者可能需要接受其他检查，包括检测眼球运动的检查或查看头部情况的影像学检查。

眼震电图或视频眼震图

这些检查可以检测到不规则的眼球运动。眼震电图使用电极，视频眼震图使用小型摄像头。任何一种检查都可以帮助确定头晕是否由内耳疾病引起。这些检查通过测量在患者的头处于不同的位置或者平衡器官受到水或空气的刺激时患者不自主的眼球运动来进行。

MRI 检查

这项检查通过使用磁场和无线电波来创建患者的头部和身体的横断面图像。医生可以通过这些图像来识别和诊断一系列疾病。可以通过 MRI 检查来排除导致眩晕的其他可能的病因。

患者的主治医生通常可以诊断和治疗耳石症，但患者可能仍然需要耳鼻喉科医生、理疗师或听力师的帮助。

如何治疗耳石症

耳石症可能会在几周或几个月内自愈。但是，为了更快地缓解症状，患者可以去医生那里接受治疗，或者寻求听力师、理疗师的帮助。

耳石症治疗的目标是引导内耳中保持人体平衡的耳石到它们应该待的地方。这是通过一系列的转动头部的复位治疗来完成的。虽然有一些药物可以用来治疗头晕，但它们不如复位治疗有效。

耳石症通常采用一系列被称为耳石复位的方法来治疗。

耳石复位

耳石复位过程，也被称为 Epley 手法。在这个过程中，患者需要保持

缓解耳石症头晕的日常小贴士

如果你的头晕是由耳石症引起的，以下建议可能会对你有所帮助。

- 如果你的头晕是由耳石症引起的，你要注意失去平衡的可能性。失去平衡可能会导致你跌倒和严重受伤。
- 当你感到头晕时，立即坐下或躺下。
- 睡觉时，不要向患侧躺以免压到有耳石症的那一侧耳朵。
- 慢慢起床，在床边坐上 1 分钟。
- 避免会导致症状加重的动作，比如弯腰或抬头。
- 避免后仰头部，比如从上层橱柜拿东西的时候。
- 在牙科诊室、美容院或理发店从躺着到起身时，或在进行瑜伽或按摩等活动时，要特别小心。
- 睡觉时，头下垫枕，避免完全平躺。
- 使用夜灯来帮助你在黑暗中看清东西。
- 使用拐杖以保持稳定。

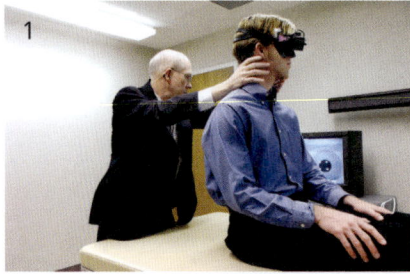

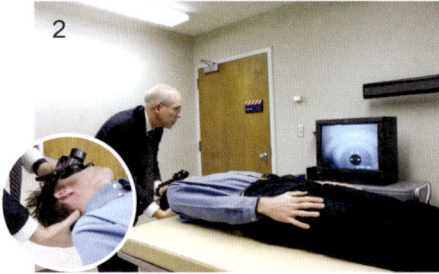

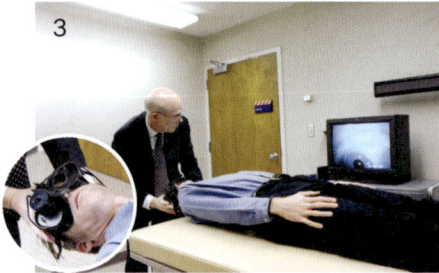

为了帮助缓解耳石症的症状，医生可能会帮助患者进行一系列的操作，称为耳石复位治疗。每一步保持 30~60 秒。此示例是左侧耳石症的耳石复位治疗方法。

1. 开始时患者保持坐姿，头部向左转 45°。
2. 患者在保持头部角度不变的情况下，身体快速后仰。当患者的头后仰到床的边缘时，听力师会帮助支撑头部。
3. 患者保持后仰姿势，将头转向右侧。
4. 患者继续侧翻，当俯视地板时，头微微向上倾斜。
5. 患者慢慢坐起来，保持下巴向下倾斜。

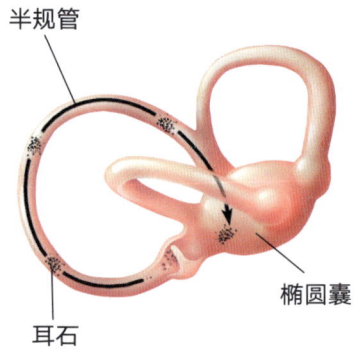

半规管

椭圆囊

耳石

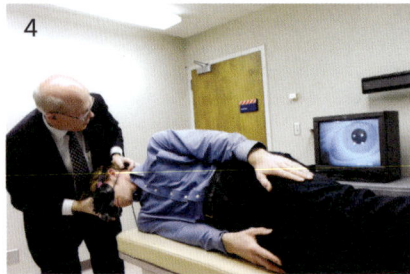

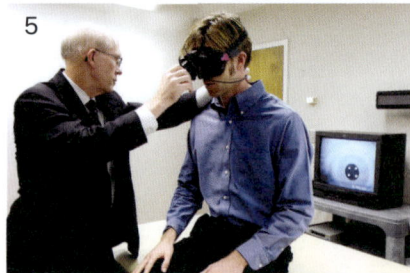

经过一个疗程的复位治疗，移动的耳石会回到椭圆囊的区域

4个姿势，每个姿势大约持续30秒，或者持续到患者眩晕明显减轻。通常情况下，在患者眩晕停止后，每个体位都会额外停留30秒。医生在复位过程中会观察患者眼球的不规则运动。该方法可以在一个疗程内重复3次或以上。对大多数人来说，1~2次治疗即可缓解症状。

通常医生会教患者如何在家做这些复位。当症状出现时，患者分别在上午、下午各做1次复位。有些患者可能需要持续每天做2次复位，没有任何症状后再做3天。患者需要向医生询问具体的指导意见。

当在家里做这些复位治疗时，患者需要在完成每个动作后保持头部直立20分钟。在此期间，患者可以向左或向右看、四处走动，但不要上下倾斜头部。

这些复位治疗并不能根治耳石症，但可以帮助绝大多数患者控制其症状。患者如果已经尝试了这些疗法，但却没有效果，那么就可能需要耳鼻喉科医生、听力师或理疗师的综合治疗。

极少数情况下，耳石复位治疗可能不起作用，这时医生可能会建议患者手术治疗。在这项手术中，半规管会被塞住。阻塞物会阻止内耳中受影响的半规管对耳石运动或头部运动做

休的故事：终于有了诊断结果，我松了一口气

休十几岁时就开始出现一阵阵的头晕。有时她不得不保持头部呈水平状态，连续几个星期都不敢低头往下看。考虑到她的父亲也有头晕症状，而且她家族中的几代人都曾因类似的问题接受过治疗，这一切并不令人惊讶。

但后来，休的情况恶化了，她的头晕发作得更加频繁且剧烈，有时能持续5天或更长时间。她的医生安排了几项检查，包括头部影像学检查，排除了肿瘤。之后，休的医生建议她去一家头晕和平衡的专科诊所。经过更多的检查，休被诊断为患有耳石症。在接受耳石复位治疗大约5天后，休开始感觉好转。

有明确的诊断就对休很有帮助了。更妙的是，她学会了如何在家中自行复位耳石。

休说："终于有了诊断结果，经过这么多年，我终于知道可以做点什么来改善症状了，这让我松了一口气。"

现在，只要一有头晕的迹象，休就会进行3~5天的复位锻炼。"通常情况下，这可以防止症状的全面发作。"休说道，"我觉得我可以很好地管理耳石症了。"

出反应。

其他家庭练习

当出现耳石症的症状时，除了耳石复位治疗外，患者还可以在家里做其他复位练习。对大多数患者来说，做几天这些练习后，眩晕的症状就会消失。

Gufoni 法

每天做 1 次下面的练习，直到连续 3 天没有任何耳石症的症状。

步骤如下。

（1）坐在床边。

（2）向健侧侧卧，头下放一个小枕头。保持这个姿势 30 秒。

（3）将脸朝下对着枕头 30 秒，身体不要转动。

（4）当慢慢坐起来的时候，头也转过来。

（5）把头转向正面，下巴微微向下。

（6）在床边坐 1 分钟再起身。

被动夜间体位

这种练习也被称为强迫延长体位。坚持每天做此练习，直到连续 3 天没有任何耳石症症状。

首先，侧卧 30~60 秒。然后，转向另一侧，并整晚都保持这边侧卧的姿势睡觉。如果夜间起床，再次躺下的时候重复上述动作。

可以控制症状

耳石症是一种平衡障碍，很可能会不时复发，特别是在那些与创伤有关的情况下。这很常见，尤其是随着年龄的增长。虽然这种疾病的影响从轻度到重度不等，但只要有正确的方法，就可以控制耳石症的症状。

第六部分 /

在有平衡障碍和头晕的
情况下好好生活

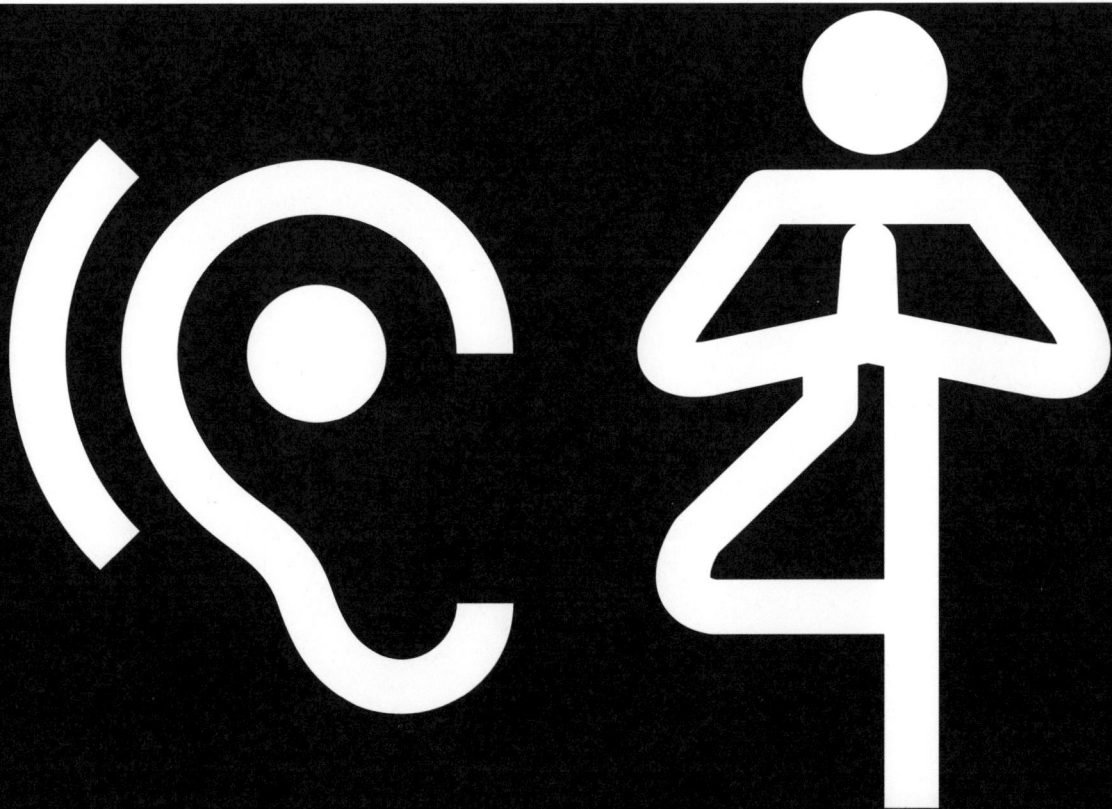

6

第 16 章 /

处理平衡障碍

16

平衡障碍在生活中很常见。随着年龄的增长，人们逐渐失去年轻时的活力和良好的平衡能力。

这是否会令人产生身体、精神或情感上的困扰？答案往往是肯定的。

为了避免跌倒，很多人会回避有风险的活动，宁愿待在家里，从而放弃了那些快乐而充实的事情。这在一定程度上可以解释为什么有多达一半的前庭障碍患者会出现焦虑、抑郁或惊恐。

平衡障碍也会影响身体健康。同样因担忧跌倒，人们会减少运动，甚至完全不运动，导致肌张力、肌力和平衡能力减退。长此以往，人们的体态会随之改变，运动能力也会退化，进而加剧平衡障碍。

虽然平衡障碍和眩晕问题会愈演愈烈，但选择合适的日常运动类型和负荷，可以避免它们在精神、情感和身体方面产生的负面影响。在本章中，我们将逐一学习。

从家庭开始

选择待在家中并不一定万事无忧。从你的家庭环境开始，制订更优的计划，让自己更加舒适。

消除家中的危险因素

环视四周，家中的客厅、厨房、卧室、浴室、走廊和楼梯可能充满了危险。

关于如何消除家中危险因素的建议如下。

- 把箱子、报纸、电线和电话线从过道上移走。
- 将咖啡桌、杂志架和植物架从常走的地方移开。
- 用双面胶、大头针或防滑衬垫固定松动的地毯。
- 将衣服、碗碟、食物和其他必需品放在容易拿到的地方。
- 立即清理洒落的液体、油脂或食物。
- 使用防滑地板蜡。
- 在浴缸或淋浴间里使用防滑垫。

必要时，请向医生咨询如何降低在家中跌倒的风险。

保持生活空间明亮

有些会绊倒你的危险物很隐蔽，所以应尽可能地让家中保持明亮。具体建议如下。

- 在卧室、浴室和走廊放置夜灯。
- 在床边放置一盏灯，以备半夜起床之需。
- 将手电筒存放在容易找到的地方，以防停电。
- 在上下楼梯前打开灯。
- 如果灯的开关在远离房间入口的地方，就开辟一条通往开关的无障碍通道。
- 把传统的开关换成夜光或发光的开关。
- 安装运动感应照明设备，在你进入和离开该区域时，灯自动打开和关闭，或者将灯具上的普通灯泡换成感应灯泡。

使用辅助性设备

如果医生建议你使用拐杖或助行器，可以请物理治疗师帮你选择并教你使用。还可以借助其他有益的辅助设施。具体建议如下。

- 楼梯两边的扶手。
- 裸木台阶的防滑踏板。
- 加高的马桶座或有扶手的马桶座。

- 淋浴器或浴缸的扶手。
- 淋浴器或浴缸的结实的塑料座椅，加上手持式淋浴喷头。
- 在床边放一部预先设定好紧急联系人快速拨号键的电话。

选择舒适的鞋

更换舒适的鞋子也是计划的一部分。高跟鞋、松软的拖鞋或凉鞋，以及鞋底光滑的鞋子会让人更容易跌倒，穿着袜子走路也容易跌倒，应尽量避免。

确保鞋子大小合适，脚趾和脚跟位置恰当。脚部活动会反射到大脑，而大脑会指示脚部肌肉如何收缩以保持平衡。

与医生沟通

与跌倒的风险相关的问题最好由医生评估。建议你在下次与医生见面的时候，与他们讨论你日常生活中的平衡障碍问题。

提前思考并准备好相关话题。

药物

列出你所服用的所有处方药、非处方药和保健品，或者在就诊时将它们带上。医生可能会检查你的药物，以了解可能增加跌倒风险的药物副作用和药物之间的相互作用。

如果服用多种药物和保健品，你可以考虑使用药物分装盒。这能够确保你按照处方剂量服用药物，防止多服或少服。

跌倒史

你以前曾跌倒过吗？任何发生在地面上或者其他较低的表面上的，都算是一次跌倒，包括被狗绊倒或被床单缠住而跌倒。

报告每一次跌倒的情况很重要。跌倒过一次的人更有可能再次跌倒。写下所有跌倒的细节，包括何时、何地、如何跌倒。详细的信息可以帮助医生确定具体的跌倒预防策略。

健康状况和全身健康

走路时的舒适度、姿势、身体协调度和健康情况一样重要。如果你在坐、站和行走时保持正确的姿势，全身的关节和肌肉会高度协调，从而减少平衡相关肌肉的负担。医生可能会测试你的肌力、平衡能力和步态。

我们建议患有帕金森病、多发性硬化症或其他影响平衡的慢性神经系统疾病的患者，和物理治疗师一起进行家庭锻炼。锻炼计划可以每年调整一次，或根据病情变化随时调整。

当你与保健医生会面时，应询问自己应该多久做一次眼部检查。如果你需要佩戴矫正镜片，近视、远视都存在时，请考虑准备两副眼镜。佩戴渐进式镜片和双焦镜片这样的多焦镜片很容易让人跌倒，尤其是走在不平整的地面上、走在马路边缘或爬楼梯时。如果患有白内障，你可以考虑手术治疗。

疼痛是整体健康的重要组成部分。疼痛会使人更难应对平衡障碍。如果你觉得脚部、踝关节、腿部或背部疼痛，请去寻找相关领域的专家，并请他们制订减轻疼痛的方案。

生活方式

你的日常习惯对于保持平衡至关重要。当你与医生会面时，请准备回答以下问题。

你是一个爱冒险的人吗

爬到梯子上换灯泡、修剪树木或查看屋顶漏水的情况，如果你平时会做这些危险的事情，下次做之前请仔细考量其中的风险。一旦从高处跌落，你的生活就会颠覆，这是否值得冒险？

你是否参加运动

运动可以有效预防跌倒。完成安全性评估后，你可以尝试步行、水上运动、跳舞或打太极拳等运动，这些运动可以增强你的力量、平衡能力、协调能力和灵活性。如果你不擅长运动，请医生与物理治疗师合作制订适合你的身体活动方式。

你是否因为害怕跌倒而不愿运动？你可以与医生谈谈这些担忧。正如本章开头所述，锻炼不足可能会削弱肌力，使平衡障碍更加严重。根据具体情况，医生会为你制订运动计划，并推荐你去寻求物理治疗师的帮助。

你是否参加社交活动

研究表明，与家人和朋友联系密切的人发生跌倒的可能性较小。并且，那些已婚或与他人同住的人更有可能制订预防跌倒的方案。

你是否饮酒

酒精会让你的反应变得迟钝。它也可能会影响你在遇到平衡问题时快速调整的能力。

你是否感到焦虑、抑郁或睡眠不足

所有这些情况都可能使你对周围环境的感知降低，以至于使你更易跌倒。与医生讨论应对方案，管理焦虑和抑郁情绪、获得良好的睡眠都有助于你改善平衡。

前庭康复

头晕和眩晕通常会自行消失，但有时也会持续存在。如果你有头晕、眩晕或前庭神经紊乱的其他症状，而且这些症状影响了你的生活几周或更长时间，医生可能会建议你去找物理治疗师进行前庭康复。

适应变化

前庭康复有助于你在有平衡障碍的情况下保持活力和维持日常生活。这种疗法有助于平衡相关的脑区、中枢神经系统和肌肉骨骼系统适应你正在经历的疾病变化。这就是你可能听说过的代偿性适应。

当你的前庭系统受损时，大脑会接收到关于运动和身体在空间中位置的矛盾信息，这就是导致你头晕的原因。避免快速运动可以减少头晕的出现。

但是，长时间保持相对不动不能激活大脑去做它需要做的事情，此外，不运动还会降低你的肌力和灵活性。因此，前庭系统受损时，你需要改变和适应。

为了适应变化，大脑需要接收来自平衡器官的信号，即使这些信号和发病前不一样了。随着时间的推移，大脑会接收其他传入感觉信息来代偿。

比如，当你的左耳出现问题时，平衡系统可能会逐渐更多地依赖于右耳的功能。而当这种代偿达成时，你通常不会感到头晕。

出于前庭康复的需要，你可能会应用抗眩晕药物来解决平衡及头晕问题。虽然这些药物对于缓解急性头晕很重要，但不建议长期使用。因为它们大多数是镇静剂，从长远来看，它们可能会延迟大脑的适应能力。

有时，平衡障碍的症状会趋于慢性化，这会增加跌倒和受伤的风险。

在老年人中，跌倒是致残和死亡的主要原因。

这凸显了前庭康复的价值之一：它是预防跌倒的重要方式。

康复计划的内容

一个前庭康复计划通常从对疾病症状、体征和潜在病情的全面评估开始。根据评估结果，物理治疗师能够为患者量身定制适合的锻炼计划。

评估通常包括以下内容。

- 评估患者的力量、协调性和灵活性。
- 将患者的平衡状态和步态与同龄人比较，以评估平衡器官协同工作的能力。
- 询问患者症状发生的频率和严重程度、出现的地点和时间，以及可能使症状加重的因素。
- 进行测试，评估患者不同体位下头晕的程度。
- 评估患者在头部运动时控制眼球运动的能力。
- 让患者列出喜欢做却不敢做的活动。

通过更好地了解患者的情况，物理治疗师可以帮助其设定目标，例如改善眼球运动控制和增加活动水平。物理治疗师还可以为患者提供实现这些目标的建议。

通常，物理治疗师会给患者推荐一些练习，让患者可以在2次就诊之间在家做。这些练习包括以安全的方式移动头部、眼睛和身体，虽然这些动作可能会加重头晕或挑战平衡功能。

例如，患者可以注视一个目标物，目标物与患者的距离约等于手臂长度，然后快速向左右移动头部，同时保持目标物在焦点上，这个练习可以每天重复几次。其他简单的练习还包括患者在眼睛睁开的情况下，从坐姿转为站姿再回到坐姿，在此过程中，双眼专注于一个1.5~3 m之外的视觉目标。然后闭上眼睛重复这个过程。起初这些练习可能会令人头晕，所以一开始患者只能做几次。大脑会逐渐适应这些运动，找到代偿前庭损伤的方法。患者可以逐渐增加练习的时间和强度，头晕感通常也会逐渐消失。

保持运动

在你完成治疗计划后，重要的是

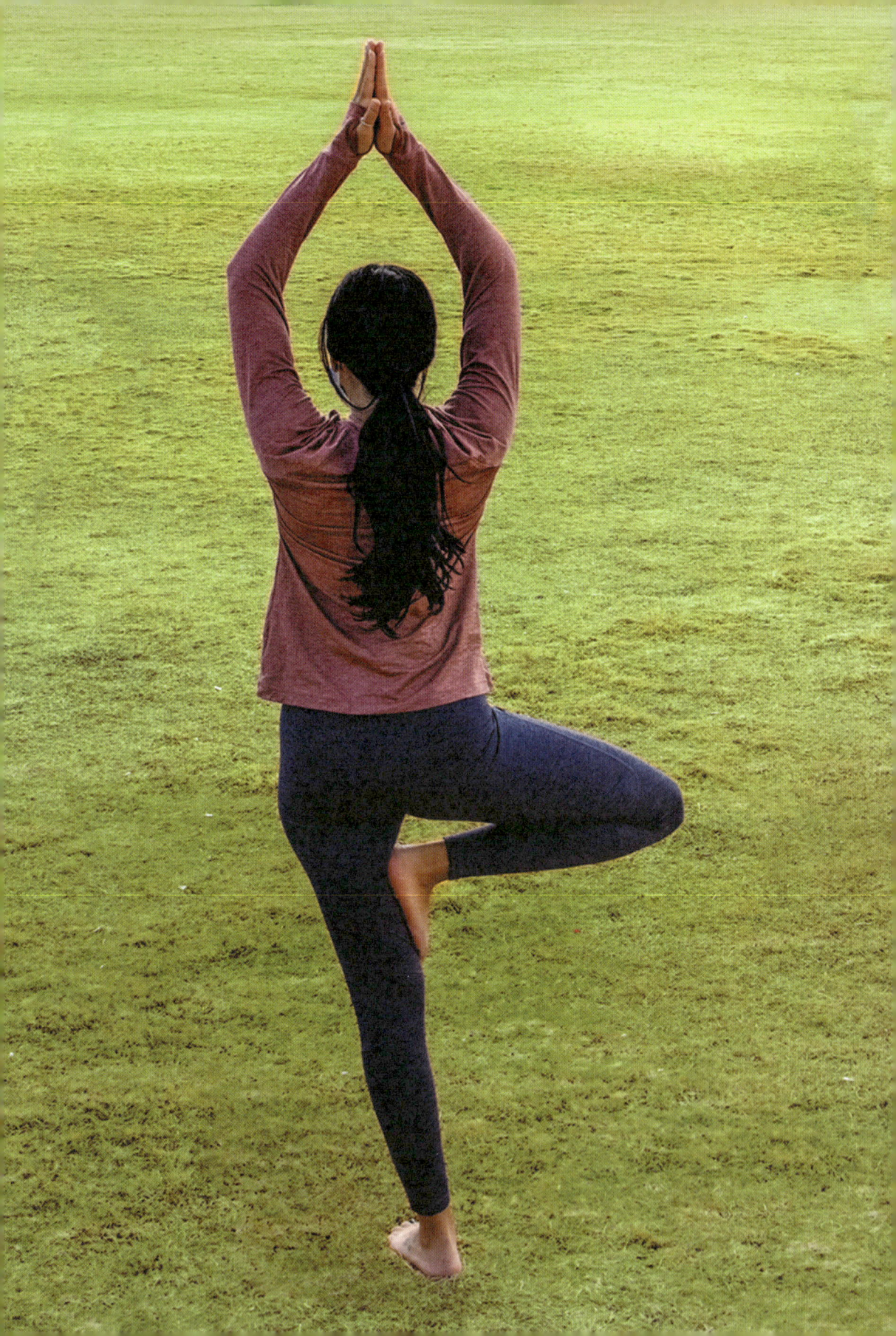

坐立试验

许多因素都可能影响跌倒的风险系数。其中一个重要因素是腿部力量。如果不确定自己的腿部力量如何，你可以进行这个 30 秒的坐立试验。

具体方法如下。

- 使用标准高度的椅子，大约离地面 43 cm。
- 靠近椅子的前沿坐下。
- 在 30 秒内尽可能多地做站起来和坐下的动作。

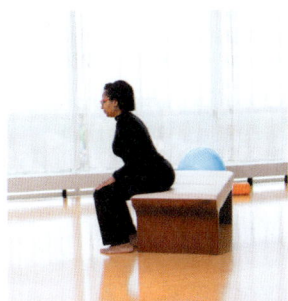 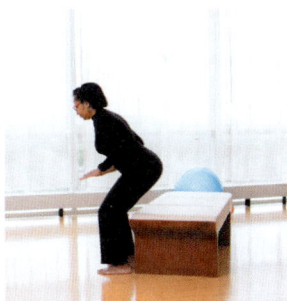 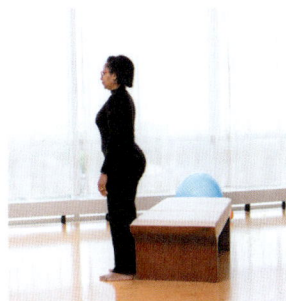

动作 1　　　　　　　　　　动作 2　　　　　　　　　　动作 3

重复的次数越多，跌倒的风险就越低。一般来说，物理治疗师认为不能重复做 8 次的人跌倒的风险更高。你能重复多少次呢？

应用下表来比较你和同年龄段其他人的情况。

年龄(岁)	60~64	65~69	70~74	75~79	80~84	85~89	90~94
女性(次)	12~17	11~16	10~15	10~15	9~14	8~13	4~11
男性(次)	14~19	12~18	12~17	11~17	10~15	8~14	7~12

资料来源：美国疾病控制和预防中心。

如果从标准高度的椅子上站起来很困难，你可以选择更高的床或凳子，或者在椅子上放一个枕头。在练习时，尽可能缓慢地进行每个重复动作。每个重复动作所花费的时间越长，你的腿部力量就会越强。

一个简单的平衡测试

一些简单的练习能帮你提高平衡能力，关键是找到安全但具有挑战性的练习和活动。越是持续挑战大脑和身体，平衡能力就越有可能得到提高。

下面开始进行本页底部表格中的测试。

找一个安全的区域。可以在两面墙间的角落及靠近床或柜台的地方。

测试进行得如何？

你是否完成了最后一个练习？如果是，你单脚站立的时间有多长？使用右侧的表格将你的结果与同龄人的进行比较。

如果你对完成每个练习都很有信心，请再试一次。这次，换另一只脚或闭上眼睛进行练习。确保你附近有支撑物。

在你做站立平衡练习时，有些练习很难吗？比如说，你在某个练习中有些晃动吗？有没有某个姿势你无法在没有支撑的情况下保持 10 秒？这些问题的答案将告诉你接下来应该做哪些练习（这些练习在接下来的内容中会介绍）。

年龄(岁)	睁开眼睛（秒）	闭上眼睛（秒）
18~39	43	9.4
40~49	40	7.3
50~59	37	4.8
60~69	27	2.8
70~79	15	2.0
80~99	6.2	1.3

资料来源：Springer BA 等人于 2007 年在《老年物理治疗杂志》发表的文章：睁眼和闭眼单脚站立测试的正常值。

	双脚并拢站立	你能够保持这个姿势10秒而不迈步或不触碰支撑物吗？你可以将手臂向两侧伸直(较容易)或交叉放在胸前(较难)。如果你能够保持这个姿势10秒，那么你可以尝试下一个姿势	时间：____秒
	双脚并拢站立，并将一只脚的足弓内侧中点靠在另一只脚的大脚趾上	你能够保持这个姿势10秒而不迈步或不触碰支撑物吗？如果可以，那么你可以尝试下一个练习	时间：____秒
	串联站立：将一只脚的脚跟紧贴另一只脚的脚尖，使两只脚前后对齐	尝试保持这个姿势10秒而不迈步或不触碰支撑物。如果你无法做到，则你有较高的跌倒风险	时间：____秒
	单脚站立	当你尝试这个练习时，你的双腿不要相互碰触	时间：____秒

资料来源：美国疾病控制和预防中心。

保持运动。

许多人选择打太极拳来维持腿部的力量和平衡，但最关键的是选择能让你保持运动并帮助你保持平衡系统良好运作的活动。可以与医生讨论哪些锻炼方式最适合你。

如果你一段时间不活动，例如经历了一次流感或一次小手术，你的大脑可能会忘记一些平衡代偿方法。为了纠正这种情况，你需要重新锻炼平衡系统。

你可以定期进行一些你掌握良好的练习，直到头晕的症状消失。通常，第2次锻炼时，症状会更快地消失。

让做平衡练习成为日常习惯

你可以随时随地做平衡练习。即使是简单的练习，只要经常做，也可以帮助你提高平衡能力。

比如说，可以在刷牙或排队等待时，尝试以一个挑战平衡的姿势站立。也可以踮起脚尖走路。参加运动课程也是一个选择。无论是在当地社区中心还是在网络上，打太极拳和跳舞都是有趣又吸引人的提高平衡能力的方式。

选择安全的活动，但也要有一点挑战。如果你需要更多关于平衡的帮助，可以向医生咨询关于尝试物理治疗的事宜。

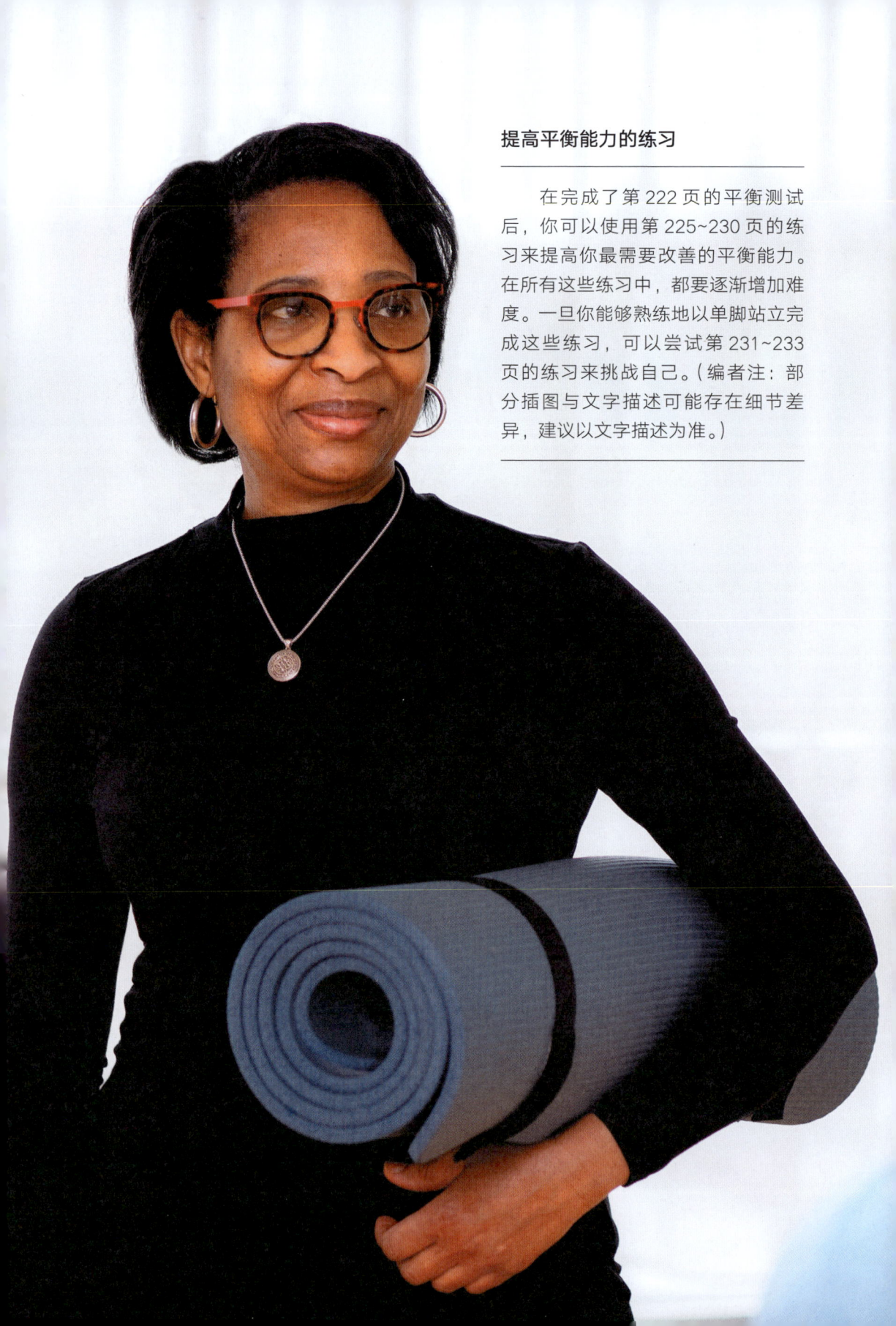

提高平衡能力的练习

　　在完成了第 222 页的平衡测试后，你可以使用第 225~230 页的练习来提高你最需要改善的平衡能力。在所有这些练习中，都要逐渐增加难度。一旦你能够熟练地以单脚站立完成这些练习，可以尝试第 231~233 页的练习来挑战自己。（编者注：部分插图与文字描述可能存在细节差异，建议以文字描述为准。）

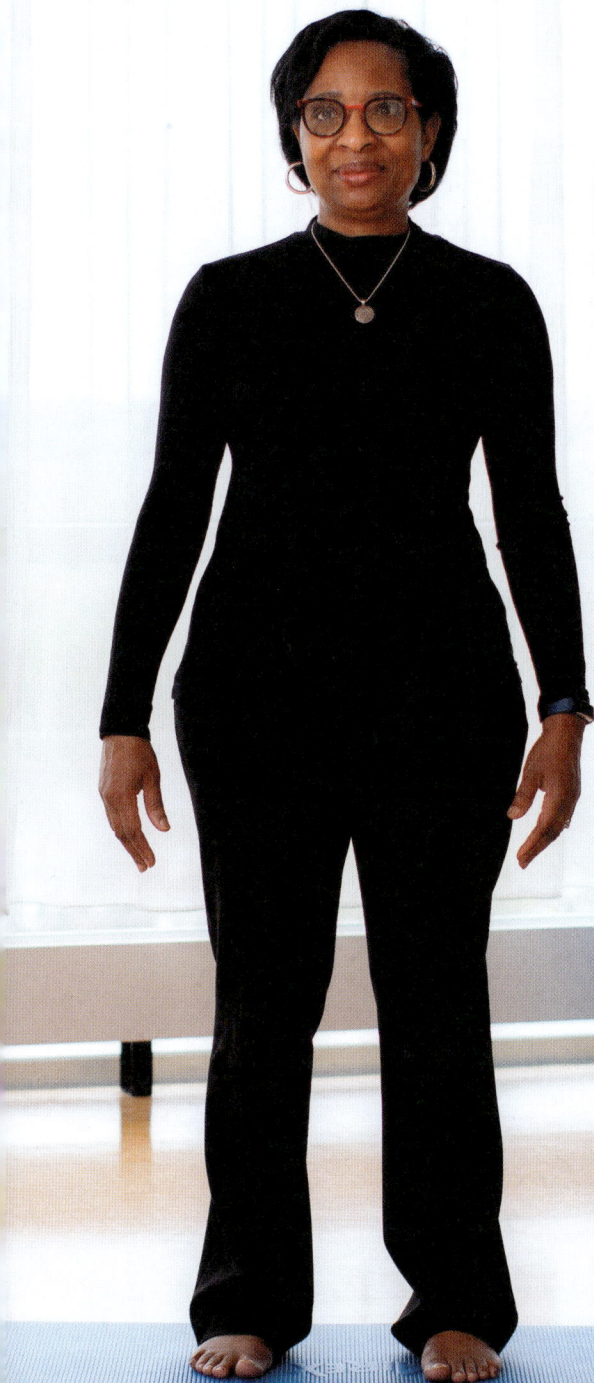

如果你觉得双脚并拢站立很困难，你可以尝试以下练习。

- 尝试将双脚分开，舒适地站立。
- 尝试在不抬起脚的情况下，将重心从中间转移到右边，再从右边转移到左边（若无法完成，转移重心时可将一侧脚微微抬起如图中所示）。
- 将一只脚向前迈出，就像迈步一样。
- 将重心转移到前脚，然后再转移到后脚，但不要抬起脚。

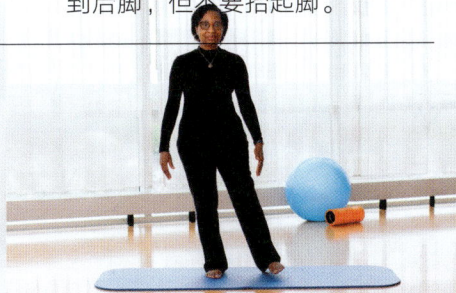

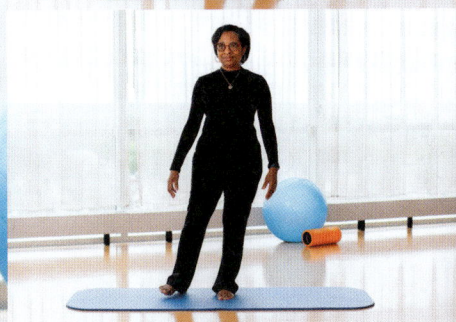

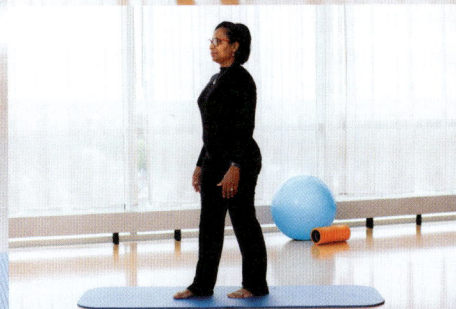

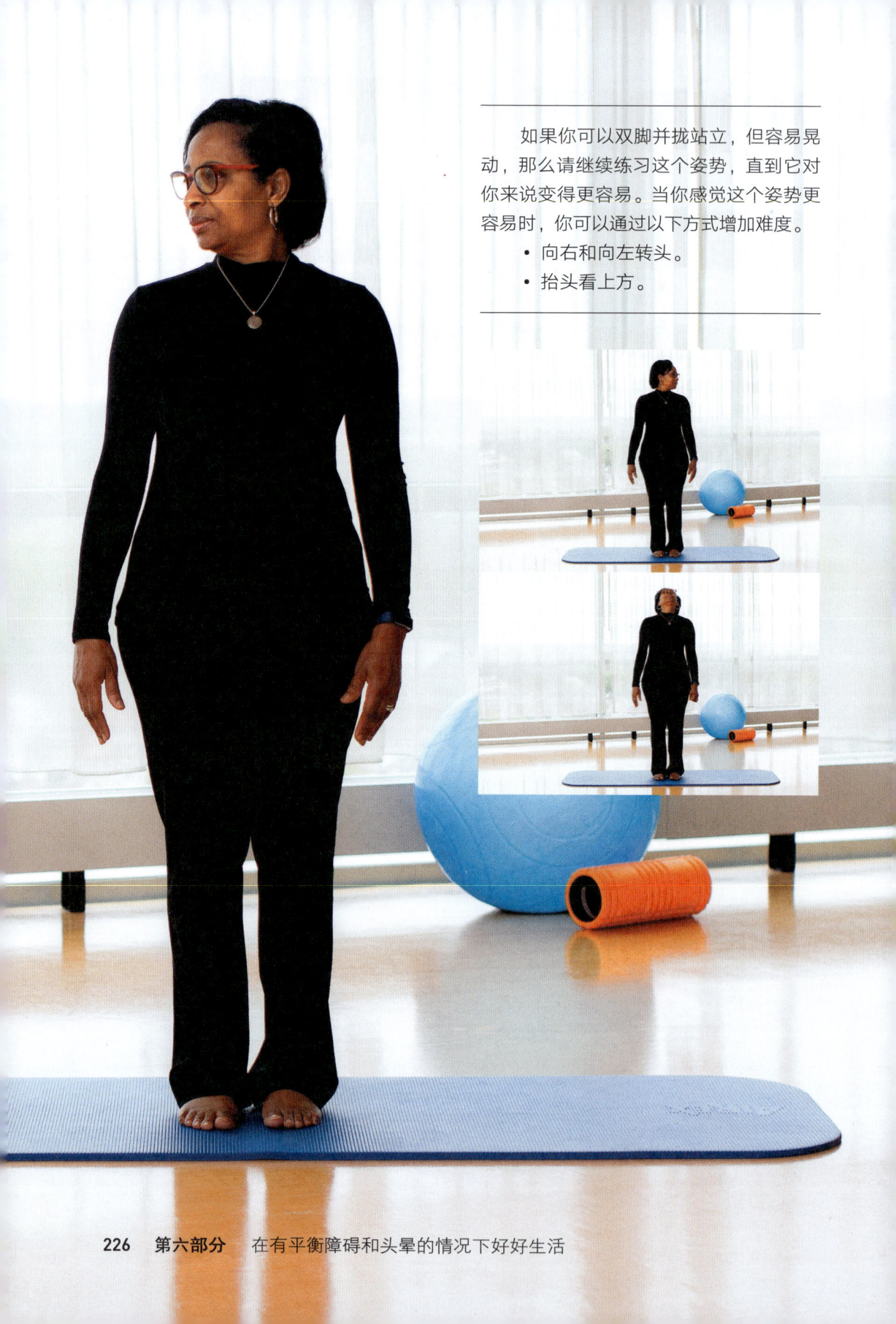

如果你可以双脚并拢站立，但容易晃动，那么请继续练习这个姿势，直到它对你来说变得更容易。当你感觉这个姿势更容易时，你可以通过以下方式增加难度。

- 向右和向左转头。
- 抬头看上方。

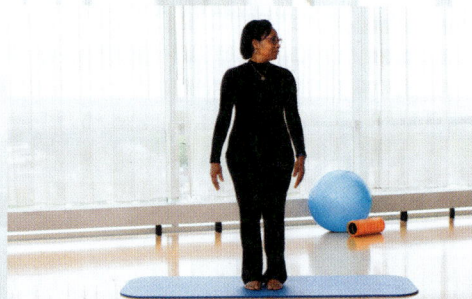

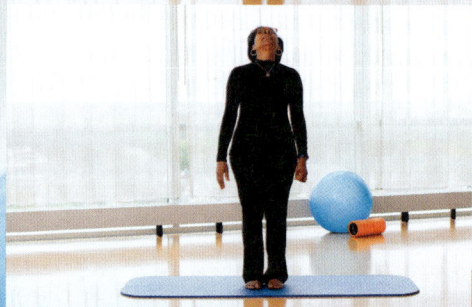

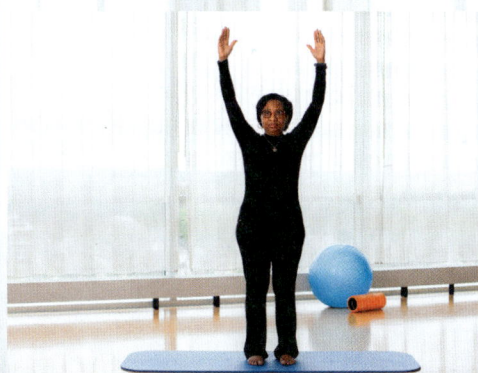

- 低头向下看。
- 将手臂伸向空中。
- 闭上眼睛。

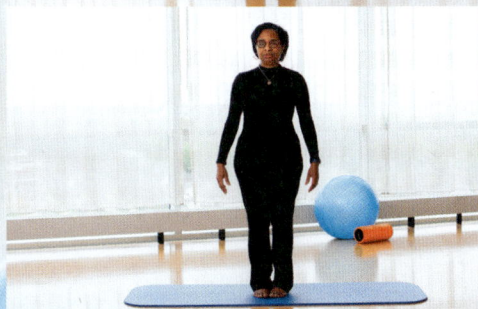

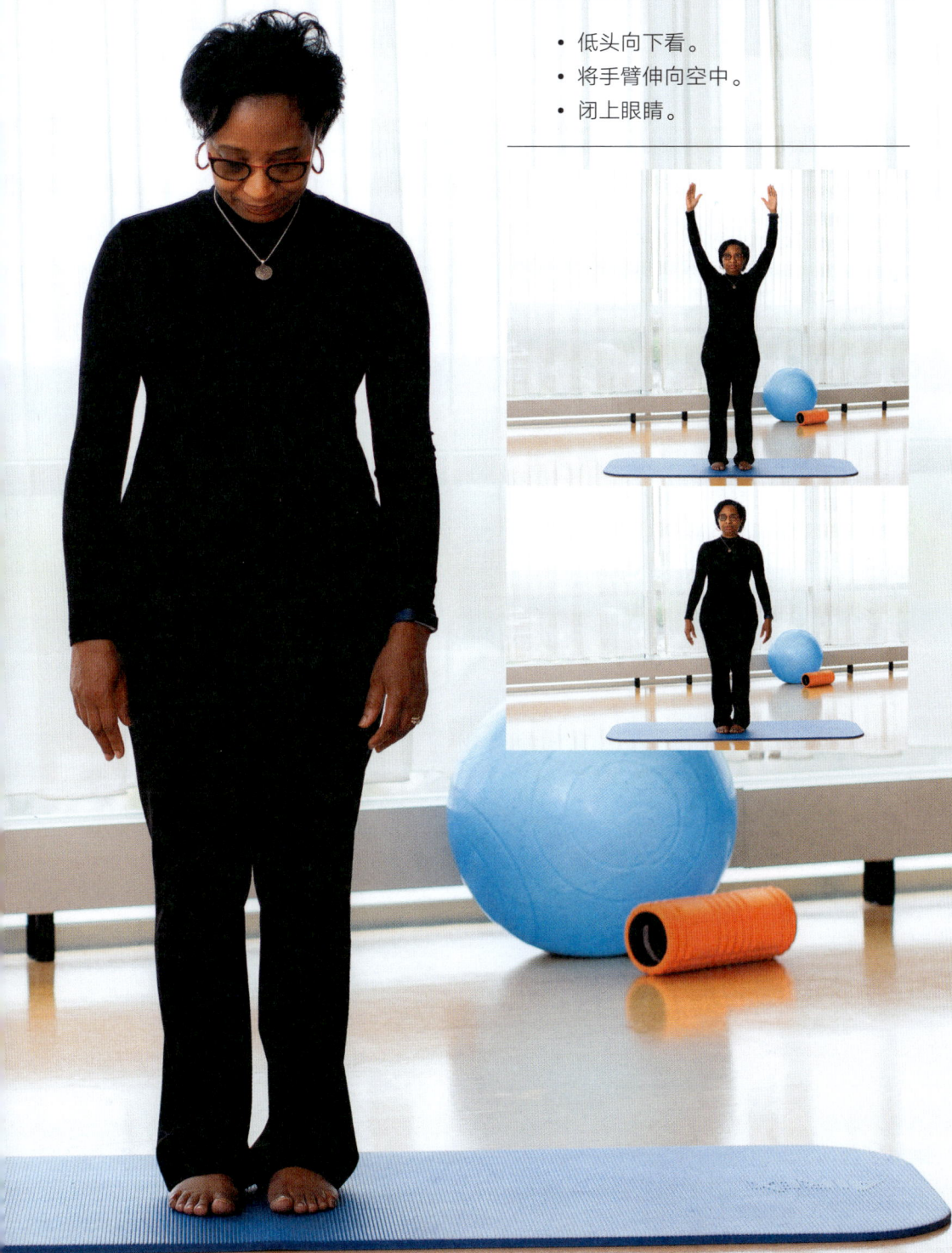

如果你感觉双脚并拢站立很容易，但你很难双脚并拢并将一只脚的足弓内侧中点紧靠另一只脚的大脚趾，那么请反复练习直到你感觉舒适为止。当你准备好挑战自己时，请尝试以下动作。

- 向右伸出右臂，并向右看。
- 向左伸出左臂，并向左看。
- 双手触摸你的膝盖。

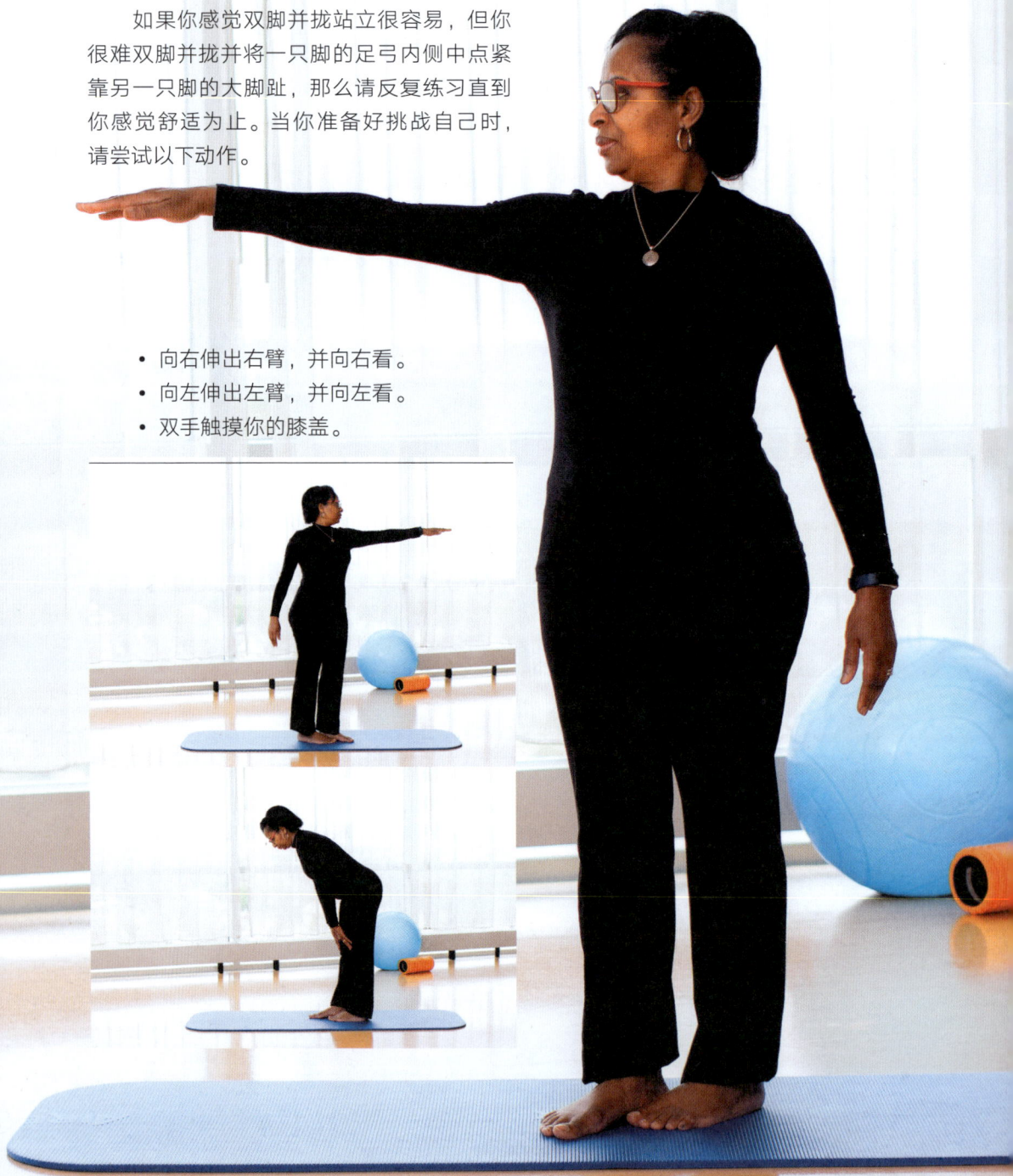

- 双手触摸头顶。
- 闭上眼睛。
- 闭上眼睛，然后转头。

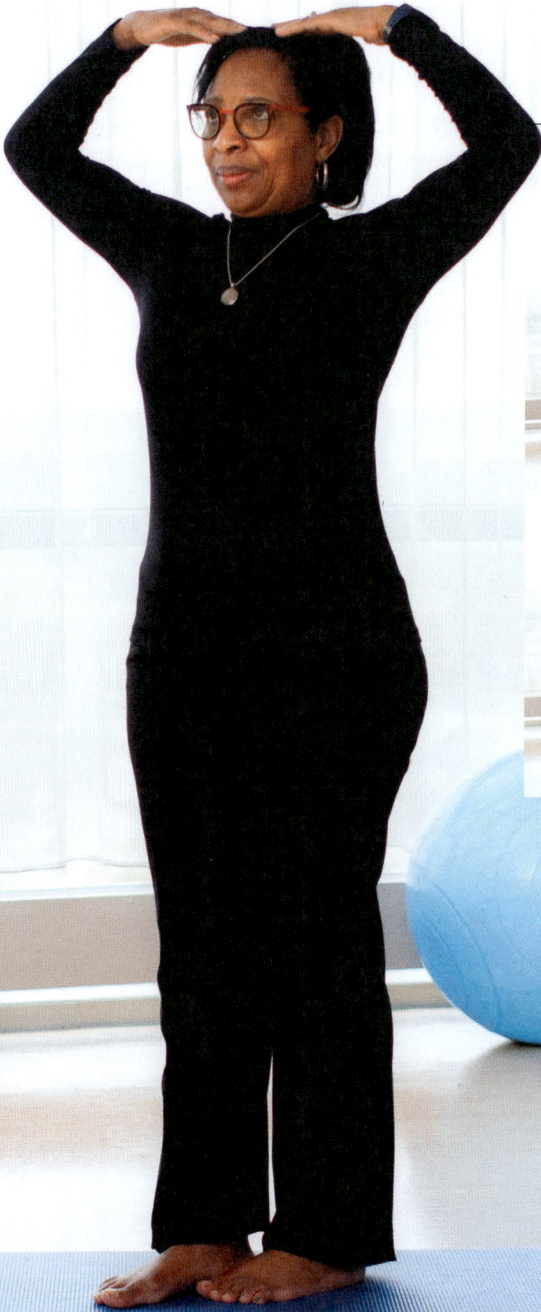

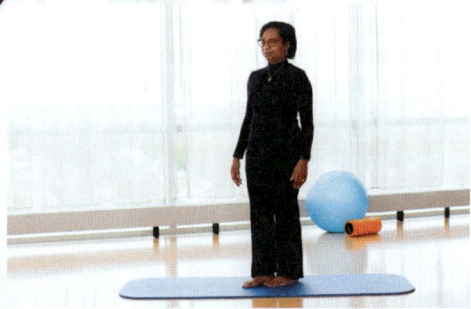

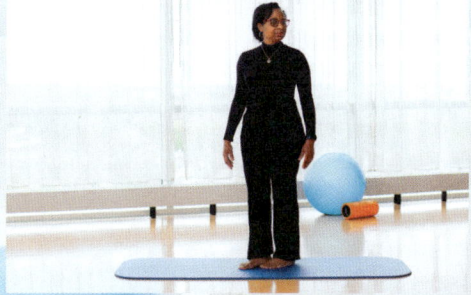

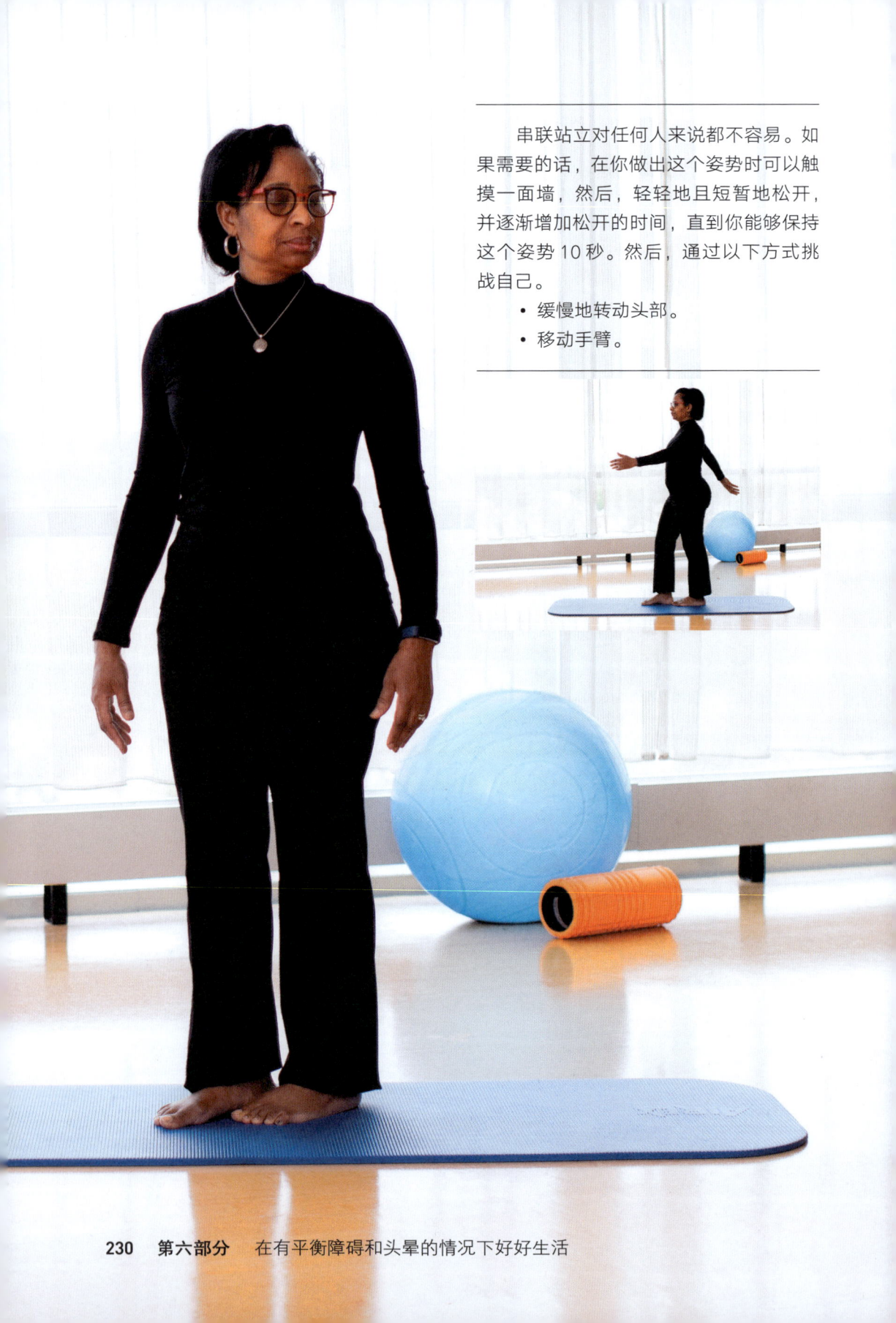

串联站立对任何人来说都不容易。如果需要的话，在你做出这个姿势时可以触摸一面墙，然后，轻轻地且短暂地松开，并逐渐增加松开的时间，直到你能够保持这个姿势 10 秒。然后，通过以下方式挑战自己。

- 缓慢地转动头部。
- 移动手臂。

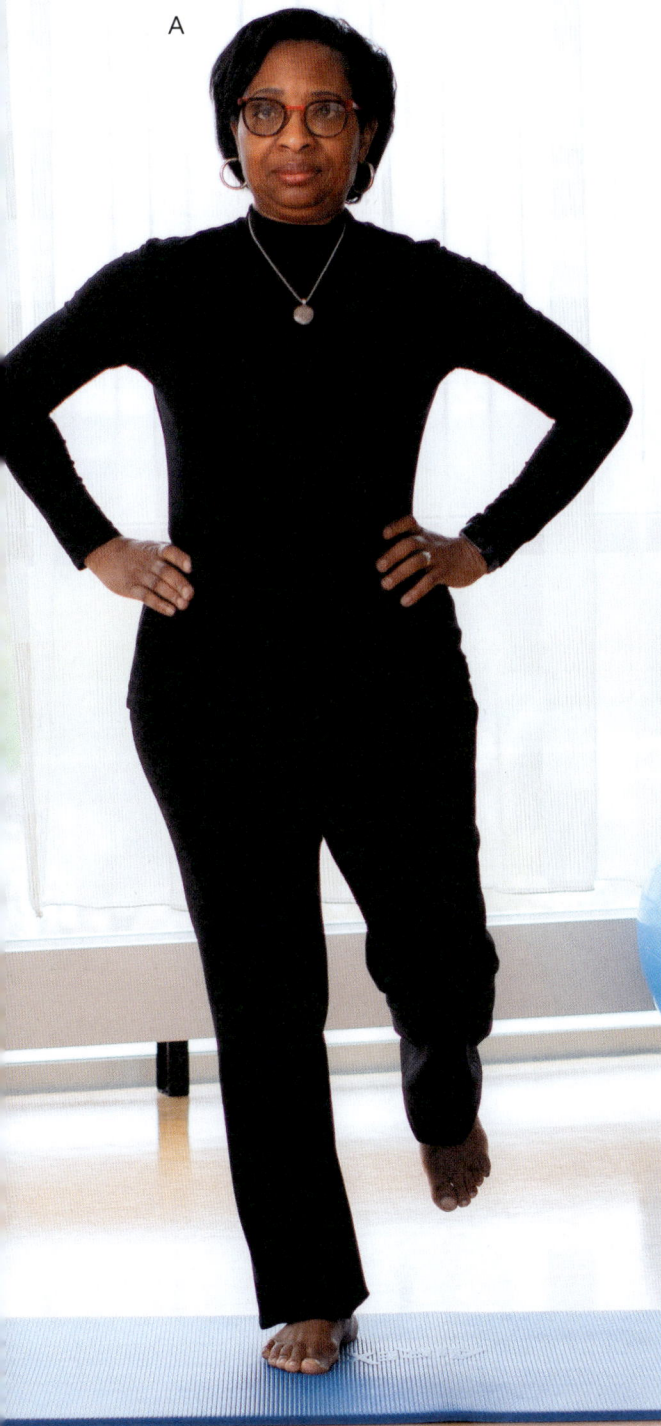

A

单腿平衡

1. 双脚分开，与臀部同宽，重心均匀分布在两条腿上。双手放在髋上。抬起左腿，将膝盖向后弯曲（图A）。

2. 保持这个姿势，并保持良好的姿态，尽量保持30秒。

3. 回到起始姿势，然后另一侧重复同样的动作。随着你平衡能力的提高，增加练习次数。

4. 还有一种方法是，尽可能远地向侧方伸出一只脚，但不要触碰地面（图B）。

5. 为了增加挑战，你可以站在枕头或其他不稳定的表面上练习单腿平衡（图C）。

B

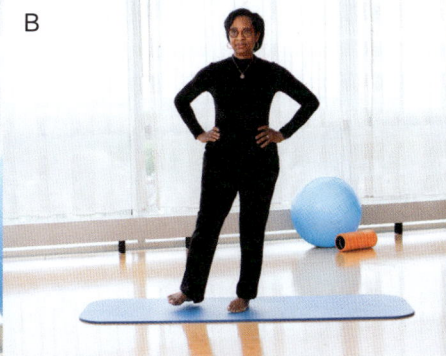

C

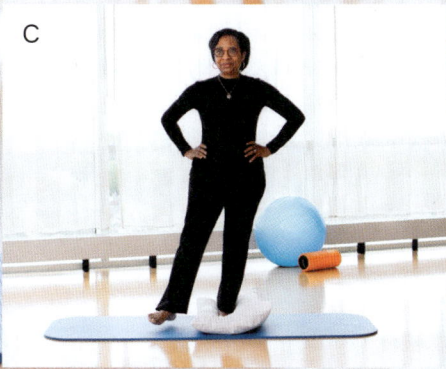

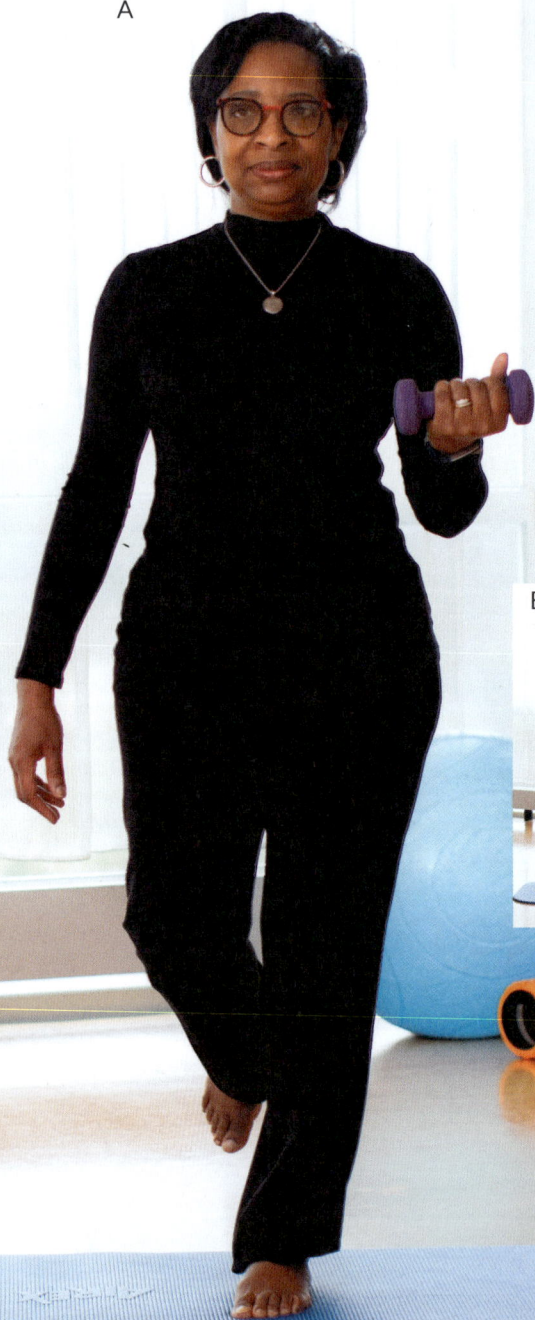
A

站立屈臂平衡

1. 双脚分开，与肩同宽，身体重量均匀分布在两条腿上。用左手握住哑铃，手心向上。将右腿抬离地面，弯曲膝盖（图 A）。

2. 保持这个姿势，并保持良好的姿态，尽量保持 30 秒。

3. 回到起始姿势，然后另一侧重复上述步骤，右手握哑铃，左脚抬起（图 B）。随着你的平衡能力的提高，可以增加练习次数。

4. 为了增加挑战，可以一侧手握住哑铃，对侧单腿站立保持平衡（图 C），或者站在枕头或其他不稳定的表面上进行练习（图 D）。

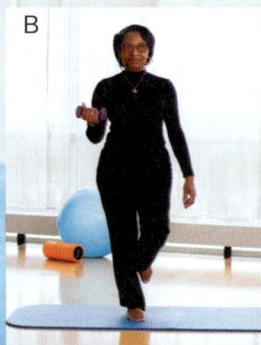
B

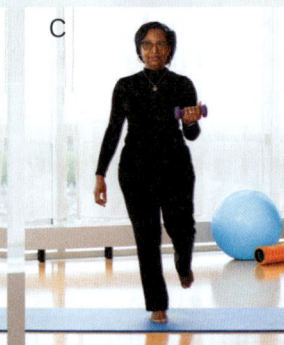
C

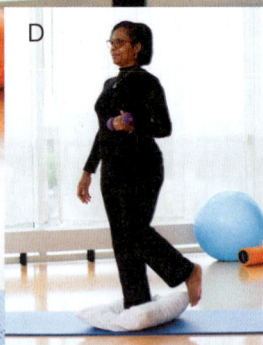
D

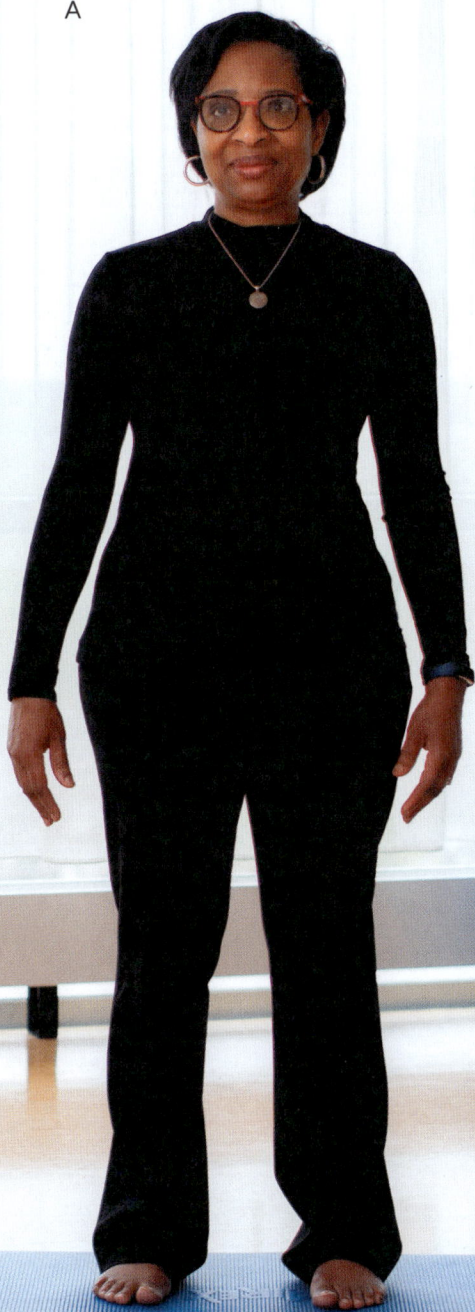

A

重心转换

1. 双脚分开，与肩同宽，身体重量均匀分布在两条腿上（图 A）。

2. 将身体重量转移到左侧，然后将右脚抬离地面（图 B）。

3. 保持这个姿势和良好的姿态，尽量保持 30 秒。

4. 回到起始姿势，然后另一侧重复上述步骤。随着你的平衡能力的提高，可以增加练习次数。

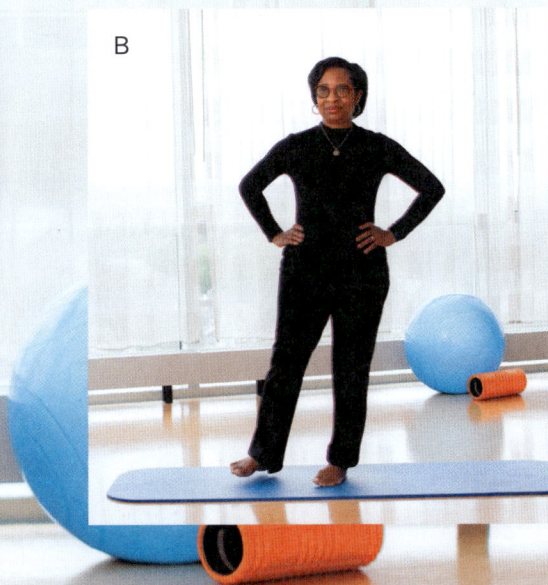

B

17

第 17 章 /

应对慢性头晕

乔伊斯成年后一直有慢性头晕。甚至在青少年时期，她就出现了动作迟钝、恐高和害怕跌倒的情况。

当乔伊斯停止服用避孕药后，她的头晕问题变得更加严重。"每次月经来临的第一天，我就开始出现越来越严重的头晕症状。"乔伊斯说，"我经常会呕吐，而且我不得不平躺着，且闭着眼睛，持续 5 个小时甚至更长时间。"

随着症状的不断恶化，乔伊斯去看了医生，被诊断出患有梅尼埃病。研究人员已经将激素水平的变化与前庭症状的发展联系起来，包括梅尼埃病的症状。

最终，乔伊斯的医生应用激素疗法来解决她的头晕发作。激素疗法和前庭康复（在第 16 章中有相关介绍），使得乔伊斯在近 40 年的时间里首次体验到丰富的日常生活。在本章后面的内容中，你将能够一窥乔伊斯现在的生活。

慢性头晕的挑战

慢性头晕源于内耳或大脑平衡中枢的病变。头晕问题也会影响眼睛，眼睛在帮助你确定自己在周围环境中

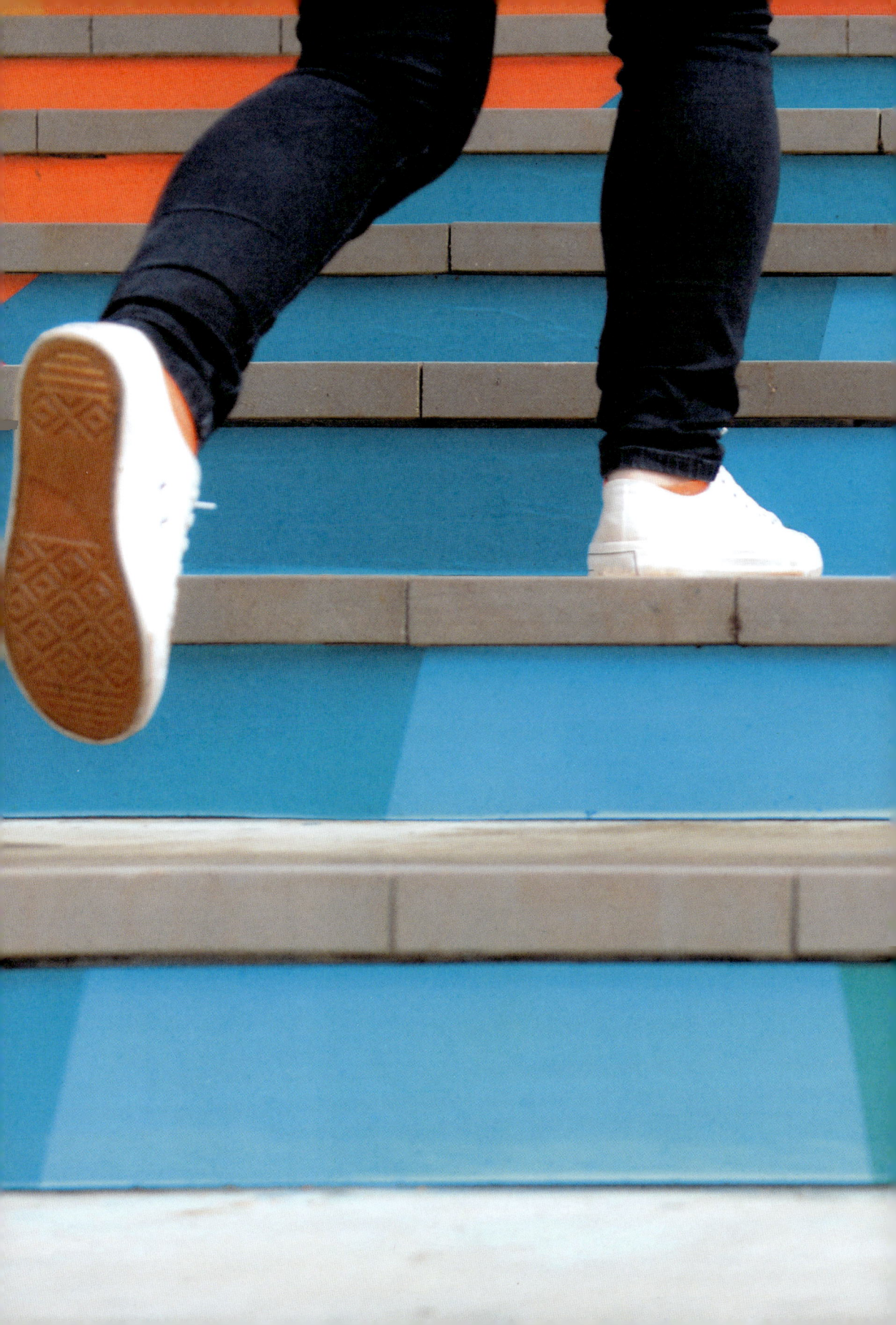

的位置方面发挥着关键作用。

环境中的某些变化，如压力、运动模式或灯光的变化，都可能会对耳朵、眼睛和感觉系统产生影响，从而导致慢性头晕。因此，慢性头晕可能会增加跌倒和受伤的风险。

尽管患有慢性头晕会影响日常生活，但你可以减轻其影响并享受充实和积极的生活。其中一种方法是进行前庭康复锻炼，我们之前已经了解过，它能帮助你的眼睛、耳朵和大脑适应头晕的挑战。通过这种物理疗法，你会进行一些锻炼，并逐渐接触、适应那些平时诱发头晕加重的事情。其原理是反复暴露于这些情境中，以帮助患者接受和适应它们。定期进行前庭康复锻炼有助于保持平衡系统良好地运作，并帮助人们回到正常的生活中去。

除了前庭康复锻炼，还有许多实用的方法可以减少头晕发作。

日常小贴士

当中枢神经系统从眼睛接收到的信息与从耳朵接收到的信息不匹配时，就会出现头晕。

比如，当你在飞机上经历湍流时，你的头部可能会移动，这会触发内耳中的毛细胞。你的身体也在移动，但是眼睛并没有检测到这种运动，因为你所看到的只是飞机内部。这时大脑收到的是周围事件的混合信息，你就可能会感到头晕或恶心。

乘坐汽车旅行时，也可能会出现类似的情况。比如你坐在后座看书，你的内耳和身体可能会感受到路上的颠簸和转弯，但是眼睛没有感受到，因为它们只关注你正在阅读的文字。同样，这种信息不匹配也可能会导致头晕或恶心。

这些都是平衡系统的某一部分出现误传时引发头晕的例子。

日常生活中有很多会引起头晕的因素。头晕可能会让你感到不堪重负，会让你不惜一切代价去避免它的发生，即使这意味着你要放弃喜欢的活动和远离玩伴们。

除了定期进行前庭康复锻炼外，以下实用小贴士也可以预防头晕发作，并使你再次融入重要的团体和活动。

旅行

旅行中经历的运动感和运动停止后的落空感都让人难以适应。乘坐飞机时，通常会出现快速的气压变化，这对耳朵来说很难适应，这种情况最常发生在飞机降落时。同样，乘坐火车或汽车穿越像山口这样的高海拔地区时，也会经历类似的气压变化。乘坐火车或船只旅行，可能会经历重复的摇晃、摆动。明亮、昏暗或闪烁的灯光可能会加剧这些症状。即使没有慢性头晕的人也经常面临这些问题。

虽然患有慢性头晕的人在旅行时可能会面临挑战，但采取特定的措施可以预防头晕，使旅行变得愉快。尝试以下建议。

- 在医生的批准下，乘坐飞机前和飞机开始降落前使用减充血剂或鼻喷雾剂。
- 当飞机减退时，打哈欠、吞咽或嚼口香糖。这有助于保持咽鼓管的开放，从而有助于预防头晕。
- 预订酒店房间时，选择低楼层的房间，这样就不必使用电梯。
- 避免选择会加重症状的旅行地点。例如，避开气候炎热、潮湿或需要在弯曲山路上行驶的目的地。
- 在长途旅行中，经常停下来走走。这有助于身体适应站在坚实的地面上的感觉。

- 避免在乘坐火车或汽车时阅读或使用电脑，可以欣赏外面或周围的景色；尽量选择面向行进方向的前排座位。
- 如果你觉得排队很累或在机场、火车站走路时晕头转向，可以考虑使用拐杖或抓住行李箱的伸缩手柄。
- 使用有助于减轻光线和声音干扰的物品，如太阳镜、遮阳帽、手电筒和耳塞。

在外就餐

在一些餐厅就餐对患有慢性头晕的人来说可能是个挑战。你可能会进入一个昏暗的房间，走在不平的地面上，或在地毯、墙壁上看到复杂的图案。拥挤、嘈杂的餐厅会增强这种感官刺激。某些类型的光线可能会引起头晕、眼花、头痛和其他与前庭障碍有关的症状。在外就餐时，可以通过以下方式减少头晕的触发因素。

- 选择有小型独立房间的餐厅。
- 避开人群聚集的时间。
- 选择背景音乐轻柔的餐厅。
- 选择铺有地毯的座位区，以减少噪声和震动。
- 在去餐厅之前下载菜单并选择好要

点的餐，避免在餐厅里阅读菜单。

- 选择坐在角落里，远离厨房、收银台和吧台，这样你座位周围的人就会少一些。
- 选择包厢，以阻挡噪声和避免其他人活动的影响。

参加活动

当周围事物都在移动、灯光不理想，且周围没有墙壁提供支撑时，你可能会感到失去平衡。这种情况在拥挤的体育赛场、剧院，甚至是在城市的人行道上与其他人一起行走时都会出现。即使只是站在足球场边观看孩子比赛，也可能会让那些患有慢性头晕和平衡障碍的人感到疲惫不堪。为了在参加活动时不那么疲累，你可以尝试以下方法。

- 使用拐杖。
- 在观看体育比赛时远离赛场边线，或是坐在赛场的一端。
- 参加户外活动时带上折叠凳或帆布椅。
- 戴上太阳镜和带檐的帽子，以缓解光线和运动光影的影响。

使用屏幕

使用电脑和看电视会增加视觉敏感度，使头晕的情况更容易发生。在使用电子设备期间休息是个不错的解决办法，另外，使用合适的屏幕类型也可以在很大程度上防止与头晕有关的视觉问题。选择宽屏液晶电视和电脑显示器，会让你更容易看清图像，亮度也比其他类型屏幕的低。

建议你选择19~22英寸的电脑显示器，特别是写作和编辑文档时，你无须频繁滚动鼠标即可并排查看两个全尺寸页面。

管理压力和情绪

平衡障碍可能在许多方面都会带来压力。因为不知道头晕或眩晕何时会发作，所以你可能会害怕做一些事情，比如去杂货店或与朋友共进午餐。而且，由于这些问题是不可见的，你的不适常被误解为是你想象出来的。仅仅获得诊断就可能是一个漫长的、令人沮丧的过程，需要多次就医。

因此，多达一半的有平衡障碍的患者会出现焦虑和抑郁症状。这些情绪问题可能会对恢复平衡产生负面影响，导致症状需要更长时间才能缓解。例如，研究人员发现，在患有耳

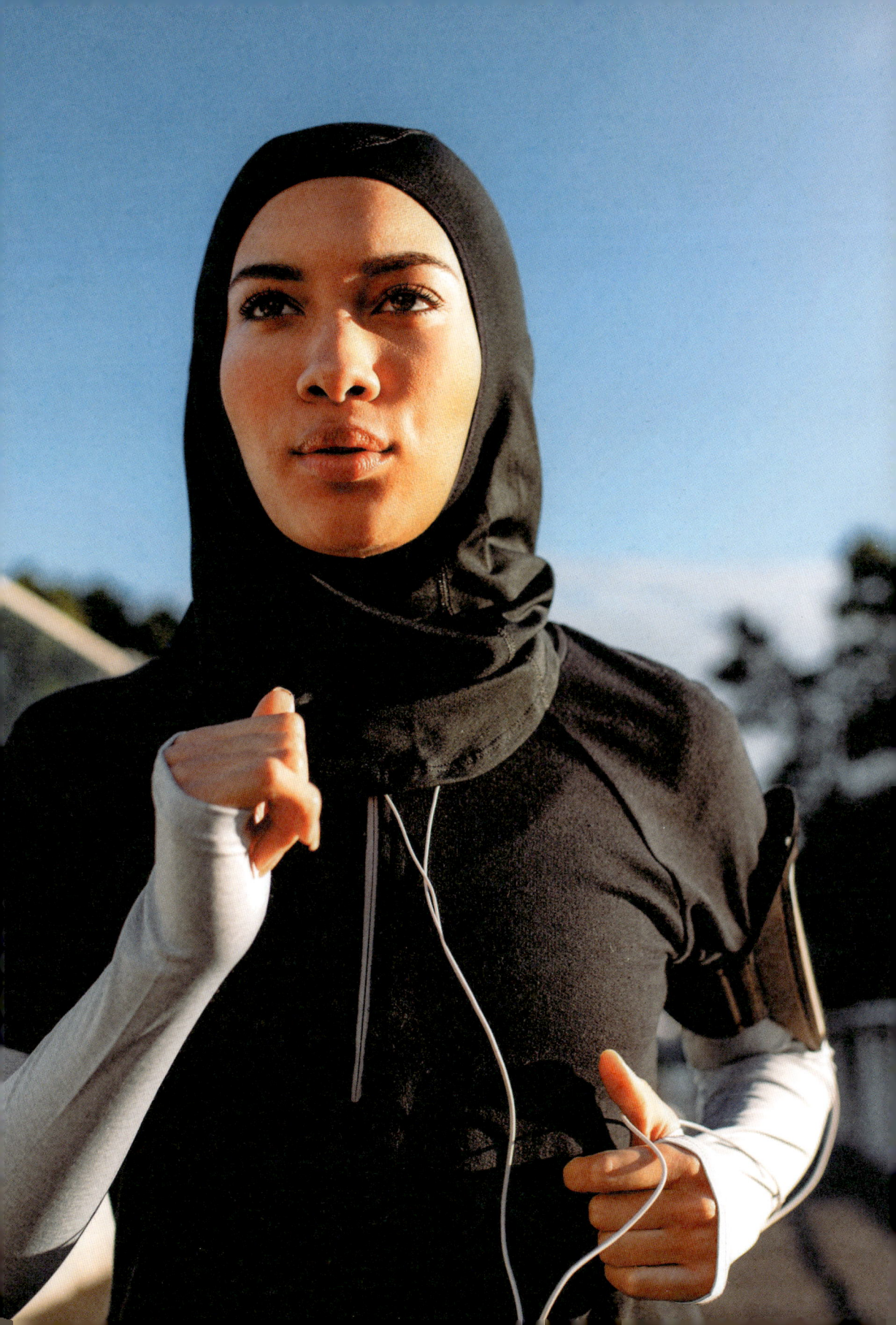

石症的人中，如果患者同时有焦虑和抑郁情绪，对他们的治疗通常不太有效。

焦虑是与平衡障碍相关的最常见的情绪反应之一。感觉不稳定或害怕跌倒可能会导致有头晕或眩晕的人不愿意参与社交，甚至根本不离开家。所以恶性循环开始了，头晕增加焦虑，焦虑使头晕更加严重。一些患有慢性头晕的人还会经历惊恐发作，出现心悸、出汗、颤抖、呼吸困难和恶心等症状。

有焦虑情绪的人可能会想知道他们的前庭问题是否源于心理状态。这是因为有时焦虑和抑郁情绪会先出现，然后引发头晕。重要的是要记住，无论哪个先出现，源于平衡障碍的焦虑情绪都可能发生在任何人身上。

对患有平衡障碍的人来说，寻求家人和医疗专业人士的支持是非常重要的，这可以帮助他们管理症状并预防抑郁情绪。心理咨询师也可以帮助患者处理平衡障碍造成的情绪问题，并制订应对策略。此外，参与体育活动和保持健康的生活方式可以改善情绪和整体健康状况。解决平衡障碍引起的身体和情绪方面的问题是提高生活质量的关键。

治疗头晕及头晕带来的心理健康问题

平衡和头晕问题与压力、焦虑和抑郁的联系可以归结于身体和大脑如何相互连接的基本原理。简单来说，焦虑信号与头晕信号传递到大脑的神经通路重合，这就是为什么头晕和焦虑经常同时出现。头晕往往会增加焦虑，而更严重的焦虑通常会导致头晕。这是使用前庭康复锻炼来控制慢性头晕的另一个原因。前庭康复锻炼有助于训练身体和大脑共同寻找保持平衡的新方法。

认知行为疗法与前庭康复锻炼相结合，可以帮助你识别不准确或消极的思维方式，从而更清晰地看待具有挑战性的情况，并以更有效的方式应对它们。认知行为疗法是治疗抑郁、创伤后应激障碍和饮食障碍等心理健康问题的有效工具，可以单独使用或与其他疗法结合使用。对那些伴随头晕的焦虑患者来说，它非常有帮助。

认知行为疗法可以帮助转换关于平衡障碍的消极思维。例如，"我永远无法控制这种头晕！"可以被更现实和积极的思维方式所替代，即"我现在知道我的触发因素是什么，我将学习如何避免它们"。它还教授应对生活压力的方法，防止这些健康问题加重。

研究表明，认知行为疗法与前庭康复锻炼相结合，可以减轻头晕，改善行走能力，并减少持续头晕的人的焦虑和抑郁情绪。它还可以帮助识别头晕的触发因素，有助于避免出现焦虑情绪。

使用通常作为心理健康疗法的治疗方式，并不意味着平衡和头晕问题与压力或焦虑有关，而是由于压力、焦虑和头晕共享传递至大脑的神经通路，因此治疗头晕和心理健康问题是有帮助的。

如果你一直感到头晕，并且感到焦虑或抑郁，请花时间思考你的情绪是否由前庭障碍的症状引起。尝试每天记录自己的感受，以便跟踪情绪。你可能会注意到你的头晕症状和正在经历的情绪动荡之间的联系。认识到这种联系有助于你采取措施（比如深呼吸、肌肉放松和冥想）来管理情绪。

你可以与持有专业执照的心理健康专家合作来管理情绪，也可以与你的亲人谈论你的感受，寻求支持。

治疗慢性头晕的综合疗法

补充或替代医学可以帮助缓解慢性头晕给身体和情绪带来的副作用。以下是研究人员发现的最有帮助的几种疗法。

正念冥想

压力是头晕和眩晕的已知触发因素。像瑜伽、太极拳和普拉提这样的运动冥想练习可以帮助改善平衡。这些练习还可以通过控制呼吸、放松和引导想象来帮助应对压力。例如，瑜伽可以帮助安抚心灵、减少焦虑。特定的瑜伽姿势有助于平衡，如勇士式、树式和三角式。

在做这些练习时，需要在附近准备平衡辅助工具，比如椅子或墙壁。

生物反馈

生物反馈可以帮助人们适应平衡障碍。运动遵循一个循环：开始并执行一个动作，任何运动错误都会被检测到。生物反馈设备收集有关身体的这些信息，提供一个关于身体如何对特定运动做出反应的快照。有平衡障碍的人可以利用这些信息进行调整，以帮助改善平衡。

有多种设备可以为平衡障碍提供生物反馈。一种类型的设备是平衡板，人们站在上面时，它可以测量他们在静止时晃动的程度。另一种设备则可以提供有关平衡障碍如何影响人们行走的反馈。

宣教

对患者进行宣教是管理平衡障碍的关键。作为综合治疗计划的一部分，医生会告知你详细的病情，包括你的能力和不足，平衡和头晕问题是否有望得到解决，或者你是否需要长期管理它们。医生可以指导你如何执行平衡优化任务，以及如何根据需要调整或修改动作。

医生还会关注你所处的环境，例如家庭或工作环境，如果你患有慢性头晕，医生会告诉你可能存在哪些挑战和安全问题。医生可能会建议对潜在的家庭危险因素进行评估，例如照明不良和易滑的地面。医生还可以提供一些改进措施，例如增加更亮的照明设备、安装扶手、将电话放置在地面附近（跌倒时方便求救），以及选择不易被绊倒或滑倒的鞋子。

不要放弃

在本章的开头，你了解到了乔伊斯的故事，慢性头晕伴随了她的一生。

现年78岁的乔伊斯患有梅尼埃病，但她仍然过着充实而积极的生活。40年前，她拒绝了医生的建议——辞去工作、服用地西泮并卧床休息，相反，她致力于她认为最有意义的事业和活动。同时，乔伊斯主持了一个梅尼埃病讨论小组，并为前庭障碍协会编辑、设计、出版和分发有关的书籍。

她还经常在一个给贫困学童提供帮助的项目中做义工。每周，她要将大约360 kg的捐赠面包装入卡车，然后驾车2个小时到达食品储藏室，再将它们卸下来。"我仍然能够将18 kg的东西举到肩膀高度，而许多年轻人却做不到。"乔伊斯说。

最近，乔伊斯注意到她的脚将运动信息传递给大脑比以前更难。因此，她学会了更加仔细地倾听。

"最有用的锻炼似乎是每天沿着我们的碎石路走400 m，大部分时间我会闭着眼睛，把注意力集中于我的脚部感受。"乔伊斯这样说道。

乔伊斯的生活证明了她的信念，

即当你遇到挑战时，放弃从来不是答案。她鼓励患有慢性头晕的人采取必要的措施，过上美好的生活。

"我相信，所有被身体状况困扰着的人，努力进行物理治疗、前庭康复治疗或其他必要的治疗，都会拥有更好的生活，这是非常值得尝试的！"乔伊斯如此说道。